# 精神疾病生物样本库
# 建设与质量管理

Construction and Quality Management of Psychiatric Biobanks

主 编 李文强 吕路线 岳伟华

科学出版社

北 京

# 内 容 简 介

本书主要从精神疾病生物样本库建设与发展、质量体系与标准化流程、自动化运行与信息化管理等方面展开论述，详细介绍了具有精神疾病特色的生物样本库质量体系，强调了如何实现精神疾病生物样本库规范化建设，并从样本库项目组、临床组、样本组、实验组、信息组和行政组的岗位功能和技术要求角度，系统介绍了各环节的标准化流程和信息化管理。结合精神疾病生物样本库建设经验，从人、机、物、法、环各环节，系统描述硬件设施、软件系统及生物样本相关活动技术要求，并对样本及其数据进行过程管理和质量控制，以确保生物样本及数据的质量。基于精神疾病的特殊性，本书详述了如何高效便捷地保存、检索、挖掘生物样本携带的遗传学、影像学、病历信息、随访信息等生物信息，并强调生物样本库信息管理系统对接医院医疗、检验及影像信息系统、移动端的必要性和重要性，实现数据信息的有序获取、高度集成与信息共享，以保障数据信息的安全和可靠。本书适于生物样本库从业人员、精神疾病相关专业科研人员阅读参考。

图书在版编目（CIP）数据

精神疾病生物样本库建设与质量管理 / 李文强，吕路线，岳伟华主编.
—北京：科学出版社，2024.1
　ISBN 978-7-03-076716-5

　Ⅰ.①精… Ⅱ.①李… ②吕… ③岳… Ⅲ.①精神病－生物材料－库（生物）－研究 Ⅳ.①R749②R318.08

中国国家版本馆CIP数据核字（2023）第197791号

责任编辑：郭　颖 / 责任校对：张　娟
责任印制：师艳茹 / 封面设计：龙　岩

科学出版社 出版
北京东黄城根北街 16 号
邮政编码：100717
http://www.sciencep.com

三河市春园印刷有限公司 印刷
科学出版社发行　各地新华书店经销

\*

2024 年 1 月第　一　版　开本：787×1092　1/16
2024 年 1 月第一次印刷　印张：21 1/4　插页：2
字数：538 000
定价：198.00 元
（如有印装质量问题，我社负责调换）

# 主编简介

**李文强**，博士、教授。河南省生物精神病学重点实验室副主任，新乡医学院精神疾病生物样本库执行主任，河南省优秀青年科技专家，河南省学术技术带头人，中国研究型医院学会临床数据与样本资源库专业委员会委员，河南省医学会医学遗传学分会常务委员，河南省医学会临床神经电生理分会常务委员。

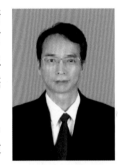

主持国家自然科学基金 3 项。发表论文 160 余篇，其中 SCI 收录 62 篇。获得省科技进步奖三等奖 2 项。兼任多家 SCI 收录杂志审稿人。授权发明专利等知识产权 10 项。

**吕路线**，医学博士，精神科二级教授，主任医师。中国杰出精神科医师，国务院政府特殊津贴专家，省管优秀专家。现任河南省生物精神病学重点实验室主任，河南省卫生科技特聘学科带头人，河南省"双一流"建设"精神神经医学特色学科群"学科带头人，河南省科技创新杰出人才，河南省创新型科技团队带头人。

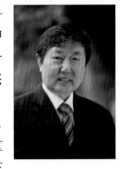

先后主持科研和教学课题 26 项，获得国家自然科学基金资助 5 项，国家"863""973"子课题 4 项，科技部支撑计划子课题 2 项，国家重点研发计划子课题 2 项，省部级项目 7 项，河南省科技进步奖 5 项。在 *Biological Psychiatry* 等国内外期刊发表论文 100 余篇，其中以第一作者和通讯作者发表 SCI 收录期刊论文 56 篇。

**岳伟华**，医学博士，二级教授，研究员。国家杰出青年科学基金及优秀青年科学基金获得者，新乡医学院第二附属医院特聘教授，北京大学第六医院分管科研副院长，国家精神心理疾病临床医学研究中心副主任，中国神经科学学会理事兼精神病学基础与临床分会委员。

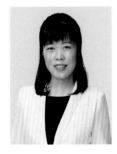

承担 10 余项国家级研究项目；主要从事精神分裂症、孤独症及其他常见精神疾病的分子遗传学研究，以及精神分裂症全基因组关联和药物基因组学研究，以第一作者和通讯作者发表 SCI 收录期刊论文 58 篇（总 IF：294.29，他引 1281 次，单篇最高 IF：35.532，单篇最高他引 267 次）。2009 年入选北京市科技新星，2012 年入选教育部新世纪优秀人才计划。

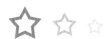 # 编著者名单

主　编　李文强　新乡医学院第二附属医院 / 河南省精神病医院
　　　　吕路线　新乡医学院第二附属医院 / 河南省精神病医院
　　　　岳伟华　北京大学第六医院
副主编　杨勇锋　新乡医学院第二附属医院 / 河南省精神病医院
　　　　王　琪　新乡医学院第二附属医院 / 河南省精神病医院
编　委（以姓氏笔画为序）
　　　　刘　青　新乡医学院第二附属医院 / 河南省精神病医院
　　　　苏　玺　新乡医学院第二附属医院 / 河南省精神病医院
　　　　李小妞　新乡医学院第二附属医院 / 河南省精神病医院
　　　　宋　盟　新乡医学院第二附属医院 / 河南省精神病医院
　　　　张露文　新乡医学院第二附属医院 / 河南省精神病医院
　　　　陈　祎　新乡医学院第二附属医院 / 河南省精神病医院
　　　　邵明龙　新乡医学院第二附属医院 / 河南省精神病医院
　　　　柴　瑞　新乡医学院第二附属医院 / 河南省精神病医院
　　　　康　宁　新乡医学院第二附属医院 / 河南省精神病医院

# ☆☆☆ 序

据 2019 年发表在 *Lancet Psychiatry* 的中国精神障碍调查结果显示，我国常见精神障碍的终生患病率高达 16.6%。据不完全统计，全球由精神障碍造成的疾病负担约占非传染性疾病总负担的 13%，以健康损失年来计算，其疾病负担排名已超过心血管疾病及肿瘤，位居首位。近年来，国家高度重视精神心理健康。在《"健康中国 2030"规划纲要》中强调要加强常见精神障碍和心理行为问题的干预，加强严重精神障碍患者的救治救助管理。《健康中国行动（2019—2030 年）》中除了将严重精神障碍的有效防控列在总体目标中，还明确提出要减缓抑郁、焦虑障碍的患病率上升趋势。可见，改善精神障碍的诊疗水平是国家战略层面的长期布局。目前精神障碍防治面临诸多困境，存在早期识别率低、诊断主观化、治疗经验化、总体预后差等关键问题，缺乏客观有效的诊疗标记体系是阻碍精神障碍精准诊疗的瓶颈因素，其中高质量临床队伍，以及与之对应的临床数据和生物样本库建立是解决问题的关键。

在国际与国内各种专病样本库建设标准不断完善的良好环境下，北京、河南、上海、浙江、四川等省市精神卫生专科医院先后启动了精神疾病生物样本库建设，探索适合我国精神卫生专科特色的生物样本库建设最佳实践，在样本库的整体布局合理化、样本采集存储及管理运行标准化、精神专科特色信息库建设的同期化、相关人才队伍培养等方面不断完善，逐渐形成了覆盖软硬件、样本、数据、管理、人员等全方位的精神疾病生物样本库标准化体系，为建立标准化资源平台提供依据，是解决目前临床研究样本同质性问题的有效途径，对建立大样本临床队列，拓展规范化、高质量的协同研究网络和多中心研究平台，建立精神专科大数据均提供了重要支撑。

2021 年，我国科技创新 2030"脑科学与类脑研究"重大项目指南的发布，标志着"中国脑计划"正式启动。中国脑计划聚焦抑郁障碍、孤独症和痴呆 3 种重大脑疾病，力求在这些脑疾病的发生机制、诊断、干预、治疗措施等方面取得重大突破，建立起中国人脑健康多维度大数据库，全面解析脑疾病的发病机制，实现脑疾病的早防、早诊、早治。无论是保障国家脑计划的顺利实施还是未来精神专科的高质量长期发展，均需要依托标准化、规范化的精神专科样本库，建立大规模、多中心的全周期临床和社区队列，形成具有多维度样本的精神疾病生物样本和临床研究大数据平台，从而实现精神疾病的客观诊断与精准治疗。

本书借鉴现有样本库的实践和标准，立足于精神专科临床生物样本库的建设规范和要求，围绕样本库的标准化建设和质量管理体系进行了详细的论述，可为同行提供有益的借鉴和参考。

陆 林

中国科学院院士

北京大学第六医院院长

北京大学精神卫生研究所所长

生物样本是精神疾病诊断、治疗、新药研发的关键。美国国家癌症研究所癌症人类生物库在线调查显示，多数研究人员很难获得足够且高质量的样本。如果没有多个高质量的生物样本库的支持，这个关键的研究项目就不可能实现。高质量的生物样本和完整的临床信息是精神疾病多组学研究的基础。通过对精神分裂症患者和健康正常人的影像学、基因组学、临床评估、随访评估等大数据系统分析，成功建立精准诊断及疗效预测模型，该模型可达到跨中心诊断分类超过 80% 的准确率，并筛选出一种新型的个体化精神分裂症生物标记，对未来精神医学临床的精准诊断治疗、疾病子型分类和病理研究都可能具有重要的临床意义。因此，精神疾病生物样本库在精神病学研究发展中发挥至关重要的推动作用。

在符合法律、法规和伦理的前提下，生物样本库标准化、规范化收集、处理、储存和应用生物体的生物大分子、细胞、组织和器官等样本，获得样本相关的临床、病理、治疗、随访等信息资料，及其信息管理、质量控制与应用系统。

现样本库分为两类：一类是以队列研究为基础的前瞻性生物库，重点研究随着时间的推移常见复杂疾病的发展；一类是以疾病导向命名生物库，其中组织样本和临床数据的生物库也称为疾病导向或临床生物库。基于样本库存储样本类型、用途及所有权等，生物样本库存在多种分类方法。按照样本类型划分，生物样本库可分为肿瘤组织样本库、细胞库、血液库、基因库、数据库等。根据样本库归属的不同，样本库可分为学术机构建立的生物样本库、医院建立的生物样本库、第三方机构建立的生物样本库、国家或地方组建的生物样本库等。

目前，国内外样本库以综合样本库和肿瘤样本库居多，其次是遗传性疾病样本库、心脏病样本库、代谢病生物样本库和免疫疾病等单病种生物样本库。由于精神病学学科特点和社会关注程度相对较弱，国内外精神疾病生物样本库尚匮乏。

国内大型医院利用临床资源优势，建立了一批如中国人民解放军总医院临床标本资源库、北京协和医院样本库、四川大学华西医院生物样本库、郑州大学第一附属医院生物样本库等多家大型综合样本库。同时，也包括北京精神疾病临床数据和样本资源库、新疆生物样本库等为代表的单一疾病库。

河南省精神病医院生物样本库是依托河南省优势特色学科"精神神经医学学科群"建设成立，并于 2021 年 6 月通过人类遗传资源保藏行政许可，主要涉及精神分裂症、抑郁障碍、双相障碍、焦虑障碍、器质性精神障碍等精神疾病和一般人群的生物样本保藏。北京大学第六医院生物样本库于 2021 年 8 月通过中国人类遗传资源保藏行政许可，规范化开展精神心理疾病的人类遗传资源（主要包括血液、尿液、唾液、粪便、脑脊液等样本类型）

保藏活动，为开展临床和基础研究奠定扎实的基础。2022 年，浙江大学医学院附属精神卫生中心（杭州市第七人民医院）获批中国人类遗传资源采集行政许可，首都医科大学附属北京安定医院获批中国人类遗传资源保藏行政许可。上海市精神卫生中心、苏州大学附属广济医院也建立了精神疾病生物样本库，主要采集精神分裂症、抑郁障碍、孤独症、双相障碍、物质依赖、强迫症等精神疾病的血液、尿液样本及临床信息。

中国脑计划主要以探索大脑秘密、攻克大脑疾病为导向的脑科学研究及建立和发展人工智能技术为导向的类脑研究。精神疾病生物样本库主要依靠外周血及代谢物等进行基础研究，由于精神疾病患者尸脑组织样本稀缺，目前而言仍无法进行系统的脑组织样本研究。因此，在精神疾病生物样本库的建设过程中，对于尸脑组织样本的标准化、规范化保藏尤为重要。而标准化、规范化及信息化的精神疾病生物样本库建设正是我国脑计划项目的重要基石，为精神疾病转化研究提供重要支撑。

因此，生物样本库是精神疾病研究的基石。通过标准化、规范化采集和信息化管理获得高质量样本，从遗传、免疫、电生理、影像和临床症状等多维度整合样本信息，建立精神疾病队列，形成临床大数据，最终才能实现对精神领域科研活动的同质化，推动跨学科、跨领域、多中心协作，最大限度实现样本数据的可靠性、可比性。

李文强　吕路线　岳伟华

# 目　　录

## 第一篇　质　量　手　册

☆ ☆ ☆ ☆

# 第三篇　标准操作流程

☆ ☆ ☆ ☆

## 第四篇　精神疾病生物样本库的临床应用

## 第五篇　神疾病样本库建设经验

# 第一篇

## 质量手册

☆ ☆ ☆ ☆

# 1　质量手册说明

## 1.1　合法性

本质量手册（以下简称手册）符合中华人民共和国法律法规，已获得人类遗传资源管理行政许可（采集、保藏）。

## 1.2　编写目的

1.2.1　阐明精神病医院生物样本库（以下简称样本库）的质量方针、目标，规定质量管理体系的组织结构及岗位职责。

1.2.2　规定质量管理体系要素的基本控制程序和质量活动的相互关系。

1.2.3　建立样本库的质量管理体系，并保持其持续、有效运行。

1.2.4　证实样本库质量管理体系符合 GB/T 37864-2019《生物样本库质量和能力通用要求》，以及 ISO/IEC 17025：2017《检测和校准实验室能力认可准则》。

## 1.3　适用范围

本手册覆盖 GB/T 37864-2019/ISO 20387：2018《生物样本库质量和能力通用要求》及 ISO/IEC 17025：2017《检测和校准实验室能力认可准则》的全部要素，是样本库各部门贯彻质量方针、目标，实施质量管理体系要求和履行质量维持义务的纲领性文件。适用于样本库现行所有的质量活动和质量管理活动。

## 1.4　遵循标准

《中华人民共和国人类遗传资源管理条例》

《中华人民共和国人类遗传资源管理条例》实施细则

《中华人民共和国生物安全法》

《中华人民共和国数据安全法》

《中华人民共和国个人信息保护法》

GB/T 37864-2019《生物样本库质量和能力通用要求》

GB/T 38736-2020《人类生物样本伦理保藏要求》

GB/T 38576-2020《人类血液样本采集与处理》

GB/T 38735-2020《人类尿液样本采集与处理》

GB/T 39767-2021《人类生物样本管理规范》

GB/T 39766-2021《人类生物样本库管理规范》

GB/T 39768-2021《人类生物样本分类与编码》

《世界医学协会赫尔辛基宣言》

《药物临床试验质量管理规范》

《药物非临床研究质量管理规范》

## 1.5　术语和定义

本手册术语和定义遵循 GB/T 37864-2019《生物样本库质量和能力通用要求》。

### 1.5.1 生物样本库（Biobank）

本手册专指由科技部授权，开展人体生物样本采集和保藏的机构。

### 1.5.2 生物样本保藏（Biobanking）

生物样本获得和存储过程，包括以下过程或全部活动，生物样本及相关数据和信息的收集、制备、保存、测试、分析和分发。

### 1.5.3 生物样本（Biological Material）

从人体获得或衍生的任意物质。

### 1.5.4 生物安全（Biosafety）

包含用于预防病原体和毒素的意外暴露及意外泄露发生的原则、技术和规程。

### 1.5.5 能力（Competence）

能够应用知识、经验和技能实现预期结果的才能。

### 1.5.6 投诉（Complaint）

任何人员或组织向生物样本库就其活动、产品或结果表达不满意（非申诉）并期望得到回复的行为。

### 1.5.7 销毁（Destrcution）

消除生物样本和（或）删除相关数据，使其无法复原的过程。

### 1.5.8 弃用（Disposal）

移除生物样本和（或）相关数据的行为，通常是为了将之废弃、销毁或退回给提供方/供体。

### 1.5.9 分发（Distribution）

向接收者或用户提供经选择的生物样本和（或）相关数据的过程。

### 1.5.10 室间比对（Interlaboratory Comparison）

按照预先规定的条件，由两个或多个实验室对相同或类似的样本（或其衍生物）进行测量或检测的组织、实施和评价。

### 1.5.11 室内比对（Intralaboratory Comparison）

按照预先规定的条件，在同一实验室内部对相同或类似的样本（或其衍生物）进行测量或检测的组织、实施和评价。

### 1.5.12 能力验证（Proficiency Testing）

利用室间比对，按照预先制定的准则评价参加者的能力。

### 1.5.13 标识（Tagging）

在生物样本容器上标记以用于识别、定位或提供其他信息。

### 1.5.14 生命周期（Life Cycle）

生物样本和相关数据从收集、获得或接收，到分发、弃用或销毁的连续不间断的过程。

### 1.5.15 服务（Service）

计量器具的检定 / 校准，人员的培训，环境设施的改造，仪器设备的搬运、安装、维修、保养及售后服务等。

### 1.5.16 供应品（Supplies）

检验过程中所需的检验仪器、辅助设备、标准物质、化学试剂、玻璃仪器、零配件及其他消耗材料。

### 1.5.17 变更管理（Management of Change）

以改进为目的而提出的对样本库质量管理全过程（控制程序、实验技术、程序及操作过程等永久性或暂时性的）变更进行有计划的控制，避免因变更风险导致偏差和事故的过程。

### 1.5.18 运行周期（Operation cycle）

指上一次内部审核结束到本次内部审核发起的时间周期。

### 1.5.19 员工（Personnel）

生物样本库聘用的或为生物样本库工作的人员。

# 2 质量手册管理

## 2.1 管理总则

对质量手册运行样本库进行控制并保持有效性，明确样本库管理者和活动者的责任，从而保证样本库质量管理体系的适应性。本章描述质量手册的编写、审核、批准、发布、更新等内容。

## 2.2 人员职责

### 2.2.1 委员会

伦理委员会：对样本库质量手册进行伦理批准和审查。

学术委员会：对样本库质量手册进行科学批准和审查。

管理委员会：对样本库质量手册进行监督和审查。

### 2.2.2 样本库主任

建立样本库质量管理体系授权质量主管实施质量管理工作，提出质量方针和质量目标，对质量手册做出整体部署，并保持其适用性和有效性。

### 2.2.3 质量主管

建立样本库质量管理体系，组织质量手册的编写，参与质量手册的实施，并保持其有效性。

### 2.2.4 行政主管

建立样本库质量管理体系参与质量手册的实施，并保持其有效性。

### 2.2.5 样本库各部门

依照质量手册参与运行质量管理体系。

### 2.2.6 文控管理岗

负责质量手册的归档、分发、回收、保存、借阅及销毁。

## 2.3 质量手册的起草、审核、批准、发布和发放

### 2.3.1 起草

样本库主任授权质量主管，组织人员，根据样本库的质量方针和质量目标，依据 GB/T 37864-2019《生物样本库质量和能力通用要求》及 ISO/IEC 17025：2017《检测和校准实验室能力认可准则》，对质量手册做出整体部署，起草全文。

### 2.3.2 审核

①质量主管审核质量手册初稿，提出修改意见至形成终稿，并签字。

②行政主管审核质量手册修改稿，提出修改意见至形成终稿，并签字。

③样本库主任审核质量手册终稿，并签字。

④样本库伦理委员会和学术委员会审核质量手册终稿。

### 2.3.3 批准、发布和发放

①样本库主任批准质量手册，以签字日期作为该手册该版本的发布生效日期。

②质量手册经发布后，若有必要，可制作副本，加盖明显受控标识和副本标识，控制其分发，以识别版本的现行有效性。发放范围：样本库主任、行政主管、质量主管、各部门负责人、质量内审员和关键岗位人员。

### 2.3.4 内部审核

①质量主管按照计划的时间间隔，按照质量手册，指定内审员，对样本库各部门发起内部审核，以判定质量手册和质量文件是否有效实施和维持。

②内部审核前需要制订内部审核方案，方案的制订需考虑样本库项目接入、临床采集、样本处理和存储、样本运输、样本质量控制等活动的关键质量因素，同时需考虑样本库运行周期内所发生的变化，结合上一次内部审核结果，说明本次审核的方法、职责和策划要求。

③内部审核方案应规定审核的准则和范围。

④内部审核结束后须形成评估质量手册和质量文件的内部审核结果报告，并将之呈报样本库管理层。

⑤内部审核中发现的偏差（不符合项），应评估其风险和机遇程度，进行纠正，必要时发起预防措施。

⑥保留内部审核过程中产生的所有文件或记录，作为实施审核方案和审核结果的证据。内部审核结果报告亦适用于质量管理评审。

### 2.3.5 质量管理评审

质量手册是样本库实施质量管理评审的方针依据。样本库主任应按照计划的时间间隔，组织样本库管理层对样本库质量管理体系进行评审，确保质量手册和下层质量文件持续的适用性、充分性和有效性。

## 2.4　质量手册的回收

2.4.1 质量手册持有者调离本岗位时，应将手册上交样本库。

2.4.2 质量手册更新版本，需要重新发布发放时，应回收旧版手册。

## 2.5　质量手册的更新

2.5.1 质量主管及时收集样本库质量管理体系运行中存在的问题，提出纠正和处理意见，做好记录，作为修订手册的依据。

2.5.2 当需要修订手册时，由质量主管提出，经样本库主任同意后进行修订。

2.5.3 质量手册的修订是样本库质量管理评审会议的重要工作。

2.5.4 当出现下列情况之一时，可由质量主管对手册提出更换版本：

①样本库质量管理体系运行过程中存在较大问题。

②样本库组织机构或职责出现重大调整。

③样本库质量管理体系建立依据的标准 [ 即本手册（1.4 遵循标准）] 更换版本。
④当前版本质量手册需要修订的内容超过二分之一。

## 2.6　质量手册持有者责任

2.6.1 严格遵守执行质量手册，及时将运行中发现的问题反馈质量主管。
2.6.2 妥善保管质量手册，不对无权阅读者泄露及外借。

## 2.7　质量手册的宣贯

质量手册一经发布，即成为样本库全部员工必须遵守的纲领性文件。质量主管组织手册的宣贯工作，保证相关人员的理解和执行。

## 2.8　质量手册的解释

质量手册的解释权归样本库所有。

# 3  质量方针与质量目标

## 3.1  质量方针

样本库遵循的质量方针：诚信、科学、准确、高效。

诚信：不维权、不维利、只维实，样本质量不受任何行政、财务和其他压力的影响，保持样本质量判断的独立性和诚实性。

科学：严格执行国家关于生物样本质量监测与管理的法律与法规，优先使用国家、行业颁布的现有标准方法和其他被证明是可靠先进的方法，以科学规范、严肃认真的态度从事生物样本保藏活动。

准确：对于生物样本质量的检测所用到的标准物质均可追溯到国家或国际上相关有证标准物质，样本质量监测结果的准确度应在标准方法的允许误差范围内，并具有可反复性。

高效：提高生物样本质量，保证生物样本的高质量，保证监测效率。

## 3.2  质量目标

### 3.2.1  长期目标

①样本收集例：精神疾病样本达到 10 万例，包括精神分裂症 4 万例、抑郁症 2 万例、双相障碍 1 万例、焦虑障碍 1 万例、强迫症 1 万例及精神活性物质所致精神障碍 1 万例；正常对照 1 万例。

②样本质量合格率：样本库采集与存储的样本保证质量合格，有效检测成分合格率 ≥ 95%。

③样本质量水平：样本库须获得中华人民共和国人类遗传资源行政许可，建议通过 GB/T 37864-2019《生物样本库质量和能力通用要求》认可，按照标准进行生物样本的采集与保藏，至少按照室间质评要求严格进行质量检测与评估，保证样本质量。

④样本利用率：样本库生物样本及相关检测成分充分实现共享、合作利用，样本利用率 ≥ 60%。

### 3.2.2  近期目标

①样本收集例：精神疾病样本达到 6 万例，包括精神分裂症 3 万例、抑郁症 1 万例、双相障碍 0.5 万例、焦虑障碍 0.5 万例、强迫症 0.5 万例及精神活性物质所致精神障碍 0.5 万例；正常对照 0.6 万例。

②样本质量合格率：样本库采集与存储的样本保证质量合格，有效检测成分合格率 ≥ 95%。

③样本处理能力：样本库针对样本进行科学、准确的处理，按照国家或国际的标准与规范进行样本处理，具有严格的标准化、规范化的样本处理能力。

④日常管理：样本库要求各部门齐心协力、分工合作、各司其职，共同完成样本库各项工作，保障样本库科学、规范、高效运行。

⑤内部审核：样本库严格实行内部审核制度，按照《样本库内部审核控制程序》进行质量管理体系的全部要素和所有部门的内部审核机制，及时发现并纠正质量相关差错与偏差问题，进行问题总结，确保进一步质量管理控制。

⑥室间质量评价：在生物样本库质量管理中，室间质量评价也称作能力验证，根据ISO/IEC 17043：2010《合格评定能力验证提供者通用能力要求》能力验证被定义为通过生物样本库实验室间的比对判定生物样本库的提供高质量生物样本能力的活动。室间质量评价是为确定生物样本库提供高质量生物样本能力以及监控其持续能力而进行的一种实验室间的比对。在样本库室间质评机制中严格执行遵照国家或行业认可的第三方外部独立机构进行样本质量检测评估，通过室间质评进一步保障样本质量。

⑦质量体系建设：样本库质量体系严格按照 GB/T 37864-2019《生物样本库质量和能力通用要求》进行建设，明确岗位职责，确立功能单元主要负责制，提升各部门协作精神，确保各环节通畅运行，提高样本采集与保藏各环节质量。

⑧认可、认证目标：通过样本库有效运行，获得 GB/T 37864-2019《生物样本库质量和能力通用要求》认可。

质量目标的达成情况由质量主管按照计划时间间隔收集统计，并在样本库进行质量管理评审时提交评审。

# 4  质量管理要求

## 4.1  组织和管理

### 4.1.1 概述

样本库是为研究和开发而保藏人体生物样本，根据新乡医学院"精神神经'医学'学科群（河南省 A 类优势特色学科）建设规划和第二附属医院学科建设目标，样本库总体目标是建设成为国内一流、与国际接轨的精神疾病样本存储和应用平台。样本库位于新乡医学院第二附属医院(河南省精神病医院)6 号楼,功能单元包括样本接收处理区、样本存储区、细胞实验室、监控系统、信息化设备和软件及资料档案室等。同时，样本库是 3 家国家精神心理疾病临床医学研究中心（北京大学第六医院、首都医科大学附属北京安定医院、中南大学湘雅二医院）的核心成员单位。为保证样本库质量方针和目标的有效贯彻，根据工作需要,设置了相应的岗位，明确了人员职责范围，规定了各级岗位员工的职责和相互关系，并授予相应的权力，配备了相应的资源，保证样本库工作顺利开展，维持样本库业务活动的独立性、公正性和诚实性。

### 4.1.2 职责

组织机构的设置由样本库主任和行政主管提出，上报科技部中国生物技术发展中心和新乡医学院第二附属医院批准。行政主管和质量主管负责职能的分配和资源的配置，任命关键岗位的人员，指定关键管理岗位的代理人。

### 4.1.3 组织及岗位

法律地位：样本库是经科技部授权独立开展人体样本保藏工作的机构。

**组织机构**

①组织原则：保证在任何时候都能保持样本库判断的独立性和诚实性，并确保样本库质量管理体系的有效运行。

②机构设置：样本库由样本库伦理委员会和学术委员会监督指导工作。

样本库由样本库主任、行政主管和质量主管组成管理层，下辖 6 个部门：项目部门、临床部门、样本部门、数据部门、实验室和支撑部门。样本库内外组织结构可见下图。

③岗位设置：项目部门责任岗、临床部门责任岗、样本部门责任岗、临床专员、临床医师、护士、数据部门责任岗、分子实验室责任岗、细胞实验室责任岗、质量控制责任岗、质量内审员、安全管理岗、日常运行责任岗、文件控制责任岗和清洁员。

**部门职责**

①项目部门：是样本库管理项目的业务类部门。对外主要负责接洽、商谈、签订与样

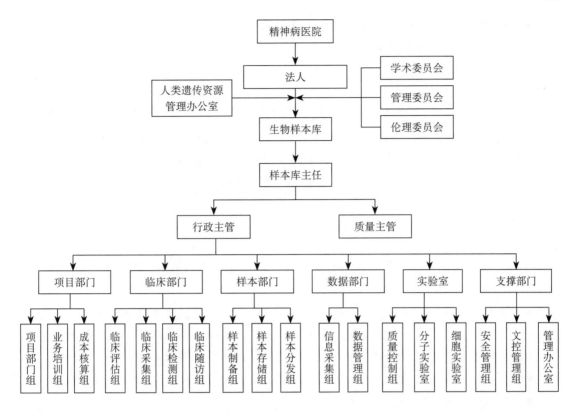

本库合作的项目（包括第三方服务）；对内主要负责对进驻样本库的项目进行全过程跟踪管理，控制项目实施进度，并及时向行政主管报告费用／成本类和管理方面的内容。

● 根据样本库业务发展需要，建立和健全样本库项目类行政文件和质量文件。

● 根据样本库发展长期目标，组织项目宣传、商谈、计划与协调，为项目实施要素的优化配置和动态管理服务。

● 组织实施项目管理的项目负责人制度和项目成本核算管理。

● 制订采集方案。

● 项目信息收集与上报。

②临床部门：是样本库实现临床一线样本采集和随访的核心部门。样本库区内的工作由样本库各部门员工完成；样本库区外的工作由临床部门责任岗协助临床专员与院内各方协调完成；员工和临床专员配合完成样本交接工作。

● 根据采集方案，完成样本采集和随访。

● 组织实施临床工作的技术管理和成本核算管理。

● 参与样本库发起的临床科研／治疗项目。

● 临床信息收集与上报。

③样本部门：是样本库实现样本库区内采集、样本处理、样本存储和样本发放的唯一部门。样本部门根据后续要求对样本进行前处理和再处理，并将样本进行妥善储存。

● 根据现有法律法规和行业条款，出具样本类行政文件和质量文件。

● 组织实施样本工作的技术管理和成本核算管理。

● 对样本进行前处理，对样本信息进行软件录入。

- 对样本进行再处理，对样本进行存储并定期盘点。
- 负责样本的出入库管理和分发。
- 负责样本的销毁。
- 样本信息收集与上报。

④数据部门：是样本库实现电子化管理的主要部门。数据部门负责样本库脑网络技术平台、样本管理软件平台、样本库冷链监控平台、样本库物料管理平台等软件的管理维护。

- 根据现有技术条件，结合法律法规和行业条款，出具数据类行政文件和质量文件。
- 对样本生命周期的所有信息进行电子化采集和存储。
- 对样本库各软件平台实现升级进化。
- 组织实施数据管理的负责人制度和成本核算。
- 数据信息收集、统计、分析与上报。

⑤实验室：是样本库进行样本处理和质量控制活动的实施场所。实验室包括分子实验室和细胞实验室。

- 根据现有技术条件，结合法律法规和行业条款，出具实验室类行政文件和质量文件。
- 根据现有技术条件，结合法律法规和行业条款，出具质量控制类行政文件和质量文件。
- 保证实验室的环境、设施、设备和物料符合样本库技术要求和质量要求。
- 保证在实验室实施活动的人员符合样本库的资质要求。
- 组织实施实验室管理的负责人制度和成本核算。
- 实验室信息收集与上报。

⑥支撑部门：是保证样本库资源完善、合理配置的管理部门，是保证样本库日常正常运行的后勤保障。

- 根据现有技术条件，结合法律法规和行业条款，出具消防和安全类行政文件和质量文件。
- 负责样本库质量管理体系文件的生物回期管理。
- 保证样本库的安全管理。
- 保证样本库的清洁运行。
- 保证样本库设施、设备、人员、物料等资源的供给和利用。
- 组织实施样本库各项活动的开展与资源调配，并进行成本核算和监督。

**人员职责**

①样本库主任

| 构架角色 | 总负责人 |
|---|---|
| 权限 | 全面负责 |
| 职责描述 | <ul><li>全面领导样本库业务、行政、财务、后勤工作</li><li>组织贯彻执行国际、国家、地方和行业等与样本库工作有关的方针、政策、法规和制度</li><li>明确样本库的组织和管理结构，调整各部门负责人，按照医学院和医院有关规定批准员工的调配、考核、奖惩工作</li><li>规定样本库各岗位职责、权力和相互关系，提供履行其职责所需的适当的权力和资源</li><li>确保样本库具有足够的、充分培训和经验记录的、有资格的人员，确保员工保持良好的工作热情，以满足样本库工作的需要</li></ul> |

续表

| | |
|---|---|
| | ● 制订样本库政策、程序和声明，采取措施保证样本库管理层和员工不受任何可对工作质量产生负面影响的、来自内外部的不正当的商业、财务或其他方面的压力和影响<br>● 组织建立实施质量管理体系，制定、实施并监控样本库的服务和质量改进标准，实施每年质量管理体系的管理评审<br>● 组织制订和实施样本库质量方针和目标，批准质量手册、管理控制文件、标准操作流程及表格<br>● 组织制订样本库的工作计划和发展规划并实施<br>● 规划并指导样本库的科学研究、技术开发和人才培养活动<br>● 制订政策和程序，保证机密信息得到保护，落实保护机密信息的各项措施所需的资源和责任人<br>● 负责对第三方或质量主管或行政主管提出的项目进行审核，并与其签订书面协议<br>● 对重大申诉处理的有关事项进行审批<br>● 监控样本库内的所有工作，审批质量控制计划<br>● 负责对员工工作的监督和考核 |

②行政主管

| 构架角色 | 管理层 |
|---|---|
| 权限 | 行政主理、质量保证 |
| 职责描述 | ● 全面负责样本库日常管理工作<br>● 组织协调样本库的质量保证工作<br>● 组织员工贯彻执行国家有关的法律、法规、技术标准和规范<br>● 组织人员编写样本库规章制度、工作计划和工作总结<br>● 当样本库内部发生职、责、权失控时，负责调整<br>● 组织样本库进行资质认证和质量管理体系认可<br>● 建立规范的样本库环境，负责设施和环境/设备的合理配置和有效管理<br>● 组织质量保证活动的实施<br>● 提出员工的技术培训和考核计划<br>● 为员工提供继续教育计划，并参与医学院和医院的教育计划，制订人员培训计划并组织实施<br>● 负责院感监控和生物安全工作的管理<br>● 根据样本库实际工作需要，提出仪器设备和计量服务的配置需求和采购申请，确保设备的指标满足样本库工作要求<br>● 审核采购申请<br>● 处理来自样本库服务的用户的投诉、要求或意见，对重大申诉处理的有关事项进行审批<br>● 为样本库发展提出前瞻性项目<br>● 对各项保密措施的实施进行监督检查<br>● 定期向样本库主任报告管理体系的运行绩效 |

☆ ☆ ☆ ☆

③质量主管

| 构架角色 | 管理层 |
|---|---|
| 权限 | 质量管理、质量控制、质量授权 |
| 职责描述 | ● 建立、实施、维持和持续改进质量管理体系，组织编制、修订质量管理体系文件并保持其有效性<br>● 提出质量管理体系的预防措施要求、编制计划和对各部门预防措施的有效性进行验证<br>● 制订质量控制工作的年度计划<br>● 监督样本库工作内容（尤其是质量报告）的公正性<br>● 对质量管理体系的偏差进行识别、评价、原因分析，提出纠正预防措施要求并跟踪偏差的处理结果<br>● 审核样本库质量手册、质量控制程序、标准操作流程和记录<br>● 编制管理评审计划并组织实施，编写相应的评审报告<br>● 组织样本库完成室间质评活动的实验及实验室间比对和能力验证实验，开展室内质评<br>● 担任内审组组长，制订年度内审计划，提出内审组成员名单，组织质量管理体系内部审核，评估内审结果<br>● 组织质量控制活动的实施<br>● 组织对质控数据进行统计、分析，对质控活动的可行性和有效性进行评审<br>● 提出设施和环境配置要求，并监管<br>● 担任质量授权（签字）人，对样本的完整性和样本检测结果准确性负责<br>● 批准样本库质控组出具的质量报告，负责对报告结果进行判断、解释，必要时需与临床部门协调<br>● 为样本库发展提出前瞻性项目<br>● 参与院感监控和生物安全工作的管理<br>● 提出员工的技术培训和考核计划<br>● 定期向样本库主任报告质量管理体系的运行绩效 |

④项目部门责任岗

| 构架角色 | 项目部门 |
|---|---|
| 权限 | 项目接洽、项目执行、成果反馈、课题入驻 |
| 职责描述 | ● 受理项目申请，组织签订合作协议或合同<br>● 审核项目方案，出具项目报告<br>● 协调样本库各部门和项目负责人执行项目<br>● 接收项目数据反馈、成果反馈、成本核算和责任追踪<br>● 会同数据信息部负责项目全周期的资料审核及归档<br>● 组织并实施技术培训，考核员工，获取人员工作量<br>● 接受投诉建议，转达样本库相关的部门进行处理，反馈投诉结果，核算年度投诉情况及改进情况<br>● 出具样本库收费细则 |

⑤样本部门责任岗

| 构架角色 | 样本部门 |
|---|---|
| 权限 | 样本处理、样本存储、样本运输 |
| 职责描述 | ● 负责样本部门日常运行工作<br>● 协助行政主管监督检查员工执行各项保密措施情况<br>● 接收来自临床部门的样本（及相关数据信息）<br>● 根据项目内容执行样本（及相关数据信息）处理方案<br>● 样本入库及复核<br>● 按照 SOP 进行不同样本的存储<br>● 按规定的时间间隔进行库存核实<br>● 按照 SOP 进行样本出库<br>● 按照 SOP 进行样本的院内或院外运输<br>● 参加样本库质量内审活动<br>● 提出在样本部门员工的技术和考核计划<br>● 调查分析样本部门的不符合项，采取纠正预防措施<br>● 监督样本部门的环境卫生，保证清洁、整齐、安静<br>● 制作样本部门的季度、年度总结 |

⑥临床部门责任岗

| 构架角色 | 临床部门 |
|---|---|
| 权限 | 临床协管 |
| 职责描述 | ● 协调临床部门日常运行工作<br>● 协助行政主管对员工执行各项保密措施进行监督检查<br>● 协调项目负责人、样本部门和临床专员工作进度<br>● 跟踪样本采集完成情况<br>● 样本采集结束后整理采集阶段资料，移交样本采集完成报告给项目部门<br>● 参加样本库质量内审活动<br>● 提出在临床部门员工的技术和考核计划<br>● 对在临床部门发生的不符合项进行调查分析，采取纠正预防措施<br>● 制作临床部门的季度、年度总结<br>● 根据院发（2018）30 号新乡医学院第二附属医院关于印发《卫生专业技术职务评审量化标准（试行）》核算人员工作量，计算量化加分，反馈给项目部门 |

⑦临床专员、临床医师、护士

| 构架角色 | 样本部门、临床评估组、临床采集组、临床随访组 |
|---|---|
| 权限 | 样本采集、随访 |
| 职责描述 | 临床专员<br>● 协助临床部门责任岗制订样本采集方案<br>● 参加样本库组织的技术培训和考核<br>● 执行样本采集方案 |

☆ ★ ☆ ☆

续表

| | ● 获取知情同意书 |
|---|---|
| | ● 指定临床医师和护士协助采集工作 |
| | ● 在信息系统填写提交样本采集阶段相关信息 |
| | ● 负责随访管理和精神疾病相关量表的评定 |
| | ● 会同数据部门建立随访档案，如期、保质地完成患者的随访问卷调查 |
| | ● 运送样本至样本库 |
| | 临床医师 |
| | ● 了解样本采集方案，及时推荐所需样本源、参与样本采集 |
| | ● 配合临床专员 |
| | 护士 |
| | ● 了解项目采样要求、完成规范化采样、各种样本按存储要求暂存 |

⑧数据部门责任岗

| 构架角色 | 数据部门 |
|---|---|
| 权限 | 数据管理、信息采集 |
| 职责描述 | ● 信息采集组负责样本数据和随访数据的标准化采集和运输／传导<br>● 信息管理组会同项目部负责接收项目数据反馈、成果反馈和项目全周期的资料审核及归档<br>● 信息管理组会同文控管理岗对所有信息数据及文档进行电子化存储、梳理、备份及保管，必要时可增设相关设施设备 |

⑨分子实验室责任岗

| 构架角色 | 实验室 - 分子实验室 |
|---|---|
| 权限 | 分子实验室 |
| 职责描述 | ● 负责分子实验室日常运行工作<br>● 贯彻执行样本库分子实验室有关技术法规和规章制度，保证样本处理和样本质量评价工作的正常进行<br>● 协助行政主管对员工执行各项保密措施进行监督检查<br>● 提出在分子实验室员工的技术、安全培训要求和考核计划<br>● 提出分子实验室设施和环境配置的要求，负责分子实验室环境和仪器设备的使用、维护管理<br>● 协助安全管理员负责分子实验室的安全管理<br>● 对在分子实验室发生的不符合项进行调查分析，采取纠正预防措施<br>● 协助质量主管组织人员完成室内质评、室间质评活动的实验及室间比对和能力验证实验<br>● 监督分子实验室的环境卫生，保证清洁、整齐、安静<br>● 制作分子实验室的季度、年度总结 |

⑩细胞实验室责任岗

| 构架角色 | 实验室 - 细胞实验室 |
|---|---|
| 权限 | 细胞实验室 |
| 职责描述 | ● 负责细胞实验室日常运行工作<br>● 贯彻执行样本库细胞实验室有关技术法规和规章制度，保证细胞处理和细胞质量评价工作的进行<br>● 提出在细胞实验室员工的技术、安全培训要求和考核计划<br>● 提出细胞实验室设施和环境配置的要求，负责细胞实验室环境和仪器设备的使用、维护管理<br>● 协助行政主管对员工执行各项保密措施进行监督检查<br>● 协助安全管理员负责细胞实验室的安全管理<br>● 对在细胞实验室发生的不符合项进行调查分析，采取纠正预防措施<br>● 监督细胞实验室的环境卫生，保证清洁、整齐、安静<br>● 负责保存、发放细胞实验室专用公共试剂耗材<br>● 协助质量主管组织人员完成室内质评、室间质评活动的实验及室间比对和能力验证实验<br>● 制作细胞实验室的季度、年度总结 |

⑪质量控制责任岗

| 构架角色 | 实验室 - 质量控制组 |
|---|---|
| 权限 | 样本质控 |
| 职责描述 | ● 监控并评估临床采集方案的出具<br>● 监控样本采集、处理、存储、运输和出入库环节样本质量<br>● 对样本做质量评价，并反馈相关部门进行改进<br>● 起草样本的质量评价和质量控制标准操作流程<br>● 出具样本质量评价报告<br>● 对质量管理体系的偏差进行识别、评价、原因分析，提出纠正预防措施要求并跟踪偏差的处理结果<br>● 参加样本库完成室间质评活动的实验及实验室间比对和能力验证实验，开展室内质评<br>● 参加质量管理体系内部审核，评估内审结果 |

⑫质量内审员

| 构架角色 | 支撑部门 - 管理办公室 |
|---|---|
| 权限 | 质量监督 |
| 职责描述 | ● 对样本库工作路线进行标准化流程督导，对监督过程中发现的不符合质量管理体系要求的工作，应及时纠正<br>● 接受质量主管的委派，对质量管理体系实施内部审核<br>● 制订并执行内审实施计划，编制内部审核计划表<br>● 对内审不合格项采取的纠正措施进行跟踪验证<br>● 编制内审报告<br>● 对可能存在质量问题的结果进行复验或要求有关人员重新检验<br>● 参与样本库完成室间质评活动的实验及实验室间比对和能力验证实验，开展室内质评<br>● 完成资质认证和质量管理体系认可前期准备工作 |

☆☆☆☆

⑬安全管理岗

| 构架角色 | 支撑部门 - 安全管理组 |
|---|---|
| 权限 | 安全监管 |
| 职责描述 | ● 生物安全管理<br>● 门禁系统安全管理<br>● 水电设施安全管理<br>● 基础消防设施管理<br>● 七氟丙烷气体灭火系统管理<br>● 组织安全相关的业务培训及考核 |

⑭日常运行责任岗

| 构架角色 | 支撑部门 - 管理办公室 |
|---|---|
| 权限 | 行政执行 |
| 职责描述 | ● 日常消耗品的申领<br>● 行政体系文件档案的整理<br>● 样本库固定资产的管理<br>● 负责样本库规章制度的制订<br>● 负责样本库日常运行报账的相关事宜<br>● 负责样本库基础设施的日常维保及报修 |

⑮文件控制责任岗

| 构架角色 | 支撑部门 - 文控管理组 |
|---|---|
| 权限 | 文件控制 |
| 职责描述 | ● 负责质量管理体系文件的分发控制<br>● 负责档案的编号、备份和保管，防止丢失、破损和随意借阅，遵循保密制度 |

⑯清洁员

| 构架角色 | 支撑部门 - 管理办公室 |
|---|---|
| 权限 | 洁净卫生 |
| 职责描述 | ● 负责样本库（除细胞实验室）的清洁卫生工作，包括但不限于工作台面、地面的清洁消毒工作，确保样本库（除细胞实验室）工作环境整洁和消毒效果符合要求<br>● 负责样本库工作衣物、工作鞋的清洁消毒工作<br>● 负责样本库废弃物的安全处理工作 |

**权力委派**

　　为保证样本库工作的正常运行，样本库由样本库主任任命各级管理人员，见附件 1 样本库岗位人员任命书（模板）。同时为防止样本库在行政、技术、管理上出现真空，当样本库主任或行政主管或质量主管因为特殊原因（如出差、休假等）不在岗时，样本库规定由以下人员代理行使相应的职权：

- 样本库主任不在岗时，由行政主管行使职权。
- 行政主管不在岗时，由质量主管行使职权。
- 质量主管不在岗时，由行政主管行使职权。

①保护机密和所有权：样本库为保护机密和所有权，要求样本库全体人员在工作中严格遵守《样本库信息保护控制程序》。

②公正性、独立性和诚实性的保证：样本库公正性声明即为样本库行为的公正、独立、诚实性的保证。为确保所有人员不受可能对其工作质量的不良影响，要求样本库全体人员在工作中严格遵守《样本库公正性和诚实性控制程序》。

## 4.2 质量管理要求

### 4.2.1 概述

样本库按照 GB/T 37864-2019《生物样本库质量和能力通用要求》和 ISO/IEC 17025：2017《检测和校准实验室能力认可准则》标准要求，结合样本库人力资源和工作范围，建立、实施与保持适用于样本库的质量管理体系，确保样本库全体员工知悉、理解、贯彻执行质量管理体系文件，以保证样本库的工作符合规定要求。

### 4.2.2 职责

①样本库主任：负责质量管理体系的策划，批准质量管理体系文件，发布质量方针和质量目标。

②行政主管：负责组织建立质量管理体系，促进质量管理体系的持续改进。

③质量主管：负责组织建立、实施和保持质量管理体系，促进质量管理体系的持续改进。

④质量控制责任岗：在质量主管领导下，实施质量管理体系的各项要求，保证其正常运行。

⑤质量内审员：监督质量管理体系的运行情况。

⑥文控管理岗：负责质量管理体系文件的控制。

### 4.2.3 原则与工具：PDCA 循环和质量要素分解 – 风险管理

PDCA 循环可以简要描述如下：

| 四个阶段 | | 八个步骤 |
| --- | --- | --- |
| 计划（Plan） | 根据任务目标和要求制订科学的计划 | 1. 检查质量状况，找出存在问题<br>2. 查出产生质量问题的原因<br>3. 找出主要原因<br>4. 针对主要原因，定出具体实施计划 |
| 实施（Do） | 执行，实施计划 | 5. 贯彻和实施预定计划的措施 |
| 检查（Check） | 检查计划实施的结果与目标是否一致 | 6. 检查预定目标执行情况 |
| 处理（Act） | 对总结检查的结果进行处理 | 7. 总结经验教训。成功的经验加以肯定并适当推广、标准化，失败的教训加以总结<br>8. 遗留问题转入下一个循环 |

| 管理阶段 | 计划（Plan） | | | | | | | | | | | 执行（Do） | | | | | | | | | | | | | 检查（Check） | | | | | | | 改善（Action） | | | | | | |
|---|---|---|---|---|---|---|---|---|---|---|---|---|---|---|---|---|---|---|---|---|---|---|---|---|---|---|---|---|---|---|---|---|---|---|---|---|---|---|
| | 1 | 2 | 3 | 4 | 5 | 6 | 7 | 8 | 9 | 10 | 11 | 1 | 2 | 3 | 4 | 5 | 6 | 7 | 8 | 9 | 10 | 11 | 12 | 13 | 1 | 2 | 3 | 4 | 5 | 6 | 7 | 1 | 2 | 3 | 4 | 5 | 6 | 7 |
| 项目 2019年XX月 XX日~XX月XX日 | 晨会 | 项目进度 | 采集 | 处理 | 检测 | 评估 | 库区巡视 | 仪器 | 物料 | 安全 | 清洁 | 质量监督 | 6S规范 | 部门间 | 部门内 | 换收 | 处理 | 检测 | 质量评价 | 入组预约 | 入库 | 物料耗用及用品 | 偏差 | 培训 | 当日过程记录 | 处理工作交接 | 质量报告 | 偏差处理进度 | 库区巡视 | 日计划完成进度 | 当日6S的总结讨论 | 当日量化绩效的讨论与改善 | 对当日不合格样本的讨论与改善 | 每周量化绩效的讨论与改善 | 物料使用的改善 | 6S实施成效 | 投诉问题的改善 | 纠正预防 |
| 情况确认　周一 | | | | | | | | | | | | | | | | | | | | | | | | | | | | | | | | | | | | | | |
| 周二 | | | | | | | | | | | | | | | | | | | | | | | | | | | | | | | | | | | | | | |
| 周三 | | | | | | | | | | | | | | | | | | | | | | | | | | | | | | | | | | | | | | |
| 周四 | | | | | | | | | | | | | | | | | | | | | | | | | | | | | | | | | | | | | | |
| 周五 | | | | | | | | | | | | | | | | | | | | | | | | | | | | | | | | | | | | | | |
| 周六 | | | | | | | | | | | | | | | | | | | | | | | | | | | | | | | | | | | | | | |
| 人员　岗位职责 | | | | | | | | | | | | | | | | | | | | | | | | | | | | | | | | | | | | | | |
| 备注 | | | | | | | | | | | | | | | | | | | | | | | | | | | | | | | | | | | | | | |

　　样本库在实施质量管理时，将 PDCA 循环和质量要求分解 - 风险管理应用至样本库各种活动中，具体体现为：偏差管理、纠正措施和预防措施、持续改进、内部审核、管理评审和应对风险机遇，见本手册 4.2.4。

### 4.2.4　要求

①样本库质量管理体系的建立

- 由样本库主任主持建立样本库质量管理体系。
- 由行政主管根据样本库工作范围、性质及发展方向，制订质量方针和质量目标，组织建立样本库质量管理体系。
- 质量主管按照 GB/T 37864-2019《生物样本库质量和能力通用要求》和 ISO/IEC 17025：2017《检测和校准实验室能力认可准则》标准要求和样本库质量方针，指定有关部门和人员建立文件化的质量管理体系。

②样本库质量管理体系要素

| 样本库确定的质量要素 | |
|---|---|
| 管理要求 | 技术要求 |
| 组织和管理 | 人员 |
| 变更 | 设施 |
| 文件控制 | 设备 |
| 合同的评审 | 环境条件 |
| 外部服务和供给 | 样本信息管理程序 |
| 咨询服务 | 样本采集前程序 |
| 投诉的处理 | 样本采集程序 |
| 不符合项的识别和控制 | 样本处理程序 |
| 应对风险和机遇的措施 | 样本检测程序 |
| 纠正预防措施 | 样本检测后程序 |
| 持续改进 | 样本存储程序 |
| 成本管理 | 样本运输程序 |
| 质量和技术记录 | 样本分发和销毁程序 |
| 内部审核 | 程序的质量保证 |
| 管理评审 | 质量报告 |
| | 量表评估一致性 |

③样本库质量管理体系的运行

● 设置行政主管、质量主管，设置质量管理岗位和关键技术岗位，并规定其职责，以确保样本库质量管理体系的运行。

● 样本库主任组织员工理解、熟知并执行质量管理体系文件。

● 采取下列措施确保质量管理体系的有效运行和改进：

○ 制订和实施样本库质量活动的目标、程序和有关细则。

○ 设置质量内审员，对各个环节的质量活动进行监督。

○ 配置设施与设备，保持与样本库各区域相适应的环境。

○ 配备足够和能够胜任样本库工作的人员，并进行培训和考核。

○ 提供各岗位现行有效的程序文件。

○ 记录质量活动的所有关键因素和结果数据。

○ 建立偏差管理程序，建立纠正预防措施。

○ 建立风险机遇应对措施。

○ 进行质量内审活动。

○ 进行室内质评活动，进行室间质评活动。

○ 进行质量管理评审活动。

○ 参加能力验证。

④样本库质量管理体系文件的控制：样本库质量管理体系文件分为4层，包括质量手册、质量控制程序、标准操作流程和标准操作过程记录。

质量手册：是阐述样本库质量方针、质量目标，描述质量管理体系并实施质量管理，促进质量改进的文件，同时是向用户及监督机构展示样本库质量管理体系并向他们提供质量保证的纲领性文件。

质量控制程序：是根据样本库实际情况，满足质量方针、质量目标而编制的一套与GB/T 37864-2019《生物样本库质量和能力通用要求》和ISO/IEC 17025：2017《检测和校准实验室能力认可准则》的要求相一致的程序文件，是质量手册的支撑性文件，是对质量管理、质量活动进行控制的依据。质量控制文件目录见本手册附件2样本库质量管理控制程序目录。

标准操作流程：是样本库为保证质量活动有效实施，建立和保持的一系列管理性文件和技术文件，这些文件是质量手册和控制程序文件有效实施的支持性文件，是用来指导样本库某一项工作具体如何开展的文件。标准操作流程文件目录见本手册附件3样本库标准操作流程目录。

标准操作过程记录：是用于样本库质量管理体系运行信息传递及其运行情况的证实。标准操作流程记录目录见本手册附件4样本库标准操作过程记录目录。

⑤合同的评审

概述：样本库制定、实施并保持《样本库合同评审控制程序》，对项目申请书、协议进行评审，确保条款内容清晰，质量要求合理，确保样本库有足够的能力、资源，满足合同的要求，保证合同的顺利进行。

**职责**

○ 样本库主任负责对新的、复杂的或大规模的要求、申请书和协议的审批。

○ 行政主管和（或）质量主管组织对新的、复杂的或大规模要求、申请书和协议的评审。

**要求**

○ 申请书和合同的分类

根据项目需求，用户的要求分为以下类型：

○ 样本存储：由用户负责招募受试者、签订知情同意书、评估量表、随访，并按照样本库要求处理样本，样本库仅提供存储空间。

○ 样本采集、处理、存储：用户提交招募要求，由样本库负责招募受试者、签订知情同意书、评估量表、随访，并采集、处理、存储样本。

样本采集、处理、存储和技术服务：用户提交招募要求，由样本库负责招募受试者、签订知情同意书、评估量表、随访，采集、处理、存储样本，及 DNA 提取、RNA 提取、流式分析、免疫印迹等技术服务。

根据项目需求，申请书一般分为 3 大类：

○ 基于课题的样本采集、处理、保藏的申请书：用户需提供课题申请书（电子版）、课题伦理审批文件（复印件）；样本采集、处理主要由样本库完成，用户协助。

○ 前瞻性样本采集的项目申请：研究人员或医护人员可向样本库提出有保藏价值的样本收集建议，协助员工完成此表的填写，由项目部门负责申请。

○ 基于课题的样本保藏申请书：申请方有课题、需要样本库提供样本存储服务的项目申请填写；用户需提供课题申请书（电子版）、课题伦理审批文件（复印件）、知情同意书、伦理审批文件；样本采集主要由用户完成，样本的处理、存储管理和质量管理由样本库完成。

申请书应明确研究目的、研究意义、研究内容、技术路线。

合同须包含且不限于协议、申请书、课题标书等项目相关文件。合同须明确样本库和用户双方的权利和义务，规范双方的样本采集、处理、存储、分发及应用相关行为。

根据用户要求不同，合同内容不同：

○ 对于仅存储样本的项目，合同须包含管理协议、保密协议及申请书。

○ 对于样本采集、处理、存储（和技术服务）项目，合同内容中还须明确采集方案、评估体系记录表等。具体要求见《样本库项目运行标准操作流程》。

**合同评审程序**

样本库编制《样本库合同评审控制程序/标准操作流程》，使合同评审能确保：

○ 包括样本采集方法的用户要求应予以明确，并形成文件，便于双方理解。

○ 使样本库有足够的能力、资源，满足用户的要求。

○ 优先选择国家已颁布的标准方法或行业方法，公认的方法尽可能选用教科书或权威杂志上发表的方法；当需要使用样本库自己编写的非标准方法时，应向用户说明原因并征得对方同意。

○ 用户对要求、标书和合同有不同的意见，应在签订之前得到解决，每项合同都应得到双方的同意认可。

**合同的评审**

○ 正式合同（以委托合同出现）由行政主管负责组织相关部门负责人进行评审。

○ 建立《样本库合同评审控制程序／标准操作流程》，按照工作程序，进行评审，并做记录。

**注意事项**

○ 当合同涉及分包项目时，合同评审的内容应包括分包出去的所有工作。

○ 在合同评审完成后、工作开始前，对合同的任何偏离均应通知用户。

○ 在合同执行期间，如果需要修改合同，应重复进行同样的合同评审过程，并将所有修改内容通知所有受到影响的人员。

○ 合同评审的记录，包括任何重大变化的记录及与用户讨论的有关记录由项目部门负责保管，并按要求定期归档。

⑥外部服务和供给

● 概述：样本库工作使用的物资和消耗品可能对样本质量产生重要影响，为保证长期稳定地获得符合要求的采购服务和供给，样本库对所有影响样本库工作质量的服务及物品的采购进行控制，并建立、实施《样本库设备管理控制程序》和《样本库物料管理控制程序》，保证为完成工作而采购的服务、供应品（包括仪器设备、化学试剂、标准物质、玻璃仪器、零配件、易耗品、材料等）及其他与样本有关的服务和供给等方面能满足样本库的要求。

● 职责

○ 各部门及岗位根据工作的需要，提出供应品和服务的采购申请。

○ 必要时由质量主管对采购申请进行论证，提出技术意见。

○ 日常运行责任岗对供应商进行评价，提出供应商名录。

○ 日常运行责任岗审批采购申请，实施采购，并负责组织仪器、设备、消耗性材料、试剂的验收、保管及日常管理。

○ 必要时由上级主管部门的相关科室负责组织科设备管理员等对仪器、设备进行验收。

○ 文件控制责任岗负责保存实施该项活动的所有质量文件。

● 要求

○ 制定《样本库设备管理控制程序》和《样本库物料管理控制程序》，对与样本质量有影响的服务和供应品进行选择和购买，对开展的活动所需的仪器设备、试剂、消耗材料的选择、购买、验收、存储使用进行严格的控制。

○ 严格按程序运作，确保所购买的服务和供应品经过核验或证实符合规定的检验工作要求后方可投入使用，并保存符合性检查活动的记录。

○ 对影响样本质量的物品采购需填写采购申请，采购申请表的内容包括：名称、规格型号、需购置数量、技术要求、交货日期（必要时）、用途（必要时）、计划资金（必要时）等，采购由各部门根据各岗位的需求申请提出，经日常管理运行岗审批后实施采购。

○ 采购时，应根据合格供应商的名录及资质选择合适的供应商。

○ 由日常运行责任岗负责各类物品的保管及发放，并建立质量记录，该记录中包括：全部相关试剂、质控材料及校准品的批号，样本库接收日期及投入使用日期。这些质量记录要在管理评审时提供。

☆ ☆ ☆ ☆

⑦应对风险和机遇的措施

● 概述：样本库制订、实施并保持《样本库风险和机遇应对控制程序》，建立风险和机遇应对措施，明确包括风险识别、风险规避、风险降低和风险接受在内的要求，增强样本库抗风险和发现机遇的能力。

● 职责

○ 各岗位责任人收集本岗位风险识别，制订相应的应对措施并上报。

○ 质量主管负责建立风险和机遇应对的控制程序，负责周期性组织实施风险和机遇的评审，落实跟进风险和机遇评估中所采取措施的有效性，编写风险和机遇评估分析报告。

○ 行政主管负责重大风险和机遇的识别与评估，针对重大风险与机遇进行应对策划和执行监督。

○ 样本库主任负责风险管理所需资源的提供，接受风险可接受准则的确定，并按照制订的评审周期保持对风险和机遇管理的评审。

○ 文控管理岗负责收集、整理、归档风险机遇管理活动的所有文件。

● 要求

○ 建立业务开发、市场调研及用户满意测评过程的风险和机遇管理。

○ 建立供应商评审和物料管理过程的风险和机遇管理。

○ 建立样本生命周期中针对样本操作的风险和机遇管理。

○ 建立质量控制过程和设备的管理过程的风险和机遇管理。

○ 建立偏差控制的风险和机遇管理。

○ 建立纠正预防措施的执行和验证过程的风险和机遇管理。

○ 建立持续改进过程的风险和机遇管理。

○ 建立能力认可和资质认证过程的风险和机遇管理。

○ 当适用时，建立内部审核和管理评审过程的风险和机遇管理。

⑧偏差的识别和控制

● 概述：偏差的识别和控制是指样本库活动的实施和（或）其结果不符合样本库自身的程序与用户的约定要求或样本库质量管理体系的方针和目标或不符合临床医师的要求。通过用户投诉、质量控制、仪器校准、试剂易耗品检查、人员的考察或监督、检验报告审核、管理评审、内部或外部审核等过程或环节可以识别不符合项。

样本库建立、实施并保持《样本库偏差管理控制程序》和《样本库纠正预防控制程序》，对偏差的识别进行控制，保证出现偏差时能及时采取措施，妥善处理，防止不合格样本发放或使用，确保质量方针和质量目标的有效执行。

● 职责

○ 质量主管、质量内审员、各部门责任岗及其他样本库员工负责识别工作的偏差。

○ 质控责任岗对偏差的纠正处理及所有偏差的控制措施进行跟踪验证。

○ 质量内审员对偏差的严重性和可接受性进行判定，组织制订和实施纠正偏差的控制措施，并对其有效性进行验证，批准恢复工作。

○ 质量授权人/签字人负责质量报告的质量控制。

○ 部门责任岗负责对日常工作中出现的偏差采取纠正及预防措施。

○文件控制责任岗负责保存实施该项活动的所有质量文件。

● 要求

○偏差的识别和控制的识别。偏差的识别和控制表现在质量活动、技术活动或其他活动结果不符合本身程序或用户要求等方面。偏差的识别和控制可以在不同地方，如用户投诉、质量控制、仪器校准、试剂易耗品检查、人员的考察或监督、检验报告审核、管理评审、内部或外部审核等。

○当发现某项活动可能属于偏差时，发现人员应将偏差内容进行记录，并报质量内审员对偏差进行评价。

○质量内审员对偏差内容和影响进行等级评价，根据评价等级选择合适的处理方式：如轻微偏差与当事人共同处理，立即予以纠正，并恢复工作；发现对样本质量和样本库运行有效性有重大影响的严重偏差时，应上报质量主管，确定应采取的纠正措施。

○质量主管根据偏差的情况组织相关人员做出对前期和今后样本库工作影响程度的评估。

○若经评价认为偏差可能再次发生或者对样本库运行与质量管理体系要求的符合性产生怀疑时，应立即执行《样本库纠正预防控制程序》，同时对偏差的可接受性做出判断。

○行政主管或质量主管组织对纠正措施的实施结果进行验证，证实偏差的影响已经消除，可恢复工作。若采用的纠正措施消除不了偏差的产生因素，则上报样本库主任审批后通知用户并取消相关工作结果。

○对确定的偏差的识别和控制及采取的处理措施，包括偏差的识别、反馈、原因分析、严重性评价、纠正措施及效果、预防措施、事件、地点、人员等情况应进行有效的记录。

○文控管理岗负责将记录妥善归档保存。

○具体实施遵循《样本库偏差管理控制程序》和《样本库纠正预防控制程序》。

⑨纠正预防措施

● 概述：样本库制订、实施并保持《样本库纠正预防控制程序》，对确认出现的偏差按照质量管理体系政策和程序采取纠正措施，消除并防止偏差的再次发生，不断改进质量管理体系和样本库活动的质量。

● 职责

○岗位员工负责按照制订和批准的纠正措施、预防措施开展质量活动。

○质量主管负责制订纠正或预防的措施，对实施的纠正措施和预防措施进行跟踪验证。必要时参与对纠正措施、预防措施实施活动的监督。

○样本库主任负责审核并批准纠正预防措施，判断潜在的不合格因素，规定相应的权利，给予必要的资源和时间保障。

○文件控制责任岗负责将纠正预防活动产生的文件归档。

● 要求

○在样本库工作、样本库质量管理体系运行中，当识别了偏差后，责任岗/部门应按照《样本库纠正预防控制程序》实施。

○责任岗/部门应对偏差产生的根本原因进行调查、分析，并提出纠正预防措施。所采取的纠正预防措施应是最能消除问题和防止偏差再次发生的措施。

○ 在此活动中引起有关文件的变更要制订成文件，加以实施。

○ 纠正预防措施的负责人员需对此进行跟踪验证，以保证纠正预防措施得到有效控制。

○ 质量内审员对内审中发现的偏差的纠正预防措施进行跟踪验证。

○ 质量主管对纠正预防措施的有效性进行跟踪验证。

○ 所有纠正预防的活动所形成记录、纠正预防措施的内容和结果的验证，均要归档保存。

○ 必要时，更新样本库质量管理体系确定的风险和机遇。

○ 必要时，更改样本库质量管理体系。

⑩持续改进

● 概述：样本库制订、实施并保持《样本库风险和机遇应对控制程序》和《样本库管理评审控制程序》采取有效的措施，实现样本库质量管理体系的持续改进。

● 职责

○ 质量主管负责对质量体系持续改进的策划。

○ 各部门配合执行改进措施。

○ 行政主管验收改进结果，并在管理评审中作为输入内容。

○ 文件控制责任岗负责保存实施该项活动的所有质量文件。

● 要求

○ 在实现质量方针和质量目标的活动过程中，需持续追求对样本库质量管理体系整个过程的改进。

○ 改进活动需利用数据分析、内部或第三方审核结果、管理评审等方式，来测量、评价，不断寻求改进的机会。

○ 日常的持续改进活动其策划和管理应符合纠正预防措施的相关要求。

○ 较为重大的持续改进活动，尤其是涉及对现有过程和活动的更改及资源需求的变化，在策划时应考虑：改进的目标、根据现有情况制订的改进方案及改进的结果评价。

○ 持续改进的手段应与时俱进。

⑪投诉的处理

● 概述：样本库制定、实施并保持《样本库投诉处理控制程序》。投诉的解决涉及用户[包括来自临床医师、样本提供方和（或）其他方面用户]的合法权益和样本库的信誉，是实现质量方针的重要环节。样本库建立质量信息反馈系统，收集、分析用户和（或）其他方面满意和（或）不满意的信息，并将此作为评价质量管理体系成效的方法之一，正确处理用户和（或）其他方面的投诉，找出差距，以此作为质量改进的依据。

● 职责

○ 项目部门责任岗负责受理、回复用户投诉。

○ 质量主管负责投诉的调查和处理，并组织实施纠正措施。

○ 行政主管负责投诉和处理的最终裁定。

○ 必要时，样本库主任负责重大投诉处理的最终裁定。

○ 文件控制责任岗负责保存实施该项活动的所有质量文件。

● 要求

○ 项目部门责任岗受理和答复，且无论投诉是否成立，都要尽快回复。

○ 质量主管调查投诉是否成立，并进行处理及要求责任部门采取纠正措施。

○ 相关责任部门在确认投诉事实后，应寻找原因，并实施纠正措施和预防措施。

○ 当用户或其他人员及机构的投诉涉及对样本库的方针或程序、或认可和认证准则的符合性及样本库的检验质量有疑问时，质量主管应及时对样本库的质量管理体系有关领域进行附加审核。

○ 项目部门责任岗将投诉的受理、处理方法的全过程形成记录文件。

○ 文件控制责任岗归档保存记录，妥善保管。

○ 项目部门责任岗对投诉的信息进行统计分析，上报质量主管和行政主管，确定用户及上级部门的需求和期望及需改进的方面，得出的结果提交管理评审。

○ 具体实施遵循《样本库投诉处理控制程序》。

⑫成本管理

● 概述：样本库实施必要的成本管理。样本库可在保证样本质量的首要标准时合理降低投入成本，提高自身效益，促进规范化管理。

● 原则：保证样本库声明的合法性、诚实性、公正性、独立性、合理性和有效性，保证样本质量达标。

● 职责

○ 各岗位责任人负责收集本岗位成本信息并上报。

○ 质量主管定期核准成本信息，出具成本管理报告。

○ 行政主管监督成本控制活动，审核成本管理报告。

○ 样本库主任审定成本管理报告，把控成本管理目标。

● 要求

○ 成本管理需进行预算和决算管理。

○ 对目标预算的成本执行进行控制和监督。

○ 定期对成本管理的结果统计分析，作为管理评审的输入内容。

⑬变更管理

● 概述：样本库制订、实施并保持《样本库变更管理控制程序》，以改进为目的而提出的对样本库质量管理全过程（控制程序、实验技术、程序及操作过程等永久性或暂时性的）变更进行有计划的控制，避免因变更风险导致偏差和（或）事故。

● 职责

○ 质量主管负责质量相关的变更管理，包括发起、审批、实施、评估和跟踪；组织样本库各专业技术人员进行变更管理风险分析及对落实风险措施进行监督检查，定期汇总质量相关变更管理数据并提交管理评审会议。

○ 行政主管负责安全、环保、人员、资金等变更的管理，建立完善安全、环保、人员、资金方面变更制度，定期监督检查各部门变更管理执行情况，对变更管理过程中的风险分析提供技术指导，定期汇总安全、环保、人员、资金等变更管理数据并提交管理评审会议。

○ 样本库主任负责变更的总体管理，并在质量管理评审会议中总结。

○ 文件控制责任岗

● 要求：确保所做的变更不会对样本质量产生负面影响，且符合现行国家法规和标准、行业标准和样本库质量文件。任何变更均需要完整的质量管理过程，经过验证、确认或风险评估，方可批准实施。

⑭内部审核

● 概述：样本库制订、实施并保持《样本库内部审核控制程序》定期对样本库质量管理体系涉及的所有部门和所有要素进行内部审核，验证质量管理体系是否符合标准要求，保证质量管理体系适合样本库的工作实际和有效运行，并对偏差进行纠正，为质量管理体系的改进提供依据。

● 职责

○ 质量内审员制订内部审核年度计划草案，并参加内审活动。

○ 质量主管审定内部审核年度计划，并组织实施和跟踪审核活动。

○ 行政主管审定内部审核年度计划和临时附加审核的批准。

○ 文件控制责任岗负责保存内审活动的文件。

● 要求

○ 内部审核年度计划应涉及样本库质量管理体系的全部要素和所有部门，该计划经主管批准后，列入年度工作计划。

○ 质量主管领导内审，担任内审组长或指定内审组长，与经过内审资格培训的人员组成内审组开展内审工作。只要条件允许，内审员应独立于被审活动。

○ 内审员根据审核要求和审核部门的具体情况编制检查表，检查表应明确审核的内容与方法。

○ 内审中发现的偏差应采取纠正措施，如经调查发现样本质量可能已经受到影响，由质量主管以书面形式告知可能受到影响的用户。

○ 内审员应对纠正措施的实施和有效性进行跟踪验证，并予以记录。

○ 内审结果作为质量管理评审输入的内容，由质量主管提交管理评审。

○ 内审所有活动应有记录，并由内审组长汇总交文控管理岗保存。

○ 内审每 12 个月至少进行一次。

○ 当发生重大质量问题时，应由质量主管随时发起临时的内审活动，以考察质量管理体系的有效性。

⑮质量管理评审

● 概述：样本库制订、实施并保持《样本库管理评审控制程序》。为确保质量管理体系和样本库为外界所提供的所有服务持续满足质量方针和目标，质量管理评审不仅要考虑质量管理体系有效实施，还要考虑需求和环境的最新变化，以满足标准要求和受益者期望，提高竞争力和适应力。定期对样本库质量管理体系进行管理评审，保持其适应性和有效性，并进行必要的改进。

● 职责

○ 质量控制管理岗或质量内审员编制管理评审计划草案。

○ 质量主管审定管理评审计划，参加管理评审活动，编写管理评审结果报告。

○ 行政主管审定管理评审计划，参加管理评审活动，编写管理评审结果报告。

　○样本库主任批准管理评审计划，审定管理评审结果报告，主持管理评审活动。

　○各部门按照审定的管理评审计划，准备与本部门工作有关的评审材料，实施管理评审中提出的相关改进措施。

　○文控管理岗负责管理评审文件和记录的归档保存。

●要求

　○管理评审的范围：质量方针和质量目标，质量管理体系文件，资源的配置，样本相关的活动，最近一次内部审核活动的结果，对外服务，风险和机遇等。

　○管理评审考虑的因素：当前相关法律法规的变化，行业变化，上次管理评审的执行情况，最近一次内部审核的结果，外部机构的评审结果，外部质量评审和室间比对结果，成本管理，反馈信息，组织构架和工作类型的变化等。

　○管理评审每年至少组织一次，当出现重大质量事故或发现质量管理体系不能有效运行时，应组织临时质量管理评审。

⑯质量管理体系试运行

●概述：样本库首次发布质量体系文件（含质量手册）或发布经过修改的质量体系文件（含质量手册）后，应进行试运行，在样本库范围内执行文件制度，通过实践来验证前期文件编写的合理性、实用性和有效性，发现质量体系文件的问题，加以改进。

●原则："写我应做，做我所写。"

●要求

　○全员学习、了解质量体系文件，必要时进行考核，保证各岗位人员对控制程序的掌握程度和对岗位标准操作流程的精通。

　○管理层：提出质量方针，制订质量目标及实施办法，掌握各部门职责和重要环节，熟悉质量管理体系构成和运行状态，掌握内部审核和管理评审的情况，分解、落实并下达质量管理要求，验证质量管理效果，把控质量评价活动。

　○岗位员工：须熟悉并理解质量方针和质量目标，熟悉部门职责和自身岗位职责，明确本人的质量职能和权限，掌握标准操作流程、方法和技能，做好质量记录等。

　○试运行结束后确定完整的质量体系文件。

### 4.2.5 支持性文件

GB/T-19001：2016《质量管理体系要求》

附件5　样本库质量管理体系职责分配表

附件6　样本库关键环节的 PDCA 循环示意图

# 5 质量技术要求

## 5.1 人员与培训

### 5.1.1 概述

根据样本库实际需要配备了各类专业人员和管理人员，并对其进行继续教育和培训考核，不断提高其质量意识、技术水平和业务能力，保证样本库工作的质量。

### 5.1.2 职责

样本库主任：负责人力资源的配置、人员培训计划的批准。

行政主管：编制全体人员的培训计划和考核计划，负责人员培训计划的实施，负责人员考核计划的实施，负责内部上岗人员资质的审查；对全体人员进行监督。

质量主管：负责关键质量活动相关人员或特殊岗位人员培训计划的实施，负责对这些人员考核计划的实施，负责核准其上岗资质。

全体员工：参加样本库组织的内部培训和考核，参加外部提供的样本库相关培训。

日常运行责任岗：负责建立和保存人员资质档案。

文件控制责任岗：负责人员资料档案的归档和培训活动文件的管理。

### 5.1.3 要求

①人员的配备

● 样本库主任根据样本库工作职责和工作量配备足够的具备相应资质的人员。

● 除样本库管理层外，其余岗位由样本库主任和行政主管任命。

②人员能力的保证

● 样本库主任应确保所有操作专门设备、从事临床环节、评价结果和批准、签发质量报告的人员具备相应的能力。

● 所有员工必须持有个人资格证书后才能上岗，对从事特定岗位的员工，应进行资格确认。

③特定岗位任职资格条件

● 样本库主任资格：具备医药卫生专业研究生以上文化水平或者卫生计生行业高级以上专业技术职称，对样本库行业有前瞻性的思考，对样本库行业有深刻了解，对样本库的样本科学和未来发展有详细规划，熟知相关的法律、法规、规范和标准，有高度的事业心、责任感，有处理和裁决重大问题的能力，具备 15 年以上的大型团队管理经验，有很强的组织和管理能力。

● 行政主管资格：具备医药卫生专业研究生以上文化水平或者卫生计生行业中级以上

专业技术职称，具有高度的事业心、责任感和科学态度，对样本库行业有深刻了解，熟悉样本库工作管理程序，熟知相关的法律、法规、规范和标准，熟悉实验室和样本库的认可准则，有处理和裁决重大技术、质量问题的能力，具有组织样本库质量管理体系有效运行和持续改进的管理能力，可与领导、组织、部门、人员密切配合协调，具备10年以上的大型团队管理经验，可保证样本库工作正常进行。

● 质量主管资格：具备医药卫生专业研究生以上文化水平或者卫生计生行业中级以上专业技术职称，具有强烈的事业心、责任感和高度的质量意识，熟悉样本库业务和质量管理，熟知相关的法律、法规、规范和标准，尤其熟悉实验室和样本库的认可准则和计量认证评审准则及相关技术要求，具有组织样本库质量管理体系有效运行和持续改进的管理能力，具备5年以上的中型团队管理经验。

● 质量内审员资格：具备医药卫生专业研究生以上文化水平或者接受5次以上样本库质量相关培训的人员，掌握样本行业基础理论知识，熟悉样本库业务和质量管理，熟知相关的法律、法规、规范和标准，熟悉实验室和样本库的认可准则和计量认证评审准则及相关技术要求，具有一定的实际操作能力，能正确处理和判断质量活动的正误。

● 临床专员资格：具有大学以上文化水平、3年以上工作经验的临床与医技岗位从业人员，或为通过样本库培养且批准的专门人员，且须为接受样本库组织的岗位培训、量表一致性培训且考核通过的人员，精通样本库临床样本采集工作流程。

● 质量授权人/签字人资格：具备研究生以上文化水平或者中级以上专业技术职称，具有对质量报告结果的准确性和可靠性进行评价的能力，熟知相关的法律、法规、规范和标准，熟悉实验室和样本库的认可准则和计量认证评审准则及相关技术要求，具有一定的实际操作能力。

● 接触样本的人员：上岗前必须进行健康体检，获得健康证明；上岗后必须每年进行至少1次健康体检，获得健康证明。

④人员的培训

● 培训类型：样本库的培训分为内部培训和外部培训。内部培训即样本库内部组织的培训，或为样本库对临床专员的培训。外部培训即样本库外机构组织的与样本库相关的专员培训。

● 培训计划：根据样本库当前和预期业务发展的需要，或者适逢新的法律、法规、规范和标准的颁布，行政主管和质量主管制订人员的年度培训计划，并按照计划执行。

● 培训内容：根据管理层和员工岗位的不同应有不同的专业知识和技能培训，此外还应包括：标准化知识、认证认可、计量及生物样本库行业的法律、法规、管理条例等，适当的外语知识，以及全面具体的实验室安全和防护知识。

⑤人员的考核

● 行政主管和质量主管负责组织人员的专业水平和操作熟练考核，或组织人员参加样本库相关行业培训的考核。

● 新进人员或轮岗人员，须进行上岗考核，包括基本理论、基本操作等。

⑥人员的使用和监督

● 样本库主要岗位员工必须为正式职工，且具备满足该岗位所需的专业管理能力和

（或）技术能力的相应资质。

● 使用正在接受培训或实习期的人员，应由质量主管安排合适的员工对其所承担的工作进行指导，并实施必要的监督。

● 使用临时或辅助人员应与之签订合同，明确工作范围和职责，经培训考核合格后上岗，并在岗位员工指导监督下工作。

⑦人员的技术培训档案

● 日常管理岗员工建立和保存人员的培训计划和检查考核情况记录。

● 日常管理岗员工建立和保存现有人员的技术档案，至少包括：年度体检证明（健康证）、专业资格证书、培训结业证书、学历证书原件电子版、学位证书原件电子版、科学论文、科技成果。

## 5.2  设施、专用区域和环境

### 5.2.1 概述

样本库的设施和环境条件对样本的采集、保存和检测结果的准确性和有效性会产生重要影响。样本库根据样本生命周期各个时期的要求，设置相应的环境并加以控制。

### 5.2.2 职责

● 样本库主任：提供或寻求支撑样本库设施和环境条件的资源。

● 行政主管：审批样本库设施和环境条件配置的要求。

● 质量主管：提出满足质量管理要求的设施和环境条件的要求。

● 岗位员工：负责设施和环境条件的维护。

### 5.2.3 要求

● 环境与设施要求的识别

○ 样本采集、处理、保藏相关标准的要求。

○ 仪器设备的要求。

○ 样品对环境条件的要求。

○ 生物安全的要求。

● 设施、专用区域和环境要求

○ 样本库的工作区域应根据其功能和用途，充分考虑能源、采光、通风、取暖、无菌等要求，并应考虑环境因素对样本处理、存储工作可能造成的不利影响而采取有效预防措施。

○ 样本库工作区域的设施和环境条件应能满足工作需求，以及设备使用维护对环境的要求。对有特殊要求的工作区域，其设施的配备和环境条件应严格按照样本库要求执行。

○ 根据样本库工作流程（类别／项目）划分功能区，对不相容的活动的相邻区域进行有效隔离，并采取措施，防止交叉污染。

○ 样本库工作过程中使用的消耗材料或者样品的存储条件对环境有要求时，采取措施予以满足。

○ 在进行样本采集和评估的环境中，在尽量优化样本采集和评估条件的同时，考虑受试者的行动能力、舒适度及隐私。

○ 样本库环境应使员工感到合理、舒适，同时应将伤害和职业病的风险降到最低。应保护受试者、员工及来访者免于受到某些已知或未知危险的伤害。

○以上要求体现在样本库的质量控制程序文件和标准操作流程文件中。

●监控与维护

○样本库各部门应做好各项设施的日常维护工作，定期检查设施的完好状况和环境条件的符合情况，如有损坏应及时修复。

○若环境对样本质量有影响，或相关的规定、方法和程序有要求时，应检查、控制和记录环境条件。

○一旦发现样本库设施和环境条件不符合要求，应立即停止工作，并对此区域进行的活动结果的有效性进行分析判断并持续改进。

●安全和日常管理

○样本库各区域应保持清洁、整齐、安全的受控状态，不得在样本库分子实验室、细胞实验室、库区内进行与样本存储无关的活动，存放无关的物品。

○无关人员未经批准不得随意进入样本库，如果外来人员需进入受控区域，必须事先联系，经批准后，由员工陪同方可，并须遵守样本库的保密规定及其他管理制度要求。

○工作过程中应确保人身和仪器设备的安全，应将要求在文件中予以体现。

○对分子实验室和细胞实验室工作产生的废气、废液、废物的处理须满足环保和安全要求，并将要求编制在文件中予以体现。

○易燃、易爆物质及有毒有害物质的保管与使用编制在文件中予以体现。

## 5.3 仪器设备

样本库应配备保证样本完整生命周期正常存在所需的仪器设备和保证样本质量及应用的标准物质、消耗品。样本库制订安全处置、运输、存放、使用、维护、测量、废弃等设备管理的控制程序，通过对设备的控制，确保样本库设备满足规定要求，保证样本库工作正常有效开展。

具体要求见《样本库设备管理控制程序》。

## 5.4 方法的确认和验证

### 5.4.1 概述

样本库执行生物样本周期中的任何关键活动时，应使用经过确认和（或）验证的方法。

### 5.4.2 确认

样本库需对关键活动提供/应用的方法进行确认，以满足预期要求。进行确认时，需记录并按规定的时间保留获得的结果、确认的程序及该方法是否满足样本库的要求的声明。其中，确认的范围应涵盖全部可能要求，并通过提供科学客观证据或数据来确认预期用途的具体要求已得到满足。

### 5.4.3 验证

样本库对未经修改的确认方法应在使用前进行验证。进行的验证应通过取得客观证据或数据来确认该方法的标准已得到满足。同时，样本库应记录用以验证的程序和获得的结果。

## 5.5　伦理与法规

### 5.5.1 人类遗传资源行政许可

样本库在中国境内从事的中国人类遗传资源存储,必须通过科技部审批,获得人类遗传资源行政许可,规范和管理人类遗传资源存储,以保证样本库运行的合法性。人类遗传行政许可时效性为 5 年。

### 5.5.2 伦理与知情同意

样本库伦理审查应遵守国家相关法律、法规和条例,遵守尊重受试者的意愿、有益、不伤害和公正的原则。涉及人类生物样本的研究项目在启动之前,必须经所在单位伦理委员会或第三方伦理委员会审查批准。精神病医院伦理委员会负责样本库项目的伦理审查和伦理监管工作。伦理审查材料主要包括伦理审查申请书、研究方案、知情同意书、项目负责人信息、样本库标准操作流程。通过审查并获得伦理批件后,样本库方可开展涉及人类生物样本的医学研究活动。具体要求见《样本库伦理审查标准操作流程》。

样本库应仅接受和执行已通过伦理审批的样本采集活动。采集前应获得样本提供者授权的知情同意,并考虑提供者的利益风险,承诺可根据提供者意愿暂停、终止或退出样本采集活动。具体要求见《样本库项目运行标准操作流程》。

## 5.6　采集与接收

### 5.6.1 采集

人类生物样本的采集应按照相关法律、法规、伦理要求执行(如行政审批、伦理审批、受试者知情同意或放弃同意)。

在采集样本前,样本库宜依据相关标准执行分析前工作流程。

样本库和(或)用户应根据生物样本预期用途、成熟技术或相关标准等确定采集程序。采集程序应包括样本实体采集和样本所附属的信息的采集。当样本库负责样本采集时,应明确并记录需要采集的生物样本相关信息。上述信息包含采集的时间、场所和程序及其他任何满足项目需求的样本相关信息。当样本库获得样本时(即样本库不负责采集样本),宜明确并记录采集过程中所需或建议采集的信息。具体要求见《样本库数据信息控制程序》。

### 5.6.2 接收

样本库应明确样本及相关数据的接收原则,包括生物安全、生物安保和知识产权等。在获得和接收样本及其相关数据时应根据接收原则核实其身份。

若接收样本类型为细胞株和微生物时,样本库应依据现有的国标标准或指南对样本进行鉴定或由第三方进行鉴定。

样本库在接收或获得样本及其相关数据时,应先隔离暂存,直至通过评估和管理使其符合相关法律、法规、文件和质量要求后,方可入库保存。

样本库应获取并保存样本采集或获得样本过程中所有与满足预期要求所需要的信息。具体要求见《样本库数据信息控制程序》。

## 5.7 唯一性标识

### 5.7.1 概述

生物样本应有唯一性标识，以确保在生物样本库监管下的整个生命周期中均可识别其身份。

### 5.7.2 标识的唯一性和追溯性

样本库选用二维码或条形码作为生物样本的唯一标识符，预置二维码管和标签符合环境要求及相关的储存条件。

生物样本的唯一性标识须关联该生物样本及相关数据的信息记录，临床数据与样本资源管理系统应允许对样本信息进行编辑和查询，可随时确定生物样本及相关数据的位置，可随时确定已出库、质控或销毁的生物样本及相关数据，并对生物样本生命周期中的任何偏离进行偏差标记。

生物样本的唯一性标识确保了每个生物样本及相关数据从采集、接收、处理、存储到出库、销毁的全过程具有可追溯性。

### 5.7.3 标识的要求

每个预置二维码管应拥有唯一性二维码序列，二维码可以被整板扫描，也可以进行单管扫描，易于使用，便于管理信息。

贴码管的标签应清晰且易于识别，应能在存储、运输和使用的特定环境条件下保持稳定。

## 5.8 处理与存储

### 5.8.1 处理

科学的样本处理程序是保证样本质量的关键。样本库应对样本处理所采用的方法进行有效控制和规范管理，以保证样本质量。

● 与样本直接相关的所有过程，包括样本接收和处理过程、环境控制过程、设备操作维护方法、数据处理方法等，视其需要由各部门制订相应的程序文件，提倡使用在已出版的公认的权威的教科书中明确的程序，如果使用的是样本库内部规程，则应确认其符合相应的规范并形成文件。

● 样本库应采用已确认的程序来验证所使用的样本处理方法是否符合预期要求。

● 样本处理过程应严格执行标准规范的要求，如因特殊原因需要对处理方法产生偏离时，需要在样本信息中特别注明。

### 5.8.2 存储

● 样本的出入库管理

样本的出入库都应按照样本库的相关规定进行操作，所有出入库的信息都应记录。记录应录入样本库信息系统，以便样本追踪。按照标准操作程序采集和处理后，样本方能入库储存。样本入库后应记录详细的储存位置信息，根据要求记录样本储存条件，包括温度、储存容器、储存设备和时间等。

● 库存核实

☆☆☆☆

作为质量控制的重要环节，库存核实被用来确定样本是否储存在正确的位置。根据信息系统的样本储存位置信息，员工对抽选样本进行现场核对。保证至少每年一次库存核实，另外可进行不定期的抽样核实。

## 5.9    出库与运输

### 5.9.1 出库

● 向用户提供生物样本前，样本库应确保保留书面协议或具有法律约束力的文件（如合同、书面和签署的承诺、有约束力的网络接收条款和条件），以明确提供和（或）使用生物样本的条件。凡上述文件所有更改都应记录。

● 出库审批通过后，应先确定待出库样本位置，出具样本出库清单，准备好样本出库所需要的设备和器材。根据清单核对标签信息，取出样本。要求有第二人在场检查和确认出库的样本与申请审核的记录一致。

● 样本的出库会将样本从原来稳定的储存条件中取出。应注意到任何储存环境的改变都有可能严重影响样本的有效性或样本中细胞和生物分子的质量。

具体要求见《样本库样本运输分发标准操作流程》。

### 5.9.2 运输

● 根据需要运输样本的具体情况，按照规定的包装要求和注意事项，选择合适的再包装方法和样本运输方式，做好运输前准备工作。

● 样本运输时，样本库应提供给用户必要的信息，包括货运单号、发送时间、发票号、样本详细清单等，便于用户追踪样本运输。

● 从发送到接收的整个过程都应保证样本的可追踪性，样本库和用户均可实时跟踪和监控，以保证运输阶段样本的完整性。样本库应保留样本从发送点到接收点关键监管链的记录。根据样本类型，记录（可能）影响或改变样本质量的因素，如样本冷藏环境温度、湿度。运输过程中的信息也应该被记录。运输的过程主要通过运输公司提供的在线追踪系统来追踪运输情况，监控运输的状态，确保样本能持续快速的送到用户手中。

具体要求见《样本库样本运输分发标准操作流程》。

## 5.10    应用与统计

### 5.10.1 概述

应用主要指用户对生物样本检验检测、样本信息分析处理及成果发表的过程。样本库应对样本的应用进行评审，确保其合理性、科学性、真实性。对于不符合输出，样本库应采取适当的纠正措施。

样本库应定期统计各项目样本量（包括入库量和出库量）和成果反馈，以便明确项目运行情况。

### 5.10.2 要求

● 样本库应明确用户和样本的必要信息和数据，便于生物样本追踪。

● 样本库应尽量合理满足样本及其数据的可持续性使用。

● 样本库应确定能识别和控制既定要求的不符合输出，以防止其被误用。

- 样本库应实施恰当的程序，向用户公开不符合输出的信息，使用时，使用户能判定不符合输出能否满足预期目的。
- 样本库应基于不符合输出的性质及对满足预期要求或对应用的影响，采取适当的纠正措施。
- 样本库应明确样本及其数据使用权限。
- 用户可及时反馈应用信息。

## 5.11 信息和数据管理

### 5.11.1 概述

信息和数据包括与员工、样本、活动和服务有关的记录，与样本库质量、环境管理运行有关的数据和与样本库伦理、法律体系运行有关的数据。样本库需对采集、维护、传输进行全过程控制，保证数据的准确、完整、安全和保密，以确保各部门获得真实有效的数据。具体要求见《样本库数据信息控制程序》。

### 5.11.2 要求

- 样本库应明确必要的信息和数据，并配备信息系统用于生物样本的追溯，该系统应支持信息和数据的交互性。
- 样本库应明确系统未来能承载的容量。
- 信息和数据的管理软件应有标准操作流程（SOP）。
- 信息和数据的结果需要质控。

### 5.11.3 信息采集

信息采集是指通过各种方式获取所需要的信息，并将信息以一定方式呈现的过程，包括对信息的收集和处理。信息采集工作的好坏，直接关系到整个信息和数据管理工作的质量。为了保证信息采集的质量，应坚持以下原则：

- 可靠性原则。该原则要求所采集到的信息要真实、可靠、准确。信息采集者必须经过样本库一致性培训，获得样本库许可后方可进行信息采集，力求把误差减少到最低限度。
- 完整性原则。该原则要求员工应按照生物样本库要求的内容完整采集信息，只有足够全面的信息才能完整地反映人员、事件、样本的全貌，为样本库管理的合理性和样本研究的科学性提供保障。如果采集到的信息不完整，应分析其原因并加以改进。
- 易用性原则。处理后的信息具备适当的表示形式，便于使用。

### 5.11.4 数据保存

样本库的数据分为纸质数据和电子数据。纸质数据保存于档案柜中，并由文件控制管理岗负责。电子数据的存储介质有临床数据与样本资源管理系统服务器、样本库云盘服务器、移动硬盘、可记录光盘、U盘等。由文件控制管理岗和数据信息责任岗共同负责。必要时可寻求外部服务。

保存的数据必须具有明确的标识，便于检索使用，重要数据应进行多份备份。注意重要信息资料和数据存储介质的存放、运输安全和保密管理，保证存储介质的物理安全。

### 5.11.5 信息和数据的保密

- 应制订并实施符合国家法律法规的保密管理制度。

- 应使员工接受保密制度宣贯。
- 对于需要保密的信息，样本库应明确标注"保密"标识。

## 5.12  质量控制

### 5.12.1 概述

样本库的质量控制包括内部控制和外部控制。内部控制包括过程质控和样本质控。外部质控通常指第三方质控，即独立于样本库之外的第三方单位或公司，因其与样本库并无隶属关系，一定程度上可以进一步避免质控过程中的偏差。

### 5.12.2 过程质控

过程质控指在样本采集、接收、处理、入库、出库和销毁等每一个操作环节都应按照样本库制订的标准操作流程执行。具体要求见《样本库受试者信息采集标准操作流程》《样本库（各类）样本采集标准操作流程》《样本库样本分发运输标准操作流程》《样本库样本接收标准操作流程》《样本库（各类）样本处理标准操作流程》《样本库样本储存标准操作流程》《样本库样本出库标准操作流程》和《样本库样本销毁标准操作流程》，以确保生物样本信息的准确性、完整性和一致性。

### 5.12.3 样本质控

样本库应建立并实施符合自身要求的样本质量控制计划。

- 质量控制责任岗每月组织开展一次入库样本的随机抽查。根据抽查结果，出具《样本库质量评价表》。
- 质控责任岗每年对样本进行一次随机抽检，分别按照病种、冰箱、样本类型，采取随机抽样的方法按照 1/1000 的比例抽出一部分样本，进行样本数据信息追溯和质量检测，根据抽查结果质量控制组出具《样本质检报告》和《样本库质量评价表》。对于检测不合格的标本进行销毁，具体要求见《样本库样本销毁标准操作流程》。

### 5.12.4 外部质控

每年由质量控制组组织安排参与一次第三方质控和室间质评，获取第三方质控报告和证书。

## 5.13  安全管理

### 5.13.1 概述

建立样本库安全管理体系，标准化安全管理系统的过程顺序和相应关系，从生物安全、设施环境、消防、人员等方面实施安全管理，开展安全策划、安全控制、安全保证和安全改进活动。

### 5.13.2 目的和范围

- 目的：安全管理目的是建立以风险控制为核心，全员参与、过程控制和持续改进的动态安全管理系统，实现对样本库各个环节的风险进行辨识、预控，最大限度地消除工作过程中可能产生的安全事故隐患，有效降低安全事故总量，防范重特大安全事故的发生。
- 范围：标准化安全管理系统适用于样本库所有涉及安全的工作过程、所有部门、场所和所有员工。

### 5.13.3 人员职责

● 样本库主任

○ 样本库主任是样本库安全运行的第一责任人，必须严抓安全，对样本库的安全运行工作全面负责。

○ 加强安全运行管理，负责建立并落实全员安全管理责任制。

○ 严格执行国家和上级主管部门下发的有关安全管理的方针、法律法规、政策和制度，加强对职工的安全教育培训。

○ 主持召开安全领导小组会议，研究解决安全运行过程中的重大问题。

○ 组织对安全事故的调查处理，保证安全事故得到彻查并使样本库损失降到最小。

○ 确保职业安全健康管理体系的建立、实施与保持，负责批准职业安全健康方针和目标，负责职业安全健康管理方案的定期管理审核。

○ 按照上述安全职责，样本库主任制订年度安全工作计划，并在年度内将各项安全工作逐条落实。

● 安全管理岗职责

○ 贯彻执行国家和上级主管部门下发的有关安全管理的方针、法律法规、政策和制度，组织员工进行安全教育培训。

○ 积极组织开展安全检查，认真查找事故隐患，制订整改防范措施。

○ 对新入职人员进行安全理论培训和现场培训，及时掌握员工安全方面的思想动态，有针对性地做好样本库全体人员的安全思想工作。

○ 参与安全事故的调查处理，保证安全事故得到彻查并使样本库损失降到最小。

○ 积极抓好工作过程中的安全管理工作，发现有危及员工安全的情况时，安全管理员有权要求暂停工作，同时上报领导研究决定。

○ 定期组织安全大检查，指导、督促、检查各类工作是否安全防护到位，维护样本库的安全稳定运行。

● 其他员工职责

○ 配合样本库主任和安全管理员的安全管理工作，听从样本库主任下达的安全管理工作安排并严格按规定执行，共同保证样本库的良好运行。

○ 加强对国家和上级主管部门下发的有关安全管理的方针、法律法规、政策和制度的学习，积极参加样本库组织的各项安全教育培训。

○ 参与样本库安全管理体系中各类文件的制订及修改，共同完善样本库的安全管理体系。

○ 认真学习各类安全知识，提升自身安全意识，对样本库主任及安全管理员指出的不足之处要及时改正，接受样本库主任针对每项安全工作做出的奖惩。

○ 配合样本库安全事故的调查处理，保证安全事故得到彻查并使样本库损失降到最小。

○ 发现安全问题及时向样本库主任及安全管理人员汇报，并协助安全管理员共同解决问题。

### 5.13.4 安全运行方针、目标和实施

● 安全运行方针：安全第一，预防为主，以人为本，风险控制，持续改进，注重实效。

● 安全运行目标

☆☆☆☆

年度目标的设立：

○ 全体员工安全教育培训率为100%。

○ 特种设备合格率为100%。

○ 特种工种持证上岗率为100%。

○ 设备检验检测率为100%。

○ 全年安全工作会议无遗漏。

○ 无违规指挥和违章作业事件发生。

○ 全年无安全事故（水电事故、火灾事故、生物安全事故及仪器设备事故等）发生。

● 年度目标的实施：安全管理员需在每年年初制订安全运行目标及实施计划，并确保实施。样本库主任需对制订的目标及实施计划严格审核，并决定是否执行，同时还要对目标的完成情况进行监测，每半年对目标的完成情况进行考核总结，年终进行考核奖惩。安全管理员每年根据样本库内外部条件的变化对年度安全运行目标及实施计划进行修订。

### 5.13.5　规章制度

样本库内设备昂贵且数量较多，水电应用范围广，线路复杂且负荷较大，因此，样本库的安全运行是至关重要的问题。为保证样本库的员工和国家财产的安全，保证科研工作的正常开展，本着做好技术安全工作必须遵循的"安全第一，预防为主"的原则，所有进入样本库的员工，必须严格执行各项标准操作规程，严格遵守各项安全规章管理制度。样本库安全管理所涉及的安全规章管理制度如下：

● 样本库安全管理制度

● 样本库水电安全管理制度

● 样本库安全防火制度

● 样本库化学危险品安全管理制度

● 样本库安全手册（快速阅读文件）

## 主要参考文献

[1] ISO 9001: 2015《质量管理体系要求》

[2] GB/T 37864-2019《生物样本库质量和能力通用要求》

[3] ISO/IEC 17025:2017《检测和校准实验室能力认可准则》

[4] 《中华人民共和国人类遗传资源管理条例》

[5] 《中华人民共和国人类遗传资源管理条例实施细则》

[6] GB/T 38736-2020《人类生物样本伦理保藏要求》

[7] GB/T 38576-2020《人类血液样本采集与处理》

[8] GB/T 38735-2020《人类尿液样本采集与处理》

[9] GB/T 39767-2021《人类生物样本管理规范》

[10] GB/T 39766-2021《人类生物样本库管理规范》

[11] GB/T 39768-2021《人类生物样本分类与编码》

[12] 《药物临床试验质量管理规范》

[13] 《药物非临床研究质量管理规范》

[14] 《中华人民共和国生物安全法》

[15] 《中华人民共和国数据安全法》

[16] 《中华人民共和国个人信息保护法》

[17] CNAS-RL05《实验室生物安全认可准则》

[18] 《涉及人的生物医学研究伦理审查办法 ( 试行 )(2007 年 )》

[19] GB19489-2008《实验室生物安全通用要求》

[20] 生物标本采集技术规范及数据库建立指南 ( 讨论稿 )(2009 年 ).

[21] Yang Y, Liu YM, Wei MY, et al. The liver tissue bank and clinical database in China. Front Med China, 2010, 4: 443-447.

[22] Mager SR, Oomen MH, Morente MM, et al. Standardoperating procedure for the collection of fresh frozen tissue samples. Eur J Cancer, 2007, 43: 828-834.

[23] Morente MM, Mager R, Alonso S, et al. TuBaFrost 2: Standardising tissue collection and quality control procedures for a European virtual frozen tissue bank network. Eur JCancer, 2006, 42: 2684-2691.

[24] 杨远，刘逸敏，吴益飞，等 . 双重条形码结合信息管理平台在临床组织样本库的应用 . 中国数字医学，2010, 5: 29-31.

[25] 张俊星，杨远，吴益飞，等 . 双重条形码技术在临床组织样本库标准化管理中的应用 . 中国医院管理，2011, 3: 64-65.

[26] Poon EG, Keohane CA, Yoon CS, et al. Effect of barcode technology on the safety of medication administration. N Engl J Med, 2010, 362: 1698-1707.

[27] 刘逸敏，魏明月，周伟平，等 . SOA 架构搭建肝癌样本库信息服务平台 . 中国医疗设备，2009, 24: 57-60.

[28] 周骏群，刘逸敏，魏明月，等 . 肝癌样本库元数据设计 . 中国数字医学，2010, 5: 15-19.

[29] 陈明清，珠珠，戴莉萍，等 . 云南省遗传性大肠癌组织库的建立及管理 . 世界华人消化杂志，2008, 16: 3122-3125.

[30] Møller S, Jensen MB, Ejlertsen B, et al. The clinical database and the treatment guidelines of theDanish Breast Cancer Cooperative Group (DBCG); its 30-years experience and future promise. Acta Oncol, 2008, 47: 506-524.

[31] 王青，林爱芬，周文君，等 . 我院人体组织生物样本库的建立和应用 . 中华医院管理杂志，2010, 26: 150-153.

[32] 黄东海，章华，范松青，等 . 鼻咽癌组织库及其信息管理系统的建立 . 中华病理学杂志，2010, 39: 574-575.

[33] 王沛涛，李强，邵翠华 . 移植用组织库建立及管理 . 中国医药生物技术，2009, 4: 307-309.

[34] 韩洪秀，杨敏，李向红 . 肿瘤组织库的建立与规范化管理 . 中华病理学杂志，2008, 37: 849-850.

[35] Riegman PHJ, Dinjens WNM, Oomen MHA, et al. TuBaFrost Uniting local Frozen Tumour Banks into a European Network: an overview. Eur J Cancer, 2006, 42: 2678-2683.

[36] Qualman SJ, France M, Grizzle WE, et al. Establishing a tumour bank: banking, informatics and ethics. Br J Cancer, 2004, 90(6): 1115-1119.

[37] Ruiz-Godoy L, Meneses-Garcia A, Suarez-Roa L, et al. Organization of a tumor bank: the experience of the national cancer institute of Mexico. Pathobiology, 2010, 77(3): 147-154.

[38] 郜恒骏，朱明华 . 重视肿瘤组织库的标准化建设和应用 . 中华病理学杂志，2008, 37(12): 797-798.

[39] Sandusky GE, Teheny KH, Esterman M, et al. Quality control of human tissues-experience from the Indiana University Cancer Center-Lilly Research Labs human tissue bank. Cell Tissue Bank, 2007, 8(4):287-295.

[40] Barraclough DL, Sewart S, Rudland PS, et al. Microarray analysis of suppression subtracted hybridisation libraries identifies genes associated with breast cancer progression. Ce lOncol , 2010 , 32(1-2): 87-99.

[41] American Academy of Pediatrics Committee on Bioethics. Informed consent, parental permission, and assent in pediatric practice. Pediatrics, 1995, 95(2):314-317.

[42] American Neurological Association Council on Ethical and Judicial Affairs (1999). Medical futility in end-of-life care: report of the Council on Ethical and Judicial Affairs. JAMA, 1999, 281(10):937-941.

[43] Belgrader P, DelRio SA, Turner KA, et al. Automated DNA purification and amplification from bloodstain cards using a robotic workstation. Biotechniques, 1995, 19(3):426-432.

[44] Benson EE. Cryopreservation of phytodiversity: a critical appraisal of theory & practice. Crit Rev Plant Sci, 2008, 27(3):141-219.

[45] Betsou F, Luzergues A, Carter A, et al. Towards norms for accreditation of biobanks for human health and medical research: compilation of existing guidelines into an ISO certification/accreditation norm-compatible format. Qual Assur J, 2008,11(3-4):221-294.

[46] Betsou F, Barnes R, Burke T, et al. Human biospecimen research: experimental protocol and quality control tools. Cancer Epidemiol Biomarkers Prev, 2009, 18(4):1017-1025.

[47] Betsou F, Lehmann S, Ashton G, et al. Standard preanalytical coding for biospecimens: defining the sample PREanalytical code. Cancer Epidemiol Biomarkers Prev, 2010, 19(4):1004-1011.

[48] British Medical Association. BMA guidelines on treatment decisions for patients in persistent vegetative states. London: British Medical Association, 1996.

[49] World Intellectual Property Organization. Budapest treaty on the international recognition of the deposit of microorganisms for the purposes of patent procedure//World Intellectual Property Organization. Budapest Treaty Regulations. Geneva, Switzerland: World Intellectual Property Organization, 1977.

[50] Day JG, Lorenz M, Wilding TA, et al. The use of physical and virtual infrastructures for the validation of algal cryopreservation methods in international culture collections. Cryo Letters, 2007, 28(5):359-376.

[51] Day JG, Stacey G. Methods in molecular biology vol. 38, Cryopreservation and freeze drying protocols. 2nd Ed. Totowa, New Jersey: Humana Press, 2007.

[52] Dey-Hazra E, Hertel B, Kirsch T, et al. Detection of circulating microparticles by flow cytometry: influence of centrifugation, filtration of buffer, and freezing. Vasc Health Risk Manag, 2010, 6:1125-1133.

[53] Doedt T, Kist R, Heckle D, et al. QIAsafe DNA tubes for room-temperature archiving of purified DNA samples//International Society for Biological and Environmental Repositories (ISBER) Conference. Portland, Oregon: 2009.

[54] Dyer WB, Pett SL, Sullivan JS, et al. Substantial improvements in performance indicators achieved in a peripheral blood mononuclear cell cryopreservation quality assurance program using single donor samples. Clin Vaccine Immunol, 2007,14(1):52-59.

[55] Engel KB, Moore HM. Effects of preanalytical variables on the detection of proteins by immunohistochemistry in formalin-fixed, paraffin-embedded tissue. Arch Pathol Lab Med, 2011, 135(5):537-543.

[56] Food and Agriculture Organization of the United Nations. Global Plan of Action, for the Conservation and SustainableUtilization of Plant Genetic Resources for Food and Agriculture. Rome, Italy: Food and Agriculture Organization of the UnitedNation, 1996.

[57] Farm Animal Welfare Council. The Five Freedoms. London: Farm Animal Welfare Council, 1979.

[58] Fleming DO, Hunt DL. Biological Safety, Principles and Practices. 4th Ed. Washington: ASM Press, 2006.

[59] Fuller BJ, Diijk S. Low temperature organ preservation, blood vessels, and the human tissue act 2007: Impact and Implications.Cryo Letters, 2008, 29(2):175-179.

[60] Grizzle WE, Polt SS. Guidelines to avoid personnel contamination by infective agents in research laboratories that use human tissues. J Tissue Culture Method, 1988, 11(4):191-199.

[61] Grizzle WE, Fredenburgh J. Avoiding biohazards in medical, veterinary and research laboratories. Biotech Histochem, 2001,76(4):183-206.

[62] Grizzle WE, Bell W, Fredenburgh J. Safety in biomedical and other laboratories. Mol Diagn, 2005, 33:421-428.

[63] Grizzle WE, Bell WC, Fredenburgh J. General considerations concerning safety in biomedical research

laboratories. Mol Diagn,2010, 39:563-572.

[64] Guder WG, Narayanan S, Wisser H, et al. Diagnostic samples: from the patient to the laboratory. The impact of preanalytical variables on the quality of laboratory results. 4th Ed. Hoboken, New Jersey: Wiley-Blackwell, 2010.

[65] Hartley P, Lloyd M, Burton N. Obstacles to the refinement of scientific procedures using living animals. Edinburgh: Proceedings of the UFAW International Symposium, 2004:2-4.

[66] Isa K, Yamauch MS, Nago TT, et al. Quantitative estimation of preanalytical variables which may influence the determinations of prothrombin time (PT) and activated partial thromboplastin (APTT). Rinsho Byori, 2010, 58(10):979-985.

[67] Jacob MA. Another look at the presumed-versus informed consent dichotomy in post-mortem organ procurement. Bioethics,2006, 20(6):293-300.

[68] Jewell SD, Srinivasan M, McCart LM, et al. Analysis of the molecular quality of human tissues: an experience from the Cooperative Human Tissue Network. Am J Clin Pathol, 2002, 118(5):733-741.

## 附件

### 附件1 样本库岗位人员任命书（模板）

#### 任命书

为确保生物样本库依照人类遗传资源管理条例、GB/T 37864-2019、样本库质量体系等相关标准和章程有序进行，特任命以下责任人：

| 岗位 | 姓名 | 岗位 | 姓名 |
|---|---|---|---|
| 行政主管 | *** | 数据部门责任岗 | *** |
| 质量主管 | *** | 分子实验室责任岗 | *** |
| 项目部门责任岗 | *** | 质量控制责任岗 | *** |
| 样本部门责任岗 | *** | 日常运行责任岗 | *** |
| 临床部门责任岗 | *** | 质量内审员 | *** |
| 细胞实验室责任岗 | *** | 安全管理岗 | *** |
| 文件控制责任岗 | *** | | |

授权人签字：

授权人职务：*** 精神病医院生物样本库主任

签字日期：　　年　　月　　日

### 附件2 样本库质量管理控制程序目录

| 控制程序 XMPB/Q-C | | |
|---|---|---|
| 序号 | 文件名称 | 版本 |
| 001 | 样本库文件管理控制程序 | 第二版 |
| 002 | 样本库标准操作流程控制程序 | 第二版 |
| 003 | 样本库信息保护控制程序 | 第二版 |
| 004 | 样本库风险和机遇应对控制程序 | 第二版 |
| 005 | 样本库生物安全控制程序 | 第二版 |

☆ ☆ ☆ ☆

续表

| 控制程序 XMPB/Q-C | | |
|---|---|---|
| 序号 | 文件名称 | 版本 |
| 006 | 样本库环境管理控制程序 | 第二版 |
| 007 | 样本库过程记录控制程序 | 第二版 |
| 008 | 样本库纠正预防控制程序 | 第二版 |
| 009 | 样本库数据信息控制程序 | 第二版 |
| 010 | 样本库内部审核控制程序 | 第二版 |
| 011 | 样本库文字签字签章控制程序 | 第二版 |
| 012 | 样本库物料管理控制程序 | 第二版 |
| 013 | 样本库危险品管理控制程序 | 第二版 |
| 014 | 样本库标准品管理控制程序 | 第二版 |
| 015 | 样本库设备管理控制程序 | 第二版 |
| 016 | 样本细胞实验室管理控制程序 | 第二版 |
| 017 | 样本库设备验证校准控制程序 | 第二版 |
| 018 | 样本库库区管理控制程序 | 第二版 |
| 019 | 样本库偏差管理控制程序 | 第二版 |
| 020 | 样本库方法确认和验证控制程序 | 第二版 |
| 021 | 样本库投诉处理控制程序 | 第二版 |
| 022 | 样本库公正性声明 | 第二版 |
| 023 | 样本库质量管理体系建立控制程序 | 第二版 |
| 024 | 样本库发展和认可认证申请控制程序 | 第二版 |
| 025 | 样本库公正性和诚实性控制程序 | 第二版 |
| 026 | 样本库管理评审控制程序 | 第二版 |
| 027 | 样本库变更管理控制程序 | 第二版 |
| 028 | 样本库利益冲突控制程序 | 第二版 |
| 029 | 样本库员工管理控制程序 | 第二版 |

## 附件3 样本库标准操作流程目录

| 标准操作流程 XMPB/Q-SOP | | | |
|---|---|---|---|
| 类别 | 序号 | 文件名称 | 版本 |
| 伦理类 | 001 | 医院伦理申请标准操作流程 | 第二版 |
| 伦理类 | 002 | 医院伦理复审标准操作流程 | 第二版 |
| 伦理类 | 003 | 医院伦理委员会伦理审查标准操作流程 | 第二版 |

| | 标准操作流程 XMPB/Q-SOP | | | |
|---|---|---|---|---|
| 类别 | 序号 | 文件名称 | 版本 | |
| 项目类 | 009 | 样本库项目运行标准操作流程 | 第二版 | |
| 样本类 | 010 | 样本库受试者信息采集标准操作流程 | 第二版 | |
| 样本类 | 011 | 样本库样本编号标准操作流程 | 第二版 | |
| 样本类 | 012 | 样本库样本运输分发标准操作流程 | 第二版 | |
| 样本类 | 013 | 样本库样本接收标准操作流程 | 第二版 | |
| 样本类 | 014 | 样本库样本储存标准操作流程 | 第二版 | |
| 样本类 | 015 | 样本库库存核实标准操作流程 | 第二版 | |
| 样本类 | 016 | 样本库样本出库标准操作流程 | 第二版 | |
| 样本类 | 017 | 样本库样本销毁标准操作流程 | 第二版 | |
| 样本类 | 018 | 样本库血液样本采集标准操作流程 | 第二版 | |
| 样本类 | 019 | 样本库毛发样本采集标准操作流程 | 第二版 | |
| 样本类 | 020 | 样本库指甲样本采集标准操作流程 | 第二版 | |
| 样本类 | 021 | 样本库唾液样本采集标准操作流程 | 第二版 | |
| 样本类 | 022 | 样本库粪便样本采集标准操作流程 | 第二版 | |
| 样本类 | 023 | 样本库尿液样本采集标准操作流程 | 第二版 | |
| 临床类 | 024 | 样本库受试者随访标准操作流程 | 第二版 | |
| 样本类 | 025 | 样本库血液样本前处理标准操作流程 | 第二版 | |
| 实验类 | 026 | 样本库毛发样本 DNA 提取标准操作流程 | 第二版 | |
| 实验类 | 027 | 样本库指甲样本 DNA 提取标准操作流程 | 第二版 | |
| 实验类 | 028 | 样本库唾液样本处理标准操作流程 | 第二版 | |
| 实验类 | 029 | 样本库 RNA 提取标准操作流程 | 第二版 | |
| 实验类 | 030 | 样本库蛋白质提取标准操作流程 | 第二版 | |
| 实验类 | 031 | 样本库细胞培养标准操作流程 | 第二版 | |
| 实验类 | 032 | 样本库白膜层 DNA 提取标准操作流程 | 第二版 | |
| 仪器类 | 033 | 生物样本库信息管理系统数据备份和恢复 | 第二版 | |
| 仪器类 | 034 | Thermo 低温冰箱标准操作流程 | 第二版 | |
| 仪器类 | 035 | KEG 低温冰箱标准操作流程 | 第二版 | |
| 仪器类 | 036 | 冰柜标准操作流程 | 第二版 | |
| 仪器类 | 037 | −40℃ 低温冰箱（Thermo 7320V）标准操作流程 | 第二版 | |
| 仪器类 | 038 | 超低温冰箱（Thermo 88400V）标准操作流程 | 第二版 | |
| 实验类 | 039 | 低温保存箱（海尔）标准操作流程 | 第二版 | |
| 实验类 | 040 | 医用冷藏箱处理标准操作流程 | 第二版 | |

☆☆☆☆

续表

| 标准操作流程 XMPB/Q-SOP | | | |
|---|---|---|---|
| 类别 | 序号 | 文件名称 | 版本 |
| 仪器类 | 041 | 生物安全柜标准操作流程 | 第二版，含快速 |
| 仪器类 | 042 | 磁珠核酸提取仪标准操作流程 | 第二版，含快速 |
| 仪器类 | 043 | 废液抽吸系统标准操作流程 | 第二版，含快速 |
| 仪器类 | 044 | 超净工作台标准操作流程 | 第二版，含快速 |
| 仪器类 | 045 | 自动细胞计数仪标准操作流程 | 第二版，含快速 |
| 仪器类 | 046 | 超纯水仪标准操作流程 | 第二版，含快速 |
| 仪器类 | 047 | 高压灭菌锅标准操作流程 | 第二版，含快速 |
| 仪器类 | 048 | 电热鼓风干燥箱标准操作流程 | 第二版，含快速 |
| 仪器类 | 049 | 紫外线消毒柜标准操作流程 | 第二版，含快速 |
| 仪器类 | 050 | 资源库软件标准操作流程 | 第二版 |
| 仪器类 | 051 | Smart vue 监控系统标准操作流程 | 第二版 |
| 仪器类 | 052 | 低温操作台标准操作流程 | 第二版，含快速 |
| 仪器类 | 053 | 七氟丙烷灭火系统标准操作流程 | 第二版，含快速 |
| 仪器类 | 054 | 气相液氮罐标准操作流程 | 第二版，含快速 |
| 仪器类 | 055 | 倒置荧光显微镜标准操作流程 | 第二版 |
| 仪器类 | 056 | 二氧化碳培养箱标准操作流程 | 第二版，含快速 |
| 仪器类 | 057 | 流式细胞仪标准操作流程 | 第二版，含快速 |
| 仪器类 | 058 | 常规灭火装置标准操作流程 | 第二版 |
| 仪器类 | 059 | 多功能成像仪标准操作流程 | 第二版，含快速 |
| 仪器类 | 060 | 污物转运电梯标准操作流程 | 第二版，含快速 |
| 仪器类 | 061 | 新风系统标准操作流程 | 第二版，含快速 |
| 仪器类 | 062 | 三气培养箱标准操作流程 | 第二版 |
| 仪器类 | 063 | 中央空调水系统标准操作流程 | 第二版，含快速 |
| 仪器类 | 064 | 电子天平标准操作流程 | 第二版，含快速 |
| 仪器类 | 065 | NanoDrop 核酸蛋白测定仪标准操作流程 | 第二版，含快速 |
| 仪器类 | 066 | 恒温混匀仪标准操作流程 | 第二版 |
| 仪器类 | 067 | Varioskan LUX 酶标仪标准操作流程 | 第二版，含快速 |
| 仪器类 | 068 | 洗板机标准操作流程 | 第二版，含快速 |
| 仪器类 | 069 | 真空抽滤机标准操作流程 | 第二版，含快速 |
| 仪器类 | 070 | 制冰机标准操作流程 | 第二版，含快速 |
| 仪器类 | 071 | B500 超微量分光光度计标准操作流程 | 第二版，含快速 |
| 仪器类 | 072 | 低速离心机标准操作流程 | 第二版，含快速 |

☆ ☆ ☆ ☆

续表

| 标准操作流程 XMPB/Q-SOP | | | |
|---|---|---|---|
| 类别 | 序号 | 文件名称 | 版本 |
| 仪器类 | 073 | 移液器标准操作流程 | 第二版 |
| 仪器类 | 074 | ABI 梯度 PCR 仪标准操作流程 | 第二版 |
| 仪器类 | 075 | PE 生物分析仪标准操作流程 | 第二版 |
| 仪器类 | 076 | 电热恒温水浴锅标准操作流程 | 第二版，含快速 |
| 仪器类 | 077 | 迷你离心机标准操作流程 | 第二版，含快速 |
| 仪器类 | 078 | 微量离心机标准操作流程 | 第二版 |
| 仪器类 | 079 | 涡旋混匀仪标准操作流程 | 第二版，含快速 |
| 临床类 | 080 | 样本库临床专员工作手册 | 第三版 |
| 仪器类 | 081 | 样本库安全手册（快速阅读文件） | 第一版 |
| 仪器类 | 082 | 氧气检测仪标准操作流程 | 第二版，含快速 |
| 仪器类 | 083 | 液氮容器标准操作流程 | 第二版，含快速 |
| 仪器类 | 084 | 医用空气消毒器标准操作流程 | 第二版，含快速 |
| 仪器类 | 085 | VisionMate 高速条码读码仪标准操作流程 | 第二版 |
| 仪器类 | 086 | 旋盖仪标准操作流程 | 第二版，含快速 |
| 仪器类 | 087 | 高精度直流电刺激仪标准操作流程 | 第二版 |
| 仪器类 | 088 | 全自动血液细胞分析仪标准操作流程 | 第二版 |
| 临床类 | 089 | 样本库样本病原体筛查标准操作流程 | 第二版 |
| 临床类 | 090 | 样本库受试者入组与排除标准 | 第二版 |
| 临床类 | 091 | 样本库影像数据采集标准操作流程 | 第二版 |
| 仪器类 | 092 | 气瓶标准操作流程 | 第二版 |
| 样本类 | 093 | 样本库样本返还标准操作流程 | 第二版 |
| 样本类 | 094 | 样本库样本衍生数据管理标准操作流程 | 第一版 |
| 项目类 | 095 | 样本库科研成果管理标准操作流程 | 第一版 |
| 实验类 | 096 | 样本库血液样本质量评估标准操作流程 | 第一版 |
| 实验类 | 097 | 样本库尿液样本质量评估标准操作流程 | 第一版 |
| 实验类 | 098 | 样本库核酸质量评估标准操作流程 | 第一版 |
| 实验类 | 099 | 样本库固体样本质量评估标准操作流程 | 第一版 |
| 实验类 | 100 | 样本库外周血单个核细胞质量评估标准操作流程 | 第一版 |
| 实验类 | 101 | 样本库唾液样本质量评估标准操作流程 | 第一版 |

## 附件4  样本库标准操作过程记录目录

| 标准操作过程记录 XMPB/Q-R | | |
|:---:|:---:|:---:|
| 序号 | 文件名称 | 版本 |
| 001 | 样本库风险评估表 | 第二版 |
| 002 | 样本库事故调查报告 | 第二版 |
| 003 | 样本库洁净消毒计划表 | 第二版 |
| 004 | 样本库洁净消毒验收表 | 第二版 |
| 005 | 样本库保密级过程记录分发清单 | 第二版 |
| 006 | 样本库数据信息异常恢复记录表 | 第二版 |
| 007 | 伦理审查进度追踪记录 | 第二版 |
| 008 | 伦理审查申请书 | 第二版 |
| 009 | 伦理审查申请书附件清单 | 第二版 |
| 010 | 样本库签字签章对照表 | 第二版 |
| 011 | 临床专员物资领用单 | 第二版 |
| 012 | 样本库文件控制记录表 | 第二版 |
| 013 | 样本库物料档案 | 第二版 |
| 014 | 伦理审查投票单 | 第二版 |
| 015 | 样本库变更申请表 | 第二版 |
| 016 | 样本库白膜层 DNA 提取处理记录 | 第二版 |
| 017 | 项目部门月工作质量核查表 | 第二版 |
| 018 | 样本库质量培训记录 | 第二版 |
| 019 | 样本返还申请表 | 第一版 |
| 020 | 样本部门月工作质量核查表 | 第二版 |
| 021 | 样本库投诉处理记录表 | 第二版 |
| 022 | 数据部门月工作质量核查表 | 第二版 |
| 023 | 样本库标准物质出入库台账 | 第二版 |
| 024 | 实验室月工作质量核查表 | 第二版 |
| 025 | 样本库设备档案 | 第二版 |
| 026 | 样本库设备使用日志本 | 第二版 |
| 027 | 样本库设备借用登记表 | 第二版 |
| 028 | 样本库 SOP 发放回收记录表 | 第二版 |
| 029 | 支撑部门月工作质量核查表 | 第二版 |
| 030 | 样本库 DNA 质检报告 | 第二版 |
| 031 | 样本库工作质量评价表 | 第二版 |
| 032 | 项目主要负责人简介 | 第二版 |
| 033 | 偏差调查报告 | 第二版 |
| 034 | 纠正预防措施计划书 | 第二版 |

续表

| 标准操作过程记录 XMPB/Q-R | | |
|---|---|---|
| 序号 | 文件名称 | 版本 |
| 035 | 纠正预防措施实施报告 | 第二版 |
| 036 | 项目方案 | 第二版 |
| 037 | 实验区巡视记录 | 第二版 |
| 038 | 仪器设备维修登记表 | 第二版 |
| 039 | 疾病名称代码表 | 第二版 |
| 040 | 采血管类型代码表 | 第二版 |
| 041 | 样本类型代码表 - 血液 | 第二版 |
| 042 | 量表代码表 | 第二版 |
| 043 | 血液样本前处理记录 | 第二版 |
| 044 | 样本采集登记表 - 尿液 | 第二版 |
| 045 | 样本交接单 | 第二版 |
| 046 | 存储室一巡视记录 | 第二版 |
| 047 | 存储室二巡视记录 | 第二版 |
| 048 | 存储室三巡视记录 | 第二版 |
| 049 | 存储室四巡视记录 | 第二版 |
| 050 | 存储室五巡视记录 | 第二版 |
| 051 | 项目申请表 | 第二版 |
| 052 | 样本衍生数据交接单 | 第一版 |
| 053 | 外周单个核细胞质检报告 | 第一版 |
| 054 | 固体样本质检报告 | 第一版 |
| 055 | 项目变更申请表 | 第二版 |
| 056 | 尿液样本质检报告 | 第一版 |
| 057 | 血液样本质检报告 | 第一版 |
| 058 | 项目中止申请表 | 第二版 |
| 059 | 申请人简历模板 | 第二版 |
| 060 | 样本库管理协议 | 第二版 |
| 061 | 样本库保密协议 | 第二版 |
| 062 | 样本库学术会议参会记录 | 第二版 |
| 063 | 知情同意书 | 第三版 |
| 064 | 临床专员工作记录表 | 第二版 |
| 065 | 血液样本采集登记表 | 第二版 |
| 066 | 偏差记录表 | 第二版 |
| 067 | 样本采集结项登记表 | 第二版 |
| 068 | 样本接收登记表 - 血液 | 第二版 |
| 069 | 样本暂存登记表 | 第二版 |

续表

| 标准操作过程记录 XMPB/Q-R | | |
|---|---|---|
| 序号 | 文件名称 | 版本 |
| 070 | 盘库记录表 | 第二版 |
| 071 | 样本入库单 | 第二版 |
| 072 | 样本运输记录表 | 第二版 |
| 073 | 样本销毁申请表 | 第二版 |
| 074 | 样本销毁记录表 | 第二版 |
| 075 | 研究成果反馈记录表 | 第二版 |
| 076 | 科室名称代码表 | 第二版 |
| 077 | 伦理委员会回执 | 第二版 |
| 078 | 伦理审查会议记录 | 第二版 |
| 079 | 伦理审查表 | 第二版 |
| 080 | 伦理审查书面意见表 | 第二版 |
| 081 | 伦理审批件 | 第二版 |
| 082 | 健康对照受试者预约记录表 | 第二版 |
| 083 | 量表评估记录表 | 第二版 |
| 084 | 3.0T 磁共振检测登记表 | 第二版 |
| 085 | 样本库缴费通知单 | 第二版 |
| 086 | 毛发样本 DNA 提取记录 | 第二版 |
| 088 | 指甲样本 DNA 提取记录 | 第二版 |
| 089 | 样本采集登记表 - 粪便 | 第二版 |
| 090 | $CO_2$ 培养箱无菌水更换记录表 | 第二版 |
| 091 | 样本库实验室进驻人员登记表 | 第二版 |
| 092 | 细胞实验室公用耗材收费通知单 | 第二版 |
| 094 | 细胞存储登记表 | 第二版 |
| 095 | 实验室清洁消毒登记表 | 第二版 |
| 096 | $CO_2$ 培养箱消毒记录表 | 第二版 |
| 097 | 供应商评价表 | 第二版 |
| 099 | 气体管道情况登记表 | 第二版 |
| 100 | 样本库细胞冻存复苏记录表 | 第二版 |
| 102 | 精神分裂症评估体系 | 第二版 |
| 103 | 抑郁症评估体系 | 第二版 |
| 104 | 双相障碍评估体系 | 第二版 |
| 105 | 强迫症评估体系 | 第二版 |
| 106 | 酒精依赖评估体系 | 第二版 |
| 107 | 癫痫病评估体系 | 第二版 |
| 108 | 急性一氧化碳中毒后迟发性脑病评估体系 | 第二版 |

| 标准操作过程记录 XMPB/Q-R | | |
|:---:|:---:|:---:|
| 序号 | 文件名称 | 版本 |
| 109 | 脑卒中后抑郁评估体系 | 第二版 |
| 110 | 焦虑症评估体系 | 第二版 |
| 111 | 健康正常人评估体系 | 第二版 |
| 112 | 样本库安全项目自查表 | 第二版 |
| 113 | 检验检查物理治疗代码表 | 第二版 |
| 114 | 样本接收登记表 - 粪便 | 第二版 |
| 115 | 样本接收登记表 - 尿液 | 第二版 |
| 116 | 样本出库申请表 | 第二版 |
| 117 | 睡眠障碍评估体系 | 第二版 |
| 118 | 样本转移协议 | 第二版 |
| 121 | 样本库变更评估表 | 第二版 |
| 122 | 样本库变更执行报告 | 第二版 |
| 123 | 样本库变更终止申请表 | 第二版 |
| 124 | 样本库变更总结报告 | 第二版 |
| 125 | 样本采集方案 | 第二版 |
| 126 | 毛发样本采集登记表 | 第二版 |
| 127 | 样本接收登记表 - 毛发 | 第二版 |
| 128 | 指甲样本采集登记表 | 第二版 |
| 129 | 样本接收登记表 - 指甲 | 第二版 |
| 130 | 液氮供给罐填充记录表 | 第二版 |
| 131 | 唾液样本采集登记表 | 第二版 |
| 132 | 躁狂发作评估体系 | 第二版 |
| 133 | 新乡医学院精神疾病生物样本库保密承诺书 | 第二版 |
| 134 | 样本库利益冲突声明 | 第二版 |
| 135 | 焦虑障碍诊断研究评估体系 - 健康对照 | 第二版 |
| 136 | 焦虑障碍诊断研究评估体系 - 患者 | 第二版 |
| 137 | 样本库受试者生化免疫检测登记表 | 第二版 |
| 138 | 抑郁症评估体系 | 第二版 |
| 139 | 洗消室巡视记录 | 第二版 |
| 140 | 健康正常人评估体系 - 儿少 | 第二版 |
| 141 | 精神分裂症评估体系 - 儿少 | 第二版 |
| 144 | 样本库临床专员个人信息登记表 | 第二版 |
| 145 | 血清、血浆样本质检报告 | 第一版 |
| 146 | 唾液样本质检报告 | 第一版 |

附件5　样本库质量管理体系职责分配表

| 姓名 | 职责 | 基本工作 | 6S管理及安全责任区 | 大型仪器专职管理 |
|---|---|---|---|---|
| *** | 1. 一、二楼管理组长<br>2. 样本库项目部门<br>3. 开放运行组<br>4. 业务培训组<br>5. 参与生物安全管理<br>6. 科学研究 | 一、作为一、二楼组长，安排、协调各成员做好样本库管理工作<br>二、样本库业务培训组（组织与实施）：①制订人员培训方案，安排并实施培训计划，②拟定考核大纲，安排考核事宜；③保存并归档考核相关资质证书、试卷、培训视频／照片／培训登记录表<br>三、样本库开放管理组（学生进驻课题运行管理）：①样本库实习生入驻登记、审批，②细胞实验室人员入驻登记、审批<br>四、样本库项目部门（运行管理）：①负责项目前期接洽、申请材料审批、②项目收费，③结项后，项目的数据、成果反馈<br>五、负责ISO20387资格认证工作，参与生物安全管理<br>六、样本库所分配项目管理：材料整理审查并归档，项目进展追踪<br>七、样本库项目的学校经费的集中采购审批、合同审批、审计、验收、报账、支付尾款，支付质保金等流程<br>八、负责样本库仓库管理：试剂、耗材、小型设备的采购审批、合同审批、审计、验收、报账、支付质保金及盘库、负责仪器配件的归置<br>九、科学研究工作：①建立科学研究方向、制订计划，进行系统的科学研究工作；②研究成果撰写论文，在中文核心期刊发表1篇文章、各类科研项目；④聚集精神疾病，开拓创新，申报专利1项；③申报各级、各类科研项目 | 112：耗材间<br>207：信息管理室<br>214：洗消室＋仪器仓库 | 流式细胞仪 |
| **** | 1. 质量控制组<br>2. SOP建立与完善<br>3. 质量保证<br>4. 科学研究 | 一、质量控制组：组织与实施样本出入库全过程质量控制，保证样本库各重点质量<br>二、负责参与样本库协会组织的室间质评、室间比对活动<br>三、进行实验室质量控制工作及样本库质量保证相关工作<br>四、标准化认证：参与ISO20387资格认证工作<br>五、科学研究工作：①建立科学研究方向、制订计划，进行系统的科学研究工作；②研究成果撰写论文，在中文核心期刊发表1篇文章、各类科研项目；④聚集精神疾病，开拓创新，申报专利1项；③申报各级、各类科研 | 213：接收室<br>218：PCR实验室<br>(1) 试剂准备室<br>(2) 样本准备室<br>(3) 扩增室<br>(4) 酶切室 | 生物分析仪 |

续表

| 姓名 | 职责 | 基本工作 | 6S管理及安全责任区 | 大型仪器专职管理 |
|---|---|---|---|---|
| *** | 1. 日常管理部门<br>2. 固定资产管理与维护<br>3. 科学研究 | 一、管理办公室（日常消耗、运行报修、规章制度等文件制订与管理）<br>二、安全管理组（门禁、水电、消防）<br>三、仪器维护组（报修、维护、登记）<br>四、日常运行报账宜<br>五、固定资产管理：进行固定资产登记、核查与管理<br>六、科学研究工作：①建立科学研究方向、制订计划，进行系统的科学研究工作；②研究成果撰写论文、在中文核心期刊发表1篇文章；③申报各级、各类科研项目；④聚集精神疾病，开拓创新，申报专利1项 | 101：服务器机房<br>102：电气设备间<br>104：出入库中转室<br>111：储物间（楼梯口）<br>209：电气设备间<br>210：通风设备间<br>211：更衣室<br>219：污物通道 | |
| **** | 1. 样本部门<br>2. 库区管理<br>3. 科学研究 | 一、样本处理组<br>二、样本存储组（样本存储室运行管理）<br>三、样本分发运输<br>四、样本出库<br>五、实验平台安全运行管理：样本库1~2层门禁授权，管理及经费报账第二责任人<br>六、科学研究工作：①建立科学研究方向、制订计划，进行系统的科学研究工作；②研究成果撰写论文、在中文核心期刊发表1篇文章；③申报各级、各类科研项目；④聚集精神疾病，开拓创新，申报专利1项 | 106：样本储藏室1<br>107：样本储藏室2<br>108：样本储藏室3<br>109：样本储藏室4<br>110：样本储藏室5<br>216：前处理室 | 全自动核酸血液工作站 |
| **** | 1. 数据信息部门<br>2. 文控管理<br>3. 宣传管理<br>4. 科学研究 | 一、电子数据信息管理、样本库软件维护升级、功能模块开发与完善<br>二、文件资料控制发放与回收、纸质资料档案归档<br>三、实验室对接宣传科、样本库宣传（网站、展板等）<br>四、科学研究工作：①建立科学研究方向、制订计划，进行系统的科学研究工作；②研究成果撰写论文、在中文核心期刊发表1篇文章；③申报各级、各类科研项目；④聚集精神疾病，开拓创新，申报专利1项 | 105：资料档案室<br>206：质量控制室<br>217：核酸纯化室<br>信息科：服务器 | 全自动核酸分离纯化及加样系统 |

续表

| 姓名 | 职责 | 基本工作 | 6S管理及安全责任区 | 大型仪器专职管理 |
|---|---|---|---|---|
| **** | 1. 临床部门<br>2. 实验室平台<br>3. 科学研究 | 一、随访管理组（临床随访管理）<br>二、临床评估组（协调临床专员，样本接收）<br>三、临床检测组（沟通协调生化、影像等检测工作）<br>四、细胞间进驻项目管理，包括新技术建立、规范化操作、培训、带教、督导等<br>五、细胞实验室运行管理及仪器设备维护等<br>六、科学研究工作：①建立科学研究方向，制订计划，进行系统的科学研究工作；②研究成果撰写论文，在中文核心期刊发表1篇文章，③申报各级、各类科研项目；④聚集精神疾病，开拓创新，申报专利1项 | 215：细胞实验室<br>220：气瓶间<br>201-204：随访室 | 流式细胞仪 |
| **** | 1. 数据管理<br>2. 网站建设<br>3. 总结性工作<br>4. 科学研究 | 一、样本库数据进行科学、有效管理，完成样本库各项目CRF表数据电子化<br>二、实验室网站建设，包括实验室与样本库网站的建设，维护与管理<br>三、完成总结性工作：年终总结及上级指派派遣的总结任务<br>四、科学研究工作：①建立科学研究方向，制订计划，进行系统的科学研究工作，②研究成果撰写论文，在中华系列杂志和SCI收录杂志发表论文，每年发表2篇SCI论文；③申报各级、各类科研项目；④聚集精神疾病，开拓创新，每年申报专利1项重点挖掘样本数据分析 | 103：数据管控室 | / |
| **** | 1. 数据信息部门<br>2. 样本库仓管理<br>3. 学术活动组织实施<br>4. 科学研究 | 一、电子数据信息管理，样本库软件维护升级，功能模块开发与完善<br>二、负责样本库仓库管理：试剂、耗材的入库，耗材与盘库，发放及盘库，负责仪器配件的归置<br>三、负责样本库学术活动设备调试，会议室安排及使用登记，整理与归档，流相关资料（照片、简介）等收集<br>四、科学研究工作：①建立科学研究方向，制订计划，进行系统的科学研究工作，②研究成果撰写论文，在中文核心期刊发表1篇文章，③申报各级、各类科研项目；④聚集精神疾病，开拓创新，申报专利1项 | 205：学术活动室<br>112：耗材间<br>214：洗消室＋仪器仓库 | / |

## 附件 6 样本库关键环节的 PDCA 循环示意图

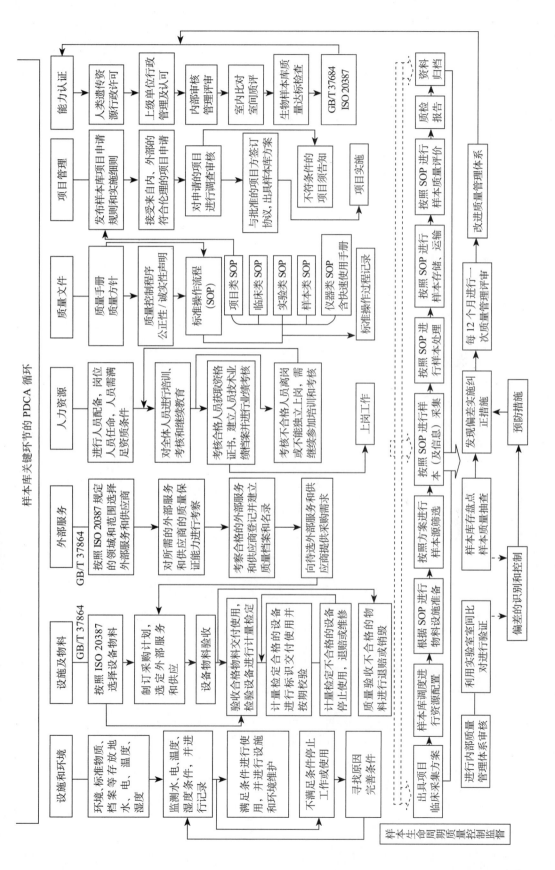

样本库关键环节的 PDCA 循环

# 第二篇

## 程序性文件

# 6 通用要求

## 6.1 样本库文件管理控制程序

### 6.1.1 目的

本文件旨在规范及确定样本库工作文件的生成流程，为文件标准化管理提供支持。

### 6.1.2 范围

本文件适用于精神病医院生物样本库内所有工作文件的生成，发布及更新。

### 6.1.3 职责

①委员会：负责对样本库体系文件进行年度审查。

②样本库

● 样本库员工：负责起草相关文件，赋予文件编号。

● 质量主管和行政主管：负责审核文件。

● 样本库主任：批准文件并发布。

● 文件控制责任岗：负责文件分发、复印、归档、收回及销毁。

### 6.1.4 实施过程

①起草

● 样本库文件体系：当样本库内需要新增行政管理、质量体系、伦理法规等文件并发布时，或当质量管理体系相关标准、政策或工作流程发生变更时，样本库主任指定熟悉相关内容和流程的样本库员工起草文件。

起草的文件应该有文件编号，初始版本号和创建日期。

文件编号遵循下列原则：

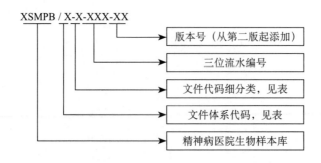

表 文件体系代码

| 文件体系 | 代码 | 文件类别细分 | 细分代码 |
|---|---|---|---|
| 质量体系<br>Quality | Q | 质量控制程序<br>control | C |
| | | 标准操作流程<br>standard operating procedure | SOP |
| | | 过程记录<br>record | R |
| 行政体系<br>Administration | A | 岗位及职能<br>position and function | P |
| | | 规章制度<br>management institution | M |
| | | 档案及记录<br>record | R |

● 样本库文件格式：起草的文件应该按照规定的格式，具体要求如下。

**页眉**：

2×2 黑色表格，行高 1.1cm，长度等同正文页面宽度；所有格内固定填写两行文字；第一行为左对齐、等线（正文）、五号的汉字；第二行为该文字的左对齐、等线西文正文、五号的英文；两行文字为单倍行距；表格内左上格固定字样为"文件名称（Document Name.）"；右上格内字样为该文件编号"文件编号：XMPB/X-X-XXX-XX Document No."；左下格为该文件实际名称和对应英文；右下格内字样为该文件版本号"版本号：2018-01 Version No."。示例如下表：

| 文件名称<br>document name | 文件编号：XMPB/Q-C-XXXX<br>document No. |
|---|---|
| 样本库 XXXX 控制程序<br>control procedure of XXXXX in PB | 版本号：XX-XX　版本日期：XX.XX.XX<br>version No. Date |

**封面**：

由本文件起草、审核、批准、发布信息栏共同构成。

图片尺寸为 1.57cm×11.76cm。

5×5 黑色表格，行高 2.51cm、长度等同正文页面宽度；所有格内固定填写两行文字；第一行为居中、宋体、小四号的汉字；第二行为该文字的居中、Times New Roman、小四号的英文；两行文字为单倍行距；第一行为标题行，从左至右分别为 /（斜杠）、部门/职务、姓名、签名、日期。第一列为流程列，从第二行起上至下依次为起草、审核、批准；第二列为部门/职务实际填写列，从第二行由上至下依次为质量组、质量组/主管、行政组/主管、样本库主任。姓名列内对应部门/职务实际填写列填充；签名列的签名须姓名列所列人员亲笔签名，不得代签；日期列需填写实际日期，其中样本库主任填写的日期即为该文件发布生效日期。示例如下：

| / | 部门／职务<br>department/title | 姓名<br>name | 签名<br>signature | 日期<br>date |
|---|---|---|---|---|
| 起草<br>prepare | 质量组<br>quality group | *** | | |
| 审核<br>review | 质量组／主管<br>quality group/director | *** | | |
| | 行政组／主管<br>administration group/director | *** | | |
| 批准<br>approve | 样本库主任<br>PB manager | *** | | |

**页码**：

由 ×/× 型页码构成。

×/× 型页码右对齐、Times New Roman、小五号。

**目录**：

根据正文及正文各级标题对应的格式，在文件的第二页正中间书写"目录"，宋体、小四号、黑色、加粗，1.5 倍行距。另起一行左对齐格式，依次点击菜单中引用→目录→插入目录，调整字体格式为宋体、小四号、黑色，1.5 倍行距。

**正文**：

1. 目的（宋体、小四号、黑色、加粗，1.5 倍行距，大纲级别 1 级）

2. 范围

3. 职责

3.1（宋体、小四号、黑色，1.5 倍行距，大纲级别 2 级）

3.2

4. 实施过程

4.1

4.1.1（宋体、小四号、黑色，1.5 倍行距，大纲级别 3 级）

4.1.2

……（宋体、小四号、黑色，1.5 倍行距，大纲级别正文级）

4.2

……

5. ××××（根据文件内容添加 1 级标题）

6. ××××（根据文件内容添加 1 级标题）

……

N-3. 偏差处理及报告

N-2. 参考文件

N-1. 文件版本历史

N. 附件（如果有）

附件 1 文件名称 （文件编号）

附件 2 文件名称 （文件编号）

②审核

● 质量组 / 主管审核全部技术文件初稿，提出修改意见至形成终稿，并签字。

● 行政组 / 主管审核全部技术文件二稿和全部行政文件，提出修改意见至形成终稿，并签字。

③批准及发布

● 样本库主任批准文件，以签字日期作为该文件该版本的发布生效日期。

● 文件经发布后制作副本，加盖明显副本标识，控制其分发，填写《样本库文件控制记录表》，以识别文件版本的现行有效性及其发放情况。使用授权版本的文件放置于相应位置及时提供给工作人员，便于工作人员随时学习新的文件要求和工作流程。但并不要求所有场所都能得到全部文件的授权版本。

● 防止使用无效和作废的文件，明确文件的各种受控标识：原件、副本、附件、受控、作废等。

④内部审查

质量主管定期组织有关技术人员对文件的系统性、符合性和有效性进行评审，如需修订文件，应按照本规范修订，最后经样本库主任批准发布。

质量主管应定期（半年一次）或在体系文件有较大变动或修改后发出《样本库文件控制记录表》，以供各组和相关人员核对各自使用的文件版本是否正确。

⑤文件的分类使用

● 原始文件：包括样本库的质量控制程序下辖附件、标准操作程序和记录、质量检测报告等。

○ 应由完成的工作人员签署名字并注明日期。

○ 文件的每一页应有编号或者页码。

○ 所有原始文件的更正原则上应由该文件的原始填写人更改，在需要更改的文字上画一条横线，不得遮盖原始字迹，在更改后的文字旁注明更改人的姓名和日期。

○ 任何对实验方案的违背或偏离均应记录在原始文件中并按照《样本库偏差管理控制程序》处理。

● 样本来源有关实验的资料均应严格按照标准操作程序记录在原始病历或评分量表中。所有病历报告表的更正必须有原始记录的信息证明是正当的。

● 知情同意书

○ 知情同意书中应有研究者或其授权执行知情同意过程的人、受试者或其合法代表签名。

○ 若受试者或其合法代表无识字能力，可由见证人在知情同意书上签字，见证人的签字应与受试者的签名在同一天。

○ 知情同意书的签署应在受试者参与任何研究步骤之前，如在某种情有可原的情况下不能在研究之前签署，则应尽快补签，知情同意书上应注明补签的日期和相关的解释。

○ 任何日期和签名的修改必须解释理由，当该理由不可接受时维持原有内容或该知情同意书作废。

⑥文件保存和维护

☆ ☆ ☆ ☆

- 文件原件需妥善分类保存，必要时上传至云数据库备份电子版。
- 所有文件须列入文件清单，显示详细文件编号，当前版本号，审核日期和位置。
- 电子版本的文件，应该用不能修改的形式保存。尽管文件的附件是独立于文件审核、修订和批准的，仍应与相应的文件一起保存。
- 文件资料必须保存在具有防火、防潮、防丢失条件的资料档案室。
- 文件实行分级管理，不同职位人员对文件的管理、阅读权限应有区分。

⑦文件保密

- 遵循《样本库信息保护控制程序》。
- 质量主管负责体系文件的分级、保护和管理，确保所有文件处于受控状态。
- 样本库员工需在其职责范围内合理使用并保护所接触的文件，任何人不得超出其工作范围使用，或者用于指定目的之外的用途。工作人员确因工作需要必须接触文件的，原则上允许解除技术机密文件和受控文件。任何组织和个人解除技术机密文件和受控文件，都必须履行保密义务。
- 因工作需要将其所接触的技术机密文件和受控文件向第三人披露或由第三人使用时，必须事先向质量管理部门申请，并得到质量主管或行政主管甚至样本库主任的书面同意后方可进行。

⑧文件更新

- 范围：更新已生效文件正文，更新已生效文件的已生效附件，为已生效文件添加或删除附件。
- 实施过程
- 按本文件执行。
- 分发最新版本的文件，回收过期的文件，保存文件的分发和回收记录，应确保可追溯。每个文件的最初版本、修订版本和最新版本，相关审核批准记录都应被保存。

### 6.1.5 偏差处理及报告

按 XMPB/Q-C-020《样本库偏差管理控制程序操作》。

### 6.1.6 参考文件

《中华人民共和国人类遗传资源管理条例》

《中华人民共和国人类遗传资源管理条例实施细则》

GB/T 19001-2010《质量管理体系要求》

GB/T 37864-2019《生物样本库质量和能力通用要求》

ISO/IEC 17025：2017《检测和校准实验室能力认可准则》

### 6.1.7 附件　XMPB/Q-R-012《样本库文件控制记录表》

**附件　样本库文件控制记录表**

流水号：＿＿＿＿＿＿

| 文件编号 | 文件名称 | 版本 | 生效日期 | 正本/副本 | 份数/页数 | 领用部门 | 领用人 | 领用日期 |
|---|---|---|---|---|---|---|---|---|
|  |  |  |  |  |  |  |  |  |
|  |  |  |  |  |  |  |  |  |

| 文件编号 | 文件名称 | 版本 | 生效日期 | 正本/副本 | 份数/页数 | 领用部门 | 领用人 | 领用日期 |
|---|---|---|---|---|---|---|---|---|
|  |  |  |  |  |  |  |  |  |
|  |  |  |  |  |  |  |  |  |
|  |  |  |  |  |  |  |  |  |
|  |  |  |  |  |  |  |  |  |
|  |  |  |  |  |  |  |  |  |
|  |  |  |  |  |  |  |  |  |

## 6.2　样本库文字签字签章控制程序

### 6.2.1 目的

本文件旨在规范样本库各项管理和检测流程中产生的文件签发、过程记录、报告等书面文件中所用到的签字形式，做到手续完备，责任清晰，有据可循。

### 6.2.2 范围

本文件适用于精神病医院生物样本库所涉及的文件签发、过程记录、报告发送中所有需要签字的环节。

### 6.2.3 职责

①委员会：负责对样本库体系文件进行年度审查。

②样本库

● 样本库员工负责按规定手写本人各种形式的签字。

● 行政主管负责收集、整理及确认人员签字签章文件。

● 样本库主任负责审核并批准样本库签字签章发布版本。

● 文件控制责任岗负责将执行本控制程序产生的文件归档。

### 6.2.4 实施

①签字签章形式

● 签字人的中文全名。

● 签字人的中文全名的汉语拼音缩写形式。

● 签字人的签章。

②签字签章收集

● 样本库员工在《样本库签字签章对照表》上签上签字人中文全名。

● 样本库员工在《样本库签字签章对照表》上签上签字人汉语拼音缩写形式。

● 使用签章的员工在《样本库签字签章对照表》上盖上签字人的签章。

● 质量主管将《样本库签字签章对照表》收集整理，并由文件控制责任岗负责保管。

● 如果员工中文全名有重名，则新进员工在中文全名后加数字"1"，若后续再有重名者，则加"2"，以此类推。

③签字签章使用

● 签字权和签章权，即样本库赋予相关被授权人的权利，也是被授权人的义务。

☆ ☆ ☆ ☆

- 被授权人应严格按照被授权的范围，行使签字权或签章权；对符合规定的需要签字或签章的事项，被授权人不能拒绝在相应的书面文件上签字或签章。

- 被授权人在基本授权的框架内行使基本签字权或签章权，不能超越被授权的范围行使签字权或签章权。

- 被授权人的签字权和签章权，不能由他人代替行使，由他人代替的签字或签章，视为无效签字或签章。

- 所涉及的文件签发、过程记录及报告的发送所需要的签字或签章必须与样本库备份的《样本库签字签章对照表》上的签字或签章一致。

- 不允许使用除了《样本库签字签章对照表》上的签字或签章之外的其他任何形式的签字或签章。

- 不允许未经授权任意使用他人的签字或签章。

- 签章经统一印刻、发放后，由签字人各自保管。

④签字签章风险

- 签字或签章表示对发生的事项的认可和确认，相应地需要承担一定的责任。

- 授权签字或签章，需要承担被授权范围内的责任。

- 因行使签字权或签章权，除经济因素、环境因素等不可抗拒的客观原因，由于相关人员的失职等原因使样本库造成的损失的，行使签字权或签章权的人员负有赔偿损失的责任；触犯法律的，将交由公安机关，追究其相应的法律责任。

- 在使用签字或者签章时，需按照《样本库过程记录控制程序》中的相关条款执行。

- 签章的保管及使用要遵守中国相关法律法规。

### 6.2.5 偏差处理及报告

按 XMPB/Q-C-020《样本库偏差管理控制程序操作》。

### 6.2.6 保密

遵循 XMPB/Q-C-003《样本库信息保护控制程序》。

### 6.2.7 附件 XMPB/Q-R-010《样本库签字签章对照表》

**样本库签字签章对照表**

| 序号 | 中文 | 汉语拼音 | 缩写 | 部门 | 签字（中 & 缩写） | 签章 | 权限范围 | 有效期限 |
|------|------|----------|------|------|-------------------|------|----------|----------|
| 1 | | | | | | | | |
| 2 | | | | | | | | |
| 3 | | | | | | | | |
| 4 | | | | | | | | |

说明：在此表上登记即认可为本人已同意对样本库授予签字签章权限，并须按照样本库规定行使签字签章权限。本表在使用期内只有一版本，若有更改，须重新于新表上签字签章，废除旧表

## 6.3 样本库投诉处理控制程序

### 6.3.1 目的

本文件旨在对精神病医院生物样本库发生的投诉问题进行及时准确的调查处理，并对

结果和改进措施进行记录和跟踪。该程序描述了处理流程及调查过程等内容，保证样本库工作正常运行。

### 6.3.2 范围

本文件适用于精神病医院生物样本库内所有员工及样本使用者。

### 6.3.3 职责

①委员会：负责对样本库投诉相关文件进行年度审查。

②样本库

● 项目部门责任岗：负责上报投诉情况。

● 质量主管：负责查找和识别投诉原因，并分析产生问题的原因，制订出所需纠正或预防的措施，对实施的纠正措施和预防措施进行跟踪验证。必要时参与对纠正措施、预防措施实施活动的监督。

● 样本库主任：负责审核并批准纠正预防措施，判断潜在的不合格因素，规定相应的权利，给予必要的资源和时间保障。

● 文件控制责任岗：负责将投诉及其处理活动产生的文件归档。

### 6.3.4 实施要求

①投诉接待：当样本库接到投诉时，员工须对投诉人员的姓名、联系方式、投诉问题进行登记，并告知将在规定时间内给予答复。

②情况核实与问题处理：核实被投诉情况的真实性，如问题真实存在，分析问题产生的原因，制订解决方案并执行，记录执行内容与结果。

③投诉处理：若投诉情况不属实，反馈投诉者真实情况。若确系样本库问题，及时与投诉者联系，告知其问题产生的可能原因并告知样本库处理方案，待问题处理完毕，再向投诉者反馈处理结果。样本库记录每次沟通情况并最终生成《样本库投诉处理记录》。

④偏差及纠正预防措施

● 对有潜在样本质量或人员沟通隐患的事件需及时备案，进入偏差程序，按照《样本库偏差管理控制程序》处理。

● 纠正预防措施：根据问题产生的原因，及时对样本相关环节进行调整，避免产生重复性错误。参照《样本库纠正预防控制程序》进行。

● 验证及回顾：定期检验评估改进措施实行后的效果。在年度回顾中记录此事件。参照《样本库质量评价标准控制程序》进行。

### 6.3.5 安全

遵循 XMPB/Q-C-004《样本库风险和机遇应对控制程序》。

遵循 XMPB/Q-C-005《样本库生物安全控制程序》。

遵循 XMPB/Q-C-014《样本库危险品管理控制程序》。

遵循 XMPB/Q-C-006《样本库环境管理控制程序》。

### 6.3.6 偏差处理及报告

按 XMPB/Q-C-020《样本库偏差管理控制程序》操作。

### 6.3.7 保密

遵循 XMPB/Q-C-003《样本库信息保护控制程序》。

☆ ☆ ☆ ☆

### 6.3.8 参考文件

《中华人民共和国人类遗传资源管理条例》

《中华人民共和国人类遗传资源管理条例实施细则》

### 6.3.9 附件　XMPB/Q-R-021《样本库投诉处理记录表》

**样本库投诉处理记录表**

流水号_____

| 投诉人员<br>单位 | 姓名 | | 投诉日期 | |
|---|---|---|---|---|
| | 单位 | | 联系方式 | |
| 问题类型 | | | | |
| 问题详情 | | | | |
| 情况核实 | | | | |
| 问题原因 | | | | |
| 解决方案 | | | | |
| 执行内容 | 注：如检验结果与投诉方出具的检验结果不一致，则需继续与投诉方沟通相关实验步骤，并做好沟通记录。 | | | |
| 执行结果 | | | | |
| 沟通记录 | | | | |
| 责任人 | | 质量主管 | | 样本库负责人 | |
| 日　　期 | | 日　　期 | | 日　　期 | |

注：本表可加页，加页需在页脚增加页码且双面打印

## 6.4　样本库公正性和诚实性控制程序

### 6.4.1 目的

本文件旨在规范及保证样本库工作的公正性和诚实性，维护样本库的信誉。

### 6.4.2 范围

本文件适用于精神病医院生物样本库内所有公正性措施的制订、宣贯、监督和维护。

### 6.4.3 职责

①委员会：负责审查样本库活动的公正性和诚实性。

②样本库

● 样本库员工：严格遵循公正性和诚实性准则。

● 质量主管：负责组织制订《样本库公正性声明》和监督保证公正性和诚实性的措施，并负责组织维护和监督。

● 样本库主任：对样本库的工作结果公正性负责。

● 文件控制管理岗：负责维护公正性和诚实性活动中的文件分发、复印、归档、收回及销毁。

### 6.4.4 实施过程

①样本库主任组织宣贯公正性声明及措施。

②发生来自上级主管部门和关系部门的不正当干预时，样本库管理层应按照《样本库公正性声明》的要求予以制止；必要时，应组织管理层研究对策。

③质量主管确保样本库所有员工遵循《样本库信息保护控制程序》。

④质量主管防止员工与外界在无监督条件下直接发生违规的业务往来。

⑤当发生不合格的活动时，确保执行《样本库偏差管理控制程序》。

⑥样本库所有员工均有权力监督、制止违反《样本库公正性声明》和本文件的活动，并及时向管理层反馈。

⑦质量主管将本文件实施情况列入样本库内部审核活动。

⑧样本库将《样本库公正性声明》和本文件的实施情况作为样本库管理评审的输入。

### 6.4.5 偏差处理及报告

遵循 XMPB/Q-C-020《样本库偏差管理控制程序》。

### 6.4.6 参考文件

《中华人民共和国人类遗传资源管理条例》

《中华人民共和国人类遗传资源管理条例实施细则》

XMPB/Q-C-003《样本库信息保护控制程序》

XMPB/Q-C-020《样本库偏差管理控制程序》

XMPB/Q-C-023《样本库公正性声明》

## 6.5 样本库利益冲突控制程序

### 6.5.1 目的

本文件旨在维护样本库、项目申请人、医疗机构、高校、研究机构等利益攸关各方的合理权益，保障样本库有序运行。

### 6.5.2 范围

本文件适用于各医疗机构、高校、研究机构和样本库之间的利益冲突。样本库涉及研究成果所有者、专利权人或医学研究批件的申请人；机构的法定代表人和样本库的所有人或管理人存在经济利益关系；机构的法定代表人和药物临床试验机构的负责人同时兼任委员会委员。

### 6.5.3 职责

①委员会：负责对与研究项目存在利益冲突而不主动声明者采取惩戒措施。

②样本库

● 质量主管和行政主管负责利益冲突的监督实施，检查并调查处理违规情况，向样本库主任报告监察中发现的问题。

● 样本库主任负责机密信息保护各项措施所需资源与责任人的安排，批准保密资料的借阅及收回。

● 文件控制责任岗负责利益声明文件的保管、借阅登记、收回及过期保密文件的销毁。

### 6.5.4 实施

①委员会委员与研究人员之间的利益冲突

● 相互之间存在买卖、租借任何财产或不动产的关系。

● 相互之间存在雇佣与服务关系或赞助关系，如受聘公司的顾问或专家，接受申办者赠予的礼品、仪器设备、顾问费或专家咨询费。

● 委员/独立顾问、研究人员的配偶、子女及其配偶、近亲属、合伙人与研究项目申办者之间存在经济利益。

● 委员/独立顾问在其审查/咨询的项目中担任研究者。

● 委员/独立顾问、研究人员的配偶、子女及其配偶、近亲属、合伙人在其审查/咨询的项目中担任研究者。

②利益冲突声明与回避制度

● 委员会的委员/独立顾问在接受任命或聘请时，应签署利益冲突声明。

● 每次审查或咨询研究项目时，与研究项目存在利益冲突的委员/独立顾问，应当主动声明，并留存相关的文字记录。

● 审查会议进行决定程序时，申请人、与研究项目存在利益冲突的委员、独立顾问应当离场。

③惩戒措施及法律后果

● 与研究项目存在利益冲突而不主动声明，委员会视情节采取惩戒措施：给予公开批评、取消委员资格、独立顾问不再被邀请咨询项目、限制研究人员承担新的研究项目；造成不良后果者，将被建议取消研究者资格。

● 与研究项目存在利益冲突的委员会委员进行审查投票的，该投票结果无效。

### 6.5.5 监督管理

样本库的监督管理工作遵从国家相关法律法规。

### 6.5.6 偏差处理及报告

按 XMPB/Q-C-020《样本库偏差管理控制程序》操作。

### 6.5.7 参考文件

《中华人民共和国人类遗传资源管理条例》

《中华人民共和国人类遗传资源管理条例实施细则》

XMPB/Q-C-001《样本库文件管理控制程序》

### 6.5.8 附件 利益冲突声明

#### 利益冲突声明

为了维护生物样本库、项目申请人、医疗机构、高校、研究机构等利益攸关各方的合理权益，保障样本库有序运行，就各方利益冲突，本人自觉遵守并签订以下声明：

一、当出现以下利益冲突情况，本人应当主动声明，并自觉回避。

（一）委员会委员与研究人员相互之间存在买卖、租借任何财产或不动产的关系。

（二）委员会委员与研究人员相互之间存在雇佣与服务关系或赞助关系，如受聘公司的顾问或专家，接受申办者赠予的礼品、仪器设备、顾问费或专家咨询费。

（三）委员／独立顾问、研究人员的配偶、子女及其配偶、近亲属、合伙人与研究项目申办者之间存在经济利益。

（四）委员／独立顾问在其审查／咨询的项目中担任研究者。

（五）委员／独立顾问、研究人员的配偶、子女及其配偶、近亲属、合伙人在其审查／咨询的项目中担任研究者。

二、审查会议进行决定程序时，自觉离场。

三、若与研究项目存在利益冲突而不主动声明，由本人承担相应惩罚措施及法律后果。

四、本声明自签订之日起生效。

声明人：

日期：

# 7 管理要求

## 7.1 样本库风险和机遇应对控制程序

### 7.1.1 目的

本文件旨在对样本库运行时可能出现的生物、化学、物理、放射危害及人为破坏和各种自然灾害等紧急情况，制订相应的应急措施和解决方案，保证样本库正确应对和处理紧急事件，避免更大的伤害和损失。

### 7.1.2 范围

本文件适用于精神病医院生物样本库内所有出现的风险或安全事故的预防及处理。

### 7.1.3 职责

①样本库

● 在样本库范围内活动的所有人员：应充分认识和理解所从事工作的风险。应自觉遵守样本库的管理规定和要求。配合安全事故调查。

● 样本库主任

○ 对样本库风险应急工作全面负责。

○ 按《样本库环境管理控制程序》指定各区域/级别风险应急负责专人（可由各区域安全负责人兼任），赋予其监督所负责区域内的职责和权力，包括组织应对风险的权力、直接向样本库主任报告的权力。

○ 政策、过程、计划、程序和指导书等应文件化，并传达至所有相关人员，且保证这些文件易于理解和可以实施。

○ 负责重大安全事故处理方法的批示。

● 质量主管

○ 负责事故后本部门相关工作的安排。

○ 协助进行安全事故的调查。

○ 参与样本库安全检查。

● 行政主管

○ 作为样本库风险应急具体工作执行人。

○ 参与样本库安全检查。

○ 发布应急命令，实施安全事故的紧急处理。

○ 组织安全事故的调查与报告。

②委员会

- 负责咨询、指导、评估、监督样本库的生物安全相关事宜。
- 对样本库安全管理体系文件和样本库年度安全计划进行年度审查。
- 指定一名安全负责人，通常由样本库主任兼任，赋予其监督样本库所有活动的职责和权力，包括制订、维持、监督样本库安全计划的责任，阻止不安全行为或活动的权力，直接向委员会报告的权力。
- 监督并参与样本库安全检查。

### 7.1.4 应急预案

①紧急疏散

- 接到紧急疏散通知时，工作人员应停止相关工作，切断水源和电源。
- 安全负责专人负责通道的安全和秩序，要迅速地辨别疏散方向，协调好各楼层的先后疏散顺序，做到不争抢、不拥挤、不踩踏，安全有序地疏散。
- 转移至安全地带后，安全负责专人应立即清点人员并汇报清点情况。

②水电事故应急处理

- 预防水电事故

○备用电源和日常检查：保证机械制冷设备、培养箱、电脑网络、安全和警报监控系统等有不间断电源（UPS）和后备电源系统。

○报警系统必须在原始电源中断时通知相关人员，样本库必须设立24小时人员值班或24小时紧急联系人，发现问题必须及时向上级相关部门反映，并要求及时维修。

○水、电设备日常检查明确责任人和检查时间。检查人员负责巡查样本库水、电设备，医院后勤管理科负责定期对备用电源及电路等进行检测。

○计划停电或停水：接到停电或停水通知后，各部门值班工作人员应做好相应的准备措施，需要人工启动的备用电源的要按要求提前做好准备，在停电之前先关闭相应的设备，启用备用电源后再打开相应设备。避免在未关闭设备的情况下断水、断电。

- 突发水电事故

○漏水：一旦发现有漏水情况，发现人员须立即通知安全管理人员，安全人员关闭相应区域的上水管总阀，同时通知医院后勤管理科电工班（电话 *******）。由电工班工作人员根据漏水的情况采取相应的处理措施。对有毒有害物品进行清理与转移、清扫地面积水、移动浸泡物资，尽量减少损失。

○突然停电、停水：突发停水、停电时应立即停止正常的操作与实验，关闭设备的水源和电源开关，以防通电、通水时发生意外。启用后备发电设备发电后，仅供机械制冷设备使用。当备用发电设备也无法满足电力需求时，应及时启用备用的液氮和干冰储存系统，提供样本必要的低温储存环境。将冰箱中的易挥发试剂转移至阴凉通风处，防止挥发气体积聚后产生危险。检查无误后方可离开实验室。夜间突然停电时工作人员应保持镇静，安全有序地进行相关应急操作。

○触电：a.工作人员平时要注意不要用湿手或湿的物品接触电源插座，实验或正常的操作完成后应及时关闭设备电源开关。b.如有触电事故发生，首要原则是在现场采取积极措施保护和挽救伤员生命。首先应切断电源或拔下电源插头，若来不及切断电源，可用干燥的木棒、塑料制品等绝缘物挑开触电者身上的电线或带电设备；如果没有干木棒、塑料物品，也可用几层干燥的衣服将手包住，或者站在干燥的木板上，拉扯触电者的衣服，使其脱离电源。在未切断电源之前，切不可用手直接拉触电者，也不可用金属或潮湿的东西挑电线。c. 触电者脱离电源后，应就地仰面躺平，且确保气道通畅，禁止摇动伤员头部。触电后神志清醒者也暂时不要站立或走动。如神志不清，每隔 5 秒呼叫伤员或轻拍其肩膀，以判定伤员是否意识丧失。检查触电者的呼吸和心跳情况，呼吸停止或心脏停跳时应立即施行人工呼吸或心脏按压，并尽快联系医疗部门救治（医院急诊科电话 *******）。d. 对发生触电事故的仪器进行检查和维护，以防止事故的再次发生或仪器报废。

○ 仪器设备电路事故：当仪器设备出现电路事故时，操作人员须立即停止实验并切断电源，并向安全负责专人汇报。如发生失火，用二氧化碳灭火器扑灭，不得用水扑灭。如火势蔓延，应迅速撤离，立即启动七氟丙烷灭火系统，并立即向消防部门报警。

③化学品灼伤与中毒事故：在样本库日常操作和相关实验中若感觉咽喉灼痛、嘴唇脱色或发绀，胃部痉挛或恶心、呕吐等症状，则可能是中毒所致。

● 化学灼伤：皮肤直接接触强腐蚀性物质、强氧化剂、强还原剂，如浓酸、浓碱、氢氟酸、钠、溴等引起的局部外伤。发生化学灼伤时应立即屏住呼吸，撤离现场，将门全部关上。撤离现场后先脱去被污染的衣物并及时用大量清水冲洗 5 分钟以上，保持创伤面的洁净，冲洗后相应地用苏打（针对酸性物质）或硼酸（针对碱性物质）进行中和并及时向样本库相关负责人报告。视情况轻重将伤者送入医院就医。

● 吸入中毒：当人员发生吸入中毒时，首先迅速将患者搬离中毒场所至空气新鲜处。保持患者安静，并立即松解患者衣领和腰带，以维持呼吸道畅通，同时注意保暖。根据中毒严重程度给予 2% ～ 5% 碳酸氢钠溶液雾化吸入，雾化处理后马上给患者吸氧。密切观察患者的状况，尤其是神志、呼吸和循环系统功能等。紧急施救的同时尽快就医。应急人员须注意自身安全，样本库为应急人员配置过滤式防毒面罩、防毒服装、防毒手套、防毒靴等。

● 经皮肤中毒：将患者立即移离中毒场所，脱去污染衣服，迅速用清水洗净皮肤，黏稠的毒物则宜用大量肥皂水冲洗。遇水能发生反应的腐蚀性毒物（如三氯化磷等），则先用干布或棉花抹去，再用水冲洗。尽快就医。

● 误食中毒：误服毒物中毒者，反复漱口；若患者清醒而又合作，宜饮大量清水引吐，亦可视情况用 0.02% ～ 0.05% 高锰酸钾溶液或 5% 活性炭溶液等引吐；对引吐效果不好或昏迷者，应立即送医院就医。孕妇应慎用催吐救援。

④烧伤事故

● 普通轻度烧伤的，可用清凉乳剂擦于创伤处，并包扎好；略重烧伤的立即送医院处理；遇有休克的立即通知医院前来抢救。

● 化学烧伤时，应迅速解脱衣服，清除残存在皮肤上的化学药品，用水多次冲洗；视烧伤情况立即送医院救治或通知医院前来救治。

● 眼睛受到伤害的，立即用蒸馏水冲洗眼睛，冲洗时须用细水流，不能直射眼球。处理后马上送医院治疗。样本库应配备冲淋洗眼器。

⑤火灾应急

● 火灾发现人员要保持镇静，立即切断电源或通知安全负责人切断电源。迅速向样本库

☆ ☆ ☆ ☆

主任、医院保卫科（电话 *******）及公安（110）消防部门电话（119）报警，报警时要讲明发生火灾的时间、地点、燃烧物质的种类和数量、火势情况、报警人姓名、电话等详细情况。

● 按照"先人员、后物资，先重点、后一般"的原则抢救被困人员及贵重物资。安全负责专人协助保卫科工作人员疏散人员，关闭门窗防止火势蔓延。

● 明确救灾的基本方法，并采取相应措施，按照应急处置程序采用适当的消防器材进行扑救灭火。

● 对样本库的压缩气体和液化气体（液氮等）火灾事故，应立即切断现场电源并关闭阀门。

● 对有可能发生爆炸、爆裂、喷溅等特别危险须紧急撤退的情况，应按照统一的撤退信号和撤退方法及时撤退至安全距离外。

● 参考《样本库安全防火制度》。

⑥危险化学品泄漏应急

● 救援人员必须有相关资质。

● 进入现场救援必须配备必要的个人防护器具。救援人员严禁单独行动，要有监护人，必要时用水枪掩护。

● 组织现场人员撤离。

● 事故中心区应严禁火种、切断电源，采用合适的材料和技术手段堵住泄漏处。

● 围堤堵截：筑堤堵截泄漏液体或者引流到安全地点。

● 稀释与覆盖：向有害物蒸气喷射雾状水，防止气体向高空扩散。对于液体泄漏，可用泡沫或其他覆盖物品覆盖外泄的物料，在其表面形成覆盖层，抑制其蒸发。

● 吸收：用沙子、吸附材料、中和材料等吸收中和。

● 无害处理：将收集的泄漏物移交有资质的单位进行无害处理。

⑦气体钢瓶事故应急

● 气体泄漏时应立即关闭阀门，对可燃气体用沙石或二氧化碳、干粉等灭火器进行灭火，同时设置隔离带以防火灾事故蔓延。对受伤人员立即实行现场救护，伤势严重的立即送往医院。

● 气体钢瓶爆炸时，所有人员须立即撤离现场并报警，等待救援。

⑧故障设备应急

● 当储存设备出现故障时，立即通知相关负责人，保证样本在不被损害和不丢失追踪信息的情况下被转移到备用储存设备。

● 当其他实验仪器设备出现故障时，按照《样本库设备管理控制程序》处理，停止实验，通知相关负责人进行故障排查、报修等。

⑨人员创伤应急

● 发生烫伤，应马上涂上烫伤药膏，情况严重的涂上药膏后立即送医院就医。

● 被锐器刺破，应立即摘下手套，尽量挤压伤处使血流出，然后用碘酒、酒精消毒并立即进行紧急医学处理。

● 被玻璃割伤，应用镊子移除碎玻璃，并尽量挤压伤处使血流出，然后用碘酒、酒精消毒并立即进行紧急医学处理。

⑩样本外溅应急

● 样本外溅到桌面、地板、仪器时，应立即用布或纸巾覆盖，然后倒上 10% 次氯酸钠覆盖 30 分钟（对于金属仪器，不可使用 10% 次氯酸钠擦拭，应使用实验室内配备的 75% 酒精擦拭），然后用抹布、纸巾清理掉，再用清水擦拭。

● 样本外溅到实验服上时，立即将被样品污染的实验服换掉，同时检查是否还污染了随身的其他衣物，必要时需将被污染的随身衣物及时换掉。污染的实验服需拿去洗衣房消毒清洗。

● 当液体类样本（血液、HPV 类样本）意外进入眼、口腔时，应立即开启样本库内紧急处理应急装置中的洗眼器，用球阀控制水流大小，一般水压呈水柱泡沫状即可，开太小不易起到冲眼效果，开太大则水压过高会对眼造成二度伤害。

⑪样本散落或污染应急

● 冻存盒破裂导致样本散落：应及时收集样本，转移至干冰上面并清点样本数量，避免样本遗失，检查样本外观是否完好，若样品都完好，及时通过系统查询孔板孔号，及时转移到新盒子定位好。

● 操作过程中出现样本管破裂：应首先将样本及时转移至干冰上，检查破裂情况，清点数量，记下破裂管上的标签流水号或实际管号，必要时进行拍照留底。通过外观判断样本的污染情况，如果不确定污染程度的同时还留有样本的要及时进行样本转移，切记要尽可能在低温下转移，并在新样品管上做好标记，做好相应的登记。如果确定污染严重而导致样本不能使用的，要及时销毁，做好相关登记，并对现场污染进行处理。

⑫材料污染：实验表格及其他打印或手写材料被污染应将这些信息复制或誊写，并将原件置于盛放污染性废弃物的容器内，在复印件或誊写的文件上注明原因。在所有这些操作过程中都应该戴手套。

⑬液氮冻伤应急：液氮溅在手上或者手臂上时，液氮不仅挥发得比较快，而且表面的气体层形成一种保护膜防止进一步的伤害，只会导致皮肤表面轻微变红，不会起水疱，这种情况下，一般不需要特殊处理。如果冻伤部位起水疱，需立即将受低温影响的部位放入温度稍微高于体温的热水中（40 ~ 46℃的水浴中，切忌加热，水温超过 46℃时会加重冻伤组织的烧灼），然后用经过消毒处理的干纱布将受伤的部位包好，立刻寻求医疗处理，同时要小心不要把冻伤的水疱弄破。

⑭数据泄露：遵循《样本库信息保护控制程序》。

### 7.1.5 事故调查与处理

①风险评估：参考《样本库风险评估表》。

②事故调查

● 凡发生安全事故必须逐级上报，不得隐瞒。

● 安全事故发生后要做好相关现场保护工作，等待安全管理小组进行事故调查。

● 事故调查结束后上交文字报告，报告内容必须明确事故发生的时间、地点、伤亡情况、经济损失、发生事故的原因及相关责任人员。

● 对因人为原因造成安全事故的，将根据情节轻重严肃处理。违反法律、法规的依法给予处罚，并追究有关当事人法律责任。

注：本方案未尽事宜，按国家相关法律法规执行。

③事故处理：根据事故调查及讨论结果，合理出具事故处理方案，并按照方案进行。

### 7.1.6 应急保障

①工作准备：保证消防应急设备处于良好的待命工作状态。消防应急设备是用于事故初始状态控制的重要保障，为此消防应急设备必须有专人负责管理，做到定点放置、定时检查更新，确保消防设备随手可拿、拿来可用。

②应急宣传：平时注重组织相关法律法规和预防、避险、自救、互救等常识的学习，增强人们的危机防范意识，提高应急基本知识和技能。

③应急预演：意外事故的特点是发生突然、扩散迅速，往往会引起人们的慌乱，处理不当又容易引起二次灾害。因此，平时要注重演练，让大家做到"三知"（知消防设备放置地点，知如何使用消防设备，知撤离路线）。一旦发生突发事件，才会有条不紊。

④救护器材与药品：常备通用的救护器材与药品。为了应对突然发生的事故，在样本库应储备一些救护器材与药品，如尼龙绳、手电筒、毛巾、药棉、纱布、胶布、止血贴、生理盐水、解毒剂等。

⑤社会支援

● 争取社会支援。医院内有门卫、保卫处等保卫警戒力量，在发生意外事故时，必须尽快争取他们的救援，各职能部门及其负责人联系方式见附件3。

● 无论在何时何地，当发生危害实验室安全的事故时，均应根据事故的严重程度，迅速、准确地报警并及时采取自救、互救措施。正确有效的疏散无关人员，避免对人员造成更大伤害。发生严重事故，立即报告学院有关部门或报警。

● 报警电话110，火灾报警电话119，医疗急救电话120。

### 7.1.7 人员安全培训、考核、上岗及继续教育

遵循 XMPB/A-M-016《样本库安全防火制度》。

遵循 XMPB/A-M-004《样本库业务学习及培训制度》。

### 7.1.8 偏差处理及报告

按 XMPB/Q-C-020《样本库偏差管理控制程序》操作。

### 7.1.9 保密

遵循 XMPB/Q-C-003《样本库信息保护控制程序》。

### 7.1.10 参考文件

《中华人民共和国人类遗传资源管理条例》

《中华人民共和国人类遗传资源管理条例实施细则》

GB/T 19489-2008《实验室生物安全通用要求》

XMPB/A-M-015《样本库安全管理制度》

XMPB/A-M-017《样本库安全防火制度》

XMPB/A-M-007《样本库门禁管理制度》

## 7.1.11 附件

### 附件 1　XMPB/Q-R-001《样本库风险评估表》

**样本库风险评估表**

流水号：＿＿＿＿＿＿

| 序号 | 样本/场所/操作 | 危险源 | 可能导致的事故 | 判断依据 (a~e) | 危险性评价 | | | | 危险级别 | 现有控制措施 | 备注 |
|---|---|---|---|---|---|---|---|---|---|---|---|
| | | | | | L | E | C | D | | | |
| | | | | | | | | | | | |
| | | | | | | | | | | | |
| | | | | | | | | | | | |
| | | | | | | | | | | | |
| | | | | | | | | | | | |
| | | | | | | | | | | | |
| 评估人 | | 日期 | | 质量主管 | | | | 日期 | | | |

说明：

1. 判断依据：a. 不符合法律、法规及其他要求；b. 曾发生事故但未采取有效控制措施；c. 直接观察到的危险；d. 第三方投诉；e. 定量评价法（LEC 法）。

2. LEC 法：用与系统风险有关的 3 种因素指标值的乘积来评价操作人员伤亡风险大小，给 3 种因素的不同等级分别确定的分值，再以 3 个分值的乘积来评价作业条件危险性的大小。

L（likelihood）事故发生的可能性（完全可能预料，5 分；相当可能，4 分；可能但不经常，3 分；可能性小，完全意外，2 分；很不可能，1 分）

E（exposure）人员暴露于危险环境中的频繁程度（连续，5 分；每天工作时间，4 分；每周一次或偶尔，3 分；每月一次，1 分；每年几次，1 分）

C（consequence）一旦发生事故可能造成的后果（重大灾难至伤亡，或损失大于 100 万元，5 分；灾难至伤亡，或损失大于 30 万元小于 100 万元，4 分；严重后果，或损失大于 10 万元小于 30 万元，3 分；一般负面后果，或损失大于 2 万元小于 10 万元，2 分；微小影响，或损失失大于 0.1 万元小于 2 万元，1 分）

D（danger=L×E×C）危险性（大于 65 分，极其危险，立即停止作业，49~64 分，高度危险，立即整改，28~48 分，显著危险，需要整改，9~27 分，一般危险，需要注意，1~8 分，稍有危险，可以接受，后期整改）

## 附件 2  XMPB/Q–R–002《样本库事故调查报告》

**样本库事故调查报告**

流水号：_____

| 调查事由 | | | |
|---|---|---|---|
| 风险评估 | XMPB/Q-R-001（流水号          ） | | |
| 调查时间 | | 调查人 | |
| 调查原因 | | | |
| | | | |
| 调查结果 | | | |
| | | | |
| 事故后果判定 | | | |
| | | | |
| 责任人 | | 质量主管 | | 样本库负责人 | |
| 日期 | | 日期 | | 日期 | |

## 7.2 样本库纠正预防控制程序

### 7.2.1 目的

本文件旨在规范及消除明确的或潜在的不合格因素，确保质量，保证体系有效运行和样本质量符合规定要求，保证样本库工作正常运行。

### 7.2.2 范围

本文件适用于精神病医院生物样本库内所有纠正措施、预防措施的制订、实施和验证。

### 7.2.3 职责

①委员会：负责对样本库纠正预防活动产生的文件进行年度审查。

②样本库

● 质量控制责任岗：负责按照制订和批准的纠正措施、预防措施开展质量活动。

● 质量主管：负责审核样本库各种质量活动和质量记录，努力查找和识别本样本库存在的不符合及潜在的不符合现象，并分析产生问题的原因，制订出所需纠正或预防的措施，对实施的纠正措施和预防措施进行跟踪验证。必要时参与对纠正措施、预防措施实施活动的监督。

● 样本库主任：负责审核并批准纠正预防措施，判断潜在的不合格因素，规定相应的权利，给予必要的资源和时间保障。

● 文件控制责任岗：负责将纠正预防活动产生的文件归档。

### 7.2.4 实施

①评价不合格事件：样本库各岗位根据收集到的不合格质量信息，对状况进行评估。

● 影响程度（严重性和涉及面）。

● 处理的紧急程度（时限）以防止恶化或波及。

● 需投入资源的大小。

具体操作遵循《样本库偏差管理控制程序》。

②原因分析和证实

● 样本库岗位人员从人员考核、监督记录、使用记录、纠正、预防、改进措施实施的有效性及管理体系运行记录、管理体系审核和评审等诸多方面开展调查研究，收集质量信息，从而发现管理和技术活动存在的已经发生的，或潜在的不符合现象，并填写《样本库偏差调查报告》。

● 质量主管（或被指定的偏差事件调查工作人员）对所收集到的信息进行全面系统地分析、识别，并确定偏离和不符合工作发生的原因和可能造成的不良影响，以及不符合原因存在的根源，根据已经发生问题的影响程度，评价和分析事件的严重程度，进而确定所应采取的纠正措施或预防措施，并完善《样本库纠正预防措施实施报告》。

③纠正和预防的实施

● 纠正措施和预防措施的制订：应考虑能从根本上消除不符合的原因和防止不符合的再次发生，同时兼顾全面、有效、经济、快捷、合理的原则。制订《样本库纠正预防措施计划书》，所制定的纠正措施、预防措施一定要形成必要的文件，或对管理体系文件进行补充、修订或完善。

● 纠正措施和预防措施的实施：应指定负责人和参加人，限定完成时间，落实必要的验证人员。质量主管或样本库主任应对纠正措施、预防措施的实施和实施结果加以监控、跟踪和验证，以确保纠正措施、预防措施实施及时和有效。最后完善《样本库纠正预防措施实施报告》。

● 修改质量体系文件：当纠正措施、预防措施实施中涉及对质量体系文件的任何修改、补充或变更，应按照《样本库文件管理控制程序》执行。修改后的质量体系文件应履行审批程序后发布实施。

● 必要时进行内部审核：当发现偏离和不符合工作的性质可能影响到样本库的质量方针、质量目标、法律责任、不良社会影响以及样本库的员工职责、质量手册和程序文件时，样本库主任应尽快组织对相关活动区域进行一次附加审核，以确定纠正措施、预防措施的有效性和偏离与不符合活动不会再次发生。

● 纠正措施、预防措施实施之后，应由质量主管或直接责任人对措施实施的有效性给予验证和评审，填写《样本库纠正预防计划书》，并在《样本库纠正预防措施实施报告》签署验证和评审意见。

● 重要的改进、纠正和预防措施实施的相关记录应作为下次管理评审的输入要素之一。样本库主任可以据此对样本库的管理体系进行评价。

### 7.2.5 安全

遵循 XMPB/Q-C-004《样本库风险和机遇应对控制程序》。

遵循 XMPB/Q-C-005《样本库生物安全控制程序》。

遵循 XMPB/Q-C-014《样本库危险品管理控制程序》。

遵循 XMPB/Q-C-006《样本库环境管理控制程序》。

### 7.2.6 偏差处理及报告

遵循 XMPB/Q-C-020《样本库偏差管理控制程序》。

### 7.2.7 保密

遵循 XMPB/Q-C-003《样本库信息保护控制程序》。

### 7.2.8 参考文件

《中华人民共和国人类遗传资源管理条例》

《中华人民共和国人类遗传资源管理条例实施细则》

GB/T 37864-2019《生物样本库质量和能力通用要求》

GB/T 37864-2019《质量管理体系要求》

☆ ★ ☆ ☆

### 7.2.9 附件
**附件1 XMPB/Q-R-034《样本库纠正预防措施计划书》**

**样本库纠正预防措施计划书**

流水号：_____

| 纠正预防事项 | | | | |
|---|---|---|---|---|
| 偏差调查报告 | XMPB/Q-R-033 流水号： | | | |
| 起草人/部门 | | 起草时间 | | |
| 纠正预防计划 | | | | |
| | | | | |
| 可行性判定 | | | | |
| | | | | |
| 责任人 | 复核人 | | 质量主管 | |
| 日 期 | 日 期 | | 日 期 | |

注：本表可加页，加页需在页脚增加页码且双面打印

**附件2 XMPB/Q-R-035《样本库纠正预防措施实施报告》**

**样本库纠正预防措施实施报告**

流水号：_____

| 纠正预防事项 | | | |
|---|---|---|---|
| 纠正预防措施计划书 | XMPB/Q-R-034 流水号： | | |
| 执行人/部门 | | 执行时段 | |
| 纠正预防措施实施描述 | | | |
| 纠正措施 | | | |
| | | | |
| 预防措施 | | | |
| | | | |
| 效果评估 | | | |
| | | | |
| 责任人 | | 复核人 | 质量主管 |
| 日 期 | | 日 期 | 日 期 |

注：本表可加页，加页需在页脚增加页码且双面打印

## 7.3  样本库内部审核控制程序

### 7.3.1 目的

本文件旨在建立样本库的审核制度，以验证样本库运行持续符合质量管理体系要求，进行符合性检查，对质量手册及相关文件中的各项要求是否在工作中得到全面贯彻进行检查，集中发现、讨论和解决一段时期内出现的问题，改进原有的工作流程，修改不适当的文件，以提高今后的工作效率和提升样本的质量，保证样本库工作正常运行。

### 7.3.2 范围

本文件适用于精神病医院生物样本库内所有审核工作。

### 7.3.3 职责

①委员会：负责对样本库内部审核活动进行年度审查。

②样本库

● 质量内审员：负责起草审核计划和方案，参加审核小组，实施审核活动，记录审查过程，起草审核报告，追踪偏差项和对应的纠正预防措施等。

● 质量主管：制订审核计划和方案，组建审核小组并担任组长或指定组长，实施审核活动，分析审查结果，撰写审核报告。

● 样本库主任：监督内审活动，参加审核会议，评估审核报告，并对质量管理体系做出相应改进。

● 文件控制责任岗：负责将内部审核活动产生的文件收集、整理、归档及保存。

### 7.3.4 实施

①内部审核的组织

● 根据样本库质量手册，每年至少实施一次内部审核。审核的周期和范围应当基于对样本库的风险分析。

● 内部审核应当制订方案，以确保质量管理体系的每一个要素至少每12个月被检查一次，可采用滚动式检查的模式以提升效率。

● 质量主管通常作为审核方案的管理者，并可能担任审核组长。

● 质量主管负责确保审核依照预定的计划实施。

● 审核由具备资格的人员来执行，质量内审员对其所审核的活动应具备充分的技术知识，并专门接受过审核技巧和审核过程方面的培训。

● 质量主管可以将审核工作委派给其他人员，但需确保所委派的人员熟悉样本库的质量管理体系和认可要求。

● 审核可以由质量主管自己来实施。不过，样本库主任宜指定另外的人员审核质量主管的工作，以确保审核活动的质量符合要求。

● 只要资源允许，质量内审员宜独立于被审核的活动。审核人员不宜审核自己所从事的活动或自己直接负责的工作，除非别无选择，并且能证明所实施的审核是有效的。当质量内审员不能独立于被审核的活动时，样本库主任或质量主管宜注重检查内部审核的有效性。

②内部审核的策划

● 质量主管应当制订审核计划。

☆★☆　☆

审核计划包括：审核范围、审核准则、审核日程安排、参考文件（如样本库质量手册和审核程序）和审核组成员的名单。

● 应当向每一位质量内审员明确分配所审核的管理体系要素或职能部门，具体的分工安排应当由审核组长与相关质量内审员协商确定。委派的质量内审员应当具备与被审核部门相关的技术知识。

● 为方便审核人员调查、记录和报告结果所需使用的工作文件可能包括：规范文件，如 GB/T 37864 或 ISO/IEC 17025 及其补充文件。

● 为保证审核的顺利和系统地进行，审核的时间安排应当由每一位质量内审员与受审核方一起协商确定。

● 审核开始前，质量内审员应当查阅评审文件、手册及前次审核的报告和记录，以检查与管理体系要求的符合性，并根据需审核的关键问题制订检查表。

● 样本库的审核包括对行政岗位（日常管理）的审核。

③内部审核的实施

● 审核的关键步骤包括：策划、调查、分析、报告、后续的纠正措施及关闭。

● 首次会议应当介绍审核组成员，确认审核准则，明确审核范围，说明审核程序，解释相关细节，确定时间安排，包括具体时间或日期，以及明确末次会议参会人员。

● 收集客观证据的调查过程涉及提问、观察活动、检查设施和记录。质量内审员检查实际的活动与管理体系的符合性。

● 质量内审员将质量管理体系文件（包括质量手册、体系程序等）作为参考，将实际的活动与这些质量管理体系文件的规定进行比较。

● 整个审核过程中，质量内审员始终要搜集实际活动是否满足管理体系要求的客观证据。收集的证据应当尽可能高效率并且客观有效，不存在偏见，不困扰受审核方。

● 质量内审员应当注明偏差，并对其进行深入的调查以发现潜在的问题。

● 所有审核发现都应当予以记录。

● 审核完所有的活动后，审核组应当认真评价和分析所有审核发现，确定哪些应报告为偏差，哪些只作为改进建议。

● 审核组应依据客观的审核证据编写清晰简明的偏差和改进建议的报告。

● 以审核所依据的样本库质量手册和相关文件的具体要求来确定偏差。

● 审核组应当与样本库管理者和被审核的职能部门的负责人召开末次会议。会议的主要目的是报告审核发现，报告方式需确保样本库管理层清楚地了解审核结果。

● 审核组长应当报告观察记录，并考虑其重要性，样本库运作中好坏两方面的内容均应报告。

● 审核组长应当就质量管理体系与审核准则的符合性，以及实际运作与管理体系的符合性报告审核组的结论。

● 应当记录审核中确定的偏差、适宜的纠正措施，以及与受审核方商定的纠正措施完成时间。

● 应当保存末次会议的记录。

④后续纠正措施及关闭

- 受审核方负责完成商定的纠正措施。
- 当偏差可能危及校准、检测或检验结果时，应当停止相关的活动，直至采取适当的纠正措施，并能证实所采取的纠正措施取得了满意的结果。另外，对偏差可能已经影响到的结果，应进行调查。如果对相应的校准、检测或检验的证书/报告的有效性产生怀疑时，应当通知样本库委托方或用户。
- 纠正措施的制订应基于问题产生的根本原因，继而实施有效纠正措施和预防措施。
- 商定的纠正措施期限到期后，质量内审员应当尽早检查纠正措施的有效性。质量主管应当最终负责确保受审核方消除偏差并予关闭。

⑤内部审核记录和报告
- 即使没有发现偏差，也应当保留完整的审核记录。
- 应当记录已确定的每一个偏差，详细记录其性质、可能产生的原因、需采取的纠正措施和适当的偏差关闭时间。
- 审核结束后，应当编制最终报告。报告应当总结审核结果，并包括以下信息：审核组成员的名单；审核日期；审核区域；被检查的所有区域的详细情况；机构运作中值得肯定的或好的方面；确定的偏差及其对应的相关文件条款；改进建议；商定的纠正措施及其完成时间，以及负责实施纠正措施的人员；采取的纠正措施；确认完成纠正措施的日期；质量主管确认完成纠正措施的签名。
- 所有审核记录应按规定的时间保存。
- 质量主管应当确保将审核报告，适当时包括偏差，提交样本库主任。
- 质量主管应当对内部审核的结果和采取的纠正措施的趋势进行分析，并形成报告，在下次管理评审会议时提交最高管理层。
- 报告提交管理评审的目的是确保审核和纠正措施能在总体上有助于质量管理体系运行的持续有效性。

⑥定期会议
- 样本库定期会议
○ 每季度召开一次，由样本库主任或质量主管主持，召集各部门的负责人参加。
○ 审核会议集中讨论样本库这一季度出现的主要问题，形成相关决议和会议纪要，在样本库内部公示。
○ 各部门需要在每次审核会议之前递交季度的工作报告，提出本部门出现的问题和需要讨论决定的议案。
- 部门定期会议
○ 不定期召开，至少每个月1次，由每个部门的负责人支持，部门所有员工参加。
○ 部门会议讨论总结一定时期内部门的工作，分析得失，提出解决问题的办法。
○ 部门会议对员工的工作进行评价，作为员工考核的重要依据。

### 7.3.5 偏差处理及报告
按 XMPB/Q-C-020《样本库偏差管理控制程序》操作。

### 7.3.6 保密
遵循 XMPB/Q-C-003《样本库信息保护控制程序》。

### 7.3.7 参考文件

《中华人民共和国人类遗传资源管理条例》

《中华人民共和国人类遗传资源管理条例实施细则》

GB/T 19001-2016《质量管理体系要求》

GB/T 37864-2019《生物样本库质量和能力通用要求》

ISO/IEC 17025：2017《检测和校准实验室能力认可准则》

## 7.4 样本库管理评审控制程序

### 7.4.1 目的

本文件旨在确保样本库质量管理体系为外界所提供的所有服务持续满足质量方针和目标，考虑质量管理体系有效实施的同时还要考虑需求和环境的最新变化，以满足标准要求和受益者期望，提高样本库竞争力和适应力。定期对样本库质量管理体系进行管理评审，保持适应性和有效性，并进行必要的改进。

### 7.4.2 范围

本文件适用于精神病医院生物样本库质量管理评审工作，包括质量方针和质量目标、质量管理体系文件、资源的配置、样本相关的活动、最近一次内部审核活动的结果、对外服务、风险和机遇等。

### 7.4.3 职责

①委员会：负责对样本库质量管理评审活动进行年度审查。

②样本库

- 质量控制责任岗或质量内审员：编制管理评审计划草案。
- 质量主管：审定管理评审计划，参加管理评审活动，编写管理评审结果报告。
- 行政主管：审定管理评审计划，参加管理评审活动，编写管理评审结果报告。
- 样本库主任：批准管理评审计划，审定管理评审结果报告，主持管理评审活动。
- 样本库员工：按照审定的管理评审计划，准备与本部门工作有关的评审材料，实施管理评审中提出的相关改进措施。
- 文件控制责任岗：负责管理评审文件和记录的归档保存。

### 7.4.4 实施

①管理评审召开：每年至少组织一次，当出现重大质量事故或发现管理体系不能有效运行时，应组织临时管理评审。

②管理评审范围

- 质量方针。
- 质量目标。
- 质量管理体系文件。
- 与质量管理体系相关的各项活动。

③管理评审考虑的因素

- 当前相关法律法规的变化。
- 行业变化。

- 上次管理评审的执行情况。
- 最近一次内部审核的结果及改进、纠正和预防措施的有效性。
- 样本库管理或审核人员的报告。
- 外部质量评审和室间比对结果。
- 成本管理，组织构架和工作类型的变化等。
- 反馈信息，包括来自临床专员、患者以及其他方面的投诉和相关信息。
- 偏差及处理结果。
- 对供应商的评价。
- 样本库内部关键变更。
- 方法和程序的适用性。
- 样本及相关数据的充分性。
- 风险控制的结果。
- 质量控制的结果。
- 用于监测样本源医疗工作质量的指示系统。
- 其他相关要素，如监测活动和培训。
- 持续改进过程的结果。

④管理评审结果

- 管理评审报告

管理评审的结果应由质量主管编写样本库质量管理评审报告，报告中应至少包括：

○ 质量管理体系及运行过程和流程的有效性。

○ 符合样本库质量标准的有关活动的改进或措施。

○ 所需要的生物样本及相关数据的提供。

○ 评审中发现需要变更的需求。

- 管理评审结果的处理

偏差需按照《样本库偏差管理控制程序》进行处理。确保评审中提到的各项改进措施在规定的期限内得到实施。

⑤管理评审记录：管理评审中提出的问题和由此采取的措施应被妥善记录并形成文件保存。

### 7.4.5 偏差处理及报告

按 XMPB/Q-C-020《样本库偏差管理控制程序》操作。

### 7.4.6 参考文件

《中华人民共和国人类遗传资源管理条例》

《中华人民共和国人类遗传资源管理条例实施细则》

GB/T 19001-2016《质量管理体系要求》

GB/T 37864-2019《生物样本库质量和能力通用要求》

ISO/IEC 17025：2017《检测和校准实验室能力认可准则》

☆ ☆ ☆ ☆

## 7.5    样本库变更管理控制程序

### 7.5.1 目的

本文件旨在规范及确定样本库员工、管理、程序、技术、设备设施、标准操作等永久性或暂时性的变化及时进行控制，规范相关的程序和对变更过程及变更所产生的风险进行分析和控制，防止因为变更因素发生偏差或事故，保证样本库的管理，为样本库安全高效运行提供支持。

### 7.5.2 范围及用途

本文件适用于精神病医院生物样本库各种变更的实时性动态管理。

### 7.5.3 职责

①委员会：负责对样本库变更活动进行年度审查。

②样本库

● 质量主管：负责质量相关的变更管理，包括发起、审批、实施、评估和跟踪；组织样本库各专业技术人员进行变更管理风险分析及对落实风险措施进行监督检查，定期汇总质量相关变更管理数据并提交管理评审会议。

● 行政主管：负责安全、环保、人员、资金等变更的管理，建立完善安全、环保、人员、资金方面变更制度，定期监督检查各部门变更管理执行情况，对变更管理过程中的风险分析提供技术指导，定期汇总安全、环保、人员、资金等变更管理数据并提交管理评审会议。

● 样本库主任：负责变更的总体管理，并在质量管理评审会议中总结。

● 文件控制责任岗：负责变更活动产生的文件归档、保存、调阅和销毁。

### 7.5.4 术语和定义

①变更：指实验技术、设备、环境和管理等永久性或暂时性的变化。

②变更管理（management of change，MOC）：以改进为目的而提出的对样本库质量管理全过程（控制程序、实验技术、程序及操作过程等永久性或暂时性的）变更进行有计划的控制，避免因变更风险导致偏差和事故的过程。

③同类替换：指符合原设计计划和参数、规格体积、内含物、处理手段、操作方式和环境条件、管理标准相同的更换。

④微小变更：影响较小，不造成任何技术参数、设计参数等的改变，但又不是同类替换的变更，即"在现有设计范围内的改变"。

⑤一般变更：对样本质量不大可能产生影响，该类变更不需要启动质量风险管理，可在《样本库变更评估表》中进行风险评估。

⑥重大变更：对样品质量可控性有直接影响的变更。该变更会直接影响样本库的样本标准，或需要样本库报告或报送人类遗传资源管理部门批准的变更，但并不局限于以下情况，该类变更需要启动质量风险管理。

### 7.5.5 变更类型和变更级别

①变更类型

● 供应商的变更：包括设施、设备、物料等物品的供应商。

● 区域、关键设备／仪器、设施的变更。

- 项目内容和合同的变更。
- 临床采集的变更。
- 临床检查的变更。
- 临床随访的变更。
- 样本处理方法的变更。
- 样本储存标准的变更。
- 样本运输和出入库标准的变更。
- 样本种类的增加或取消。
- 样本管理软件的变更。
- 样本质量评价标准的变更。
- 清洁和消毒方法的变更。
- 其他变更：对以上未涉及的变更范围，由质量主管根据变更内容，决定评估所涉及的范围，经过各部门评估后，由行政主管认可实施。

②变更级别

- 同类替换。
- 微小变更。
- 一般变更。
- 重大变更。

### 7.5.6 变更的执行原则

确保所做的变更不会对样本质量产生负面影响，且符合现行国际标准、国家法规和标准、行业标准和样本库质量文件。任何变更均需要完整的质量管理过程，经过验证、确认或风险评估，方可批准实施。

### 7.5.7 变更程序

①变更申请和变更方案：申请部门填写《样本库变更申请表》，及时提交质量主管，表中需写明变更方案及变更理由，列出需修改的文件目录清单；确定需进行的验证工作；是否需要进行样本的质量考查；是否需要进行对比试验；是否有必要的培训方面的要求等。

②变更评估：组织部门评估由质量控制责任岗组织变更涉及的相关部门评估变更方案是否可行，填写《样本库变更评估表》；评估内容包括此变更对所涉及的设备、样本质量或实验技术等可能造成的影响。

③评估结果批准：各部门责任岗在《样本库变更评估表》签署意见，如果准许变更，报给质量主管签署审核/批准意见，同类替换、微小变更和一般变更须经质量主管和行政主管审核批准或否决。重大变更须经与变更有关的部门评价，并经样本库主任审核批准或否决。

④出具评估意见：变更评估人员根据变更项目内容及变更前期工作完成后提供的支持性数据等综合评估后，由质量主管和行政主管在《样本库变更评估表》上填写变更评估意见，评估意见包括对样本质量、样本库相关法规、其他系统的影响及所需的后续相关工作等。

⑤变更行政影响：变更是否涉及备案、注册工作由质量内审员确定变更是否涉及上级

部门或人类遗传资源行政许可部门备案、注册申报等工作，若涉及，则由质量主管组织完成备案、注册申报等工作后方可执行变更。

### 7.5.8 变更方案执行

①执行情况记录：由变更部门根据批准的变更方案，按照主管部门规定的程序组织变更相关的活动，详细记录变更过程中的内容和数据，确保变更文件的完整（如现场试验方案、记录和报告、验证方案和报告等），为变更执行的批准提供数据，变更过程的规范性指导由专业职能主管部门负责。

②变更执行报告：变更完成后，变更执行部门填写《样本库变更执行报告》，需对变更后数据进行整理，并与变更前的情况进行对照，作为变更评价的信息输入。变更执行结果需质量主管和行政主管根据变更前规定的调查内容和结果进行评估，判断变更活动所进行的内容是否充分，并签署评价意见。

③变更执行时间：变更申请部门负责组织变更执行，变更应在批准变更之日起 30 日内执行，若未执行，应说明原因。变更执行部门执行变更后应说明变更执行情况，包括变更开始时间和实施效果等，若变更涉及新增、修订相关文件，则应列出文件名称及编号。

④跟踪确认变更执行情况：变更执行后，质量主管应组织人员对变更执行情况进行跟踪确认。

### 7.5.9 变更修改和终止

①变更修改：变更在实施过程中出现异常情况，需进入样本库偏差程序，由质量主管组织变更评估团队就该异常情况对变更的影响重新进行评估，如果验证结果不合格，确定新的变更方案。如果此项变更经评估没有被批准，要重新修订变更方案，经评估后重新执行或终止。变更评估团队认为该异常情况对变更的影响不大，则修改原变更方案。

变更评估团队认为该异常情况对变更影响重大，但可通过其他变更解决问题时，则由提出异常情况的部门对原变更申请进行升版并递交审批。由质量主管组织变更评估团队对修改后的变更方案再进行评估。

②变更终止：若经评估认为变更在实施过程中出现异常情况对变更影响重大且该问题无法得到解决，或由于某些原因变更没有必要进行下去时，则终止该项变更，并填写《样本库变更终止申请表》。终止的变更由行政主管和样本库主任批准后方可撤销。

### 7.5.10 变更总结

在变更完成的 10 个工作日内，质量主管收集相关支持文件，如验证报告、试验数据、考查数据、供应商审计报告、补充申报批件、检验规程等，审核并确认变更对样本的安全性、性质、规格及质量没有产生影响，然后给出《样本库变更总结报告》。

执行已批准的变更方案时，应当确保所有受变更影响的文件（如有关 SOP、检测方法、质量标准、工艺岗位规程等），都已按样本库文件管理标准操作规程进行文件的起草、修订、废除，并同时确保对变更涉及的相关部门进行变更后的文件的培训、考核。

### 7.5.11 偏差处理及报告

按 XMPB/Q-C-020《样本库偏差管理控制程序》操作。

### 7.5.12 参考文件

《中华人民共和国人类遗传资源管理条例》

《中华人民共和国人类遗传资源管理条例实施细则》

GB/T 19001-2016《质量管理体系要求》

GB/T 37864-2019《生物样本库质量和能力通用要求》

ISO/IEC 17025：2017《检测和校准实验室能力认可准则》

**7.5.13 附件**

**附件1 XMPB/Q-R-015《样本库变更申请表》**

样本库变更申请表

流水号：_____

| 变更事项 | | | |
|---|---|---|---|
| 事项说明 | | | |
| 变更级别 | | | |
| 变更方案及技术依据（可于本表后另附证明文件） | | | |
| 风险分析 | | | |
| 风险控制措施 | | | |
| 申请部门／人 | | 质量主管 | |
| 日　　期 | | 日　　期 | |
| 行政主管 | | 样本库主任 | |
| 日　　期 | | 日　　期 | |

注：本表可加页，加页需在页脚增加页码且双面打印

☆ ☆ ☆ ☆

## 附件2  XMPB/Q-R-121《样本库变更评估表》

### 样本库变更评估表

流水号：_____

| 变更事项 | |
|---|---|
| 变更申请 | XMPB/Q-R-015 流水号 |
| 变更评估 | |

<br>

评估部门 / 人

年      月      日

| 评估意见 | | |
|---|---|---|
| □批准    □不批准 | 质量主管 | |
| | 日      期 | |
| □批准    □不批准 | 行政主管 | |
| | 日      期 | |
| □批准    □不批准 | 样本库主任 | |
| | 日      期 | |

注：本表可加页，加页需在页脚增加页码且双面打印

## 附件 3 XMPB/Q-R-122《样本库变更执行报告》

**样本库变更执行报告**

流水号：_____

| 变更事项 | |  |
|---|---|---|
| 变更申请 | XMPB/Q-R-015 流水号 | |
| 变更评估 | XMPB/Q-R-121 流水号 | |
| 执行人/部门 | | |
| | | |
| 执行时间 | 年 月 日- 年 月 日 | |
| 执行情况说明（可于本表后另附证明文件）<br><br><br><br><br><br><br><br><br><br><br>报告部门/人<br>年 月 日 | | |
| 变更执行评估<br><br><br><br><br><br><br>报告部门/人<br>年 月 日 | | |
| 质量主管 | | |
| 日　期 | | |

注：本表可加页，加页需在页脚增加页码且双面打印

☆ ☆ ☆ ☆

## 附件 4 XMPB/Q-R-123《样本库变更终止申请表》

**样本库变更终止申请表**

流水号：_____

| 变更事项 | | | |
|---|---|---|---|
| 变更申请 | XMPB/Q-R-015 流水号 | | |
| 申请人 / 部门 | | 申请时间 | |
| 终止原因说明 | | | |
| 终止此项变更 | □是　　　□否 | 终止此项变更 | □是　　　□否 |
| 行政主管 | | 样本库主任 | |
| 日　　期 | | 日　　期 | |

注：本表可加页，加页需在页脚增加页码且双面打印

**附件 5  XMPB/Q–R–124《样本库变更总结报告》**

样本库变更总结报告

流水号：_____

| 变更事项 | |
|---|---|
| 变更申请 | XMPB/Q-R-015 流水号 |
| 变更评估 | XMPB/Q-R-121 流水号 |
| 变更执行 | XMPB/Q-R-122 流水号 |
| 变更总结（可于本表后另附证明文件） | |
| | |

| 起草人 | | 质量主管 | |
|---|---|---|---|
| 日　期 | | 日　期 | |

注：本表可加页，加页需在页脚增加页码且双面打印

## 7.6  样本库质量管理体系建立控制程序

### 7.6.1 目的

本文件旨在规范及确定样本库质量管理体系的建立、规范样本库的管理，为样本库安全高效运行提供支持。

### 7.6.2 范围及用途

本文件适用于精神病医院生物样本库建立质量管理体系的实施行为。

### 7.6.3 职责

①委员会：负责对样本库质量管理体系建立活动进行年度审查。

②样本库

● 质量组：包括质量控制组和质量保证组，负责样本库质量管理体系文件的起草、控制和具体实施。

● 质量主管：负责参与样本库质量管理体系的策划，负责样本库质量管理体系的建立、审核、监督、实施、保持和持续改进。

● 行政主管：负责参与样本库质量管理体系的策划，负责样本库质量管理体系的审核、监督，保证样本库质量管理体系实施的资源。

● 样本库主任：负责样本库质量管理体系建立的策划，发布质量方针和目标，批准质量管理体系文件，监督和管理质量体系文件的实施，保证样本库质量体系的有效性和一致性。

### 7.6.4 术语和定义

①质量管理：指制订质量方针、目标和职责，并通过质量体系中的质量策划、质量控制、质量保证和质量改进来使其实现的所有管理职能的全部活动。

②质量保证：是指为确保产品或服务能满足质量要求而在质量管理体系中实施并根据需要进行证实的全部有计划和有系统的活动。质量保证一般适用于有合同的场合，其主要目的是使用户确信产品或服务能满足规定的质量要求。

③质量控制：是为了通过监视质量形成过程，消除所有阶段引起不合格或不满意效果的因素，以达到质量要求，获取效益，而采取的各种质量作业技术和活动。

④质量方针：由组织的最高管理者正式发布的该组织总的质量宗旨和方向。标志了一个组织在质量方面所奉行的宗旨，阐明了该组织工作中的总要求。质量方针为建立和评审质量目标提供了框架。

### 7.6.5 内容

①质量管理体系建立的必要性

● 样本库应建立、成文、实施并维持质量管理体系，能支撑、论证该体系与相关的国家法规、标准等一致性并保证样本保藏质量。

● 在样本库所有与样本相关的操作中，精确性和合时性是保证样本质量的关键性因素，通过确保质量管理体系的有效实施来保证所有操作的准确性。引入样本库质量管理体系到样本库的日常工作中，建立标准化的操作程序，完善样本库的各项文件记录，建立必要的审查制度，有利于保持样本库工作的一贯性和样本质量的持续性。

②质量管理体系建立的基本要求

● 样本库应根据样本质量管理要求、质量保证的标准以及样本库的实际情况，建立适合样本库的质量管理体系。

● 样本库质量管理体系应形成一套样本库全体员工熟悉、理解、贯彻执行的管理体系文件，以保证样本库的所有工作符合要求。

● 样本库的质量管理体系应制订质量方针，根据质量方针确定与其一致的可实施和测量的质量目标。

● 样本在采集、存储、处理、运输、销毁等所有管理过程应与质量管理体系的要求相一致。

● 样本库应根据质量管理体系的要求对所有影响样本质量的过程进行监控和管理，发现不符合工作和不合格项，采取纠正措施，进行持续改进。

③质量管理体系的实现

● 样本库的相关责任人应明确各自在质量管理体系中的责任，按照责任进行工作的分配与执行。

● 样本库样本管理和质量目标实现应加强与样本使用者的沟通；考虑使用者的要求，包括对样本采集前、采集中和采集后处理存储的要求，样本符合法律及某相关标准的要求，以及附加的特殊要求。

● 在提供使用者样本前应该评估样本的质量，确保达到使用者的要求。

● 建立必要的体系文件，提供质量手册、控制程序文件和标准操作流程等文件，对样本库所有的过程进行规范。文件内容的实施应该得到审核、验证和监督。

● 样本库应根据需要不断提高自己的技术水平，不断改进样本采集、处理、存储、运输等方法和过程，以提高样本质量；改进应经过评审和验证。

● 定期对样本库的质量管理体系进行内部审核，进行数据分析，确定体系符合要求并有效地实施。

④质量管理体系与其他管理体系的兼容

● 为了给科学研究提供满足特定需求且有质量保证的样本，样本库的质量体系的建立可参照国际、国家制定的标准体系。

● 作为样本库组成部分的实验室，承担着样本制备、样本检测和质量评估的责任。实验室的建设和能力要求可以参照 ISO/IEC 17025：2017《检测和校准实验室能力认可准则》的要求与标准。

● 样本库的质量管理体系与国际相关标准有着相同与不同之处。可根据样本库的实际需求和要求，将其他标准中可取的、可借鉴的要求、标准加以引用和揉合，建立适合样本库的要求与发展的体系。

**7.6.6 保密**

遵循 XMPB/Q-C-003《样本库信息保护控制程序》。

**7.6.7 参考文件**

《中华人民共和国人类遗传资源管理条例》

《中华人民共和国人类遗传资源管理条例实施细则》

GB/T 19001-2016《质量管理体系要求》

《生物样本库质量达标检查手册》

GB/T 37864-2019《生物样本库质量和能力通用要求》

ISO/IEC 17025：2017《检测和校准实验室能力认可准则》

# 8 资 源 要 求

## 8.1 样本库员工管理控制程序

### 8.1.1 目的

本文件旨在针对参与生物样本库活动的相关人员，建立样本库员工管理控制程序，规范样本库人员管理，保障人员管理、培训、考核、晋升各环节有序性规范性操作，确保人员业务能力和（或）技术水平满足岗位需求。

### 8.1.2 范围

本书适用于精神病医院生物样本库中参与样本库活动的全体员工。

### 8.1.3 职责

①委员会：负责对样本库员工管理活动进行年度审查。

②样本库

● 样本库主任负责样本库员工配备和考核评估，审核培训计划。

● 质量主管和行政主管负责制订员工年度培训计划和安排员工内外部培训。

● 项目部责任岗负责组织实施内部培训。

● 文件控制责任岗负责建立和管理员工档案文件、培训考核文件、员工档案文件。

### 8.1.4 程序

①员工配备

● 根据样本库工作需求，确定样本库的岗位设置和岗位职责。

● 样本库各岗位职责详见《质量手册》。

● 样本库员工须通过资质评审、工作考核，方可确认各自的任职资格，并进行相应的岗位授权。

● 新晋员工须进行岗前培训，通过岗位资格考核后方能上岗。若岗位发生变更，应再经岗位培训后，重新考核认定。

②入职培训

● 岗前培训：项目部门责任岗向新员工介绍单位科室的文化理念和规章制度，并组织安排人员对新员工进行生物安全、消防安全和应急预案等培训。

● 业务培训：根据培训计划和岗位需求，项目部门责任岗安排新员工参加技能培训和外部培训（主要指生物样本库等协会主办的相关资质培训），填写《样本库学术会议参会记录》。由新员工所在岗位负责人负责对新员工进行实操培训和指导（实操培训为期1个月），并完成《样本库质量培训记录》。新员工完成培训并通过技能考核方可正式上岗。

● 培训考核：主要针对内部培训，由项目部门责任岗根据培训内容拟定考核内容，可采取笔试或面试进行考核。文档控制责任岗将考核结果归入员工档案。

● 考核通过后，样本库员工将获得《样本库岗位授权书》，明确岗位权限、仪器使用权限、样本库信息系统权限。

③样本库人员能力培训

● 根据岗位需求，行政主管拟定各岗位人员的培训计划方案。详见《样本库培训计划方案》。

● 质量主管负责制订培训计划，并提交样本库主任审批后实施。

● 根据岗位，样本库制订岗位职责和年度任务，员工应严格遵守执行 SOP，认真负责完成工作。

● 全体员工于每年 12 月份进行年度工作汇报，样本库主任对其进行工作业绩评估，并将其归档保存。

● 质量主管负责对员工的考核工作进行监督，员工的工作考核由行政主管负责。

● 样本库可根据培训内容进行考核，并归档保存《样本库岗位考核评估记录表》。

### 8.1.5 员工档案

①样本库员工应及时填写、更新本人的《样本库员工信息表》，并提供学历证明、职称证书的相关复印件。

②《样本库质量培训记录》《样本库岗位授权书》应报质量主管和行政主管签字审核后归档保存。

③样本库员工须签署岗位承诺书，归档保存。

④样本库员工应积极配合、参与样本库安排的体检活动，并及时提交体检报告。

⑤文件控制责任岗负责员工档案、培训考核和体检档案等文件的管理。

### 8.1.6 参考文件

《中华人民共和国人类遗传资源管理条例》

《中华人民共和国人类遗传资源管理条例实施细则》

### 8.1.7 附件

附件 1　样本库培训计划方案

样本库培训计划方案

**一、样本库培训概况**

为保证样本库工作的标准化、规范化，样本库针对员工、临床专员和入驻人员进行系统培训。样本库培训分为内部培训和外部培训。外部培训由 ISBER、组织生物样本库分会、中国药物生物技术协会等机构举办业务培训或学术交流会，主要培训内容为样本库从业人员的资质培训、能力提升及经验交流。内部培训是由样本库发起的业务培训，主要包括科室简介、样本库制度培训、样本库岗位培训、理论培训、实操培训。

**二、培训思路**

1.培训对象：员工、新入职员工、实习生、临床专员。

2.各部门职责：样本库培训工作的实施和成果离不开各部门的大力支持与配合，建立

☆ ☆ ☆ ☆

样本库培训计划，各部门须明确清晰培训中的职责。

| 部门／岗位 | 职责 |
| --- | --- |
| 项目部门 | ➢ 负责年度培训计划的制订、解释<br>➢ 负责搭建年度培训体系、完善培训流程<br>➢ 负责监督和检查各部门的培训工作实施<br>➢ 负责年度培训计划的组织实施、培训通知的发送<br>➢ 负责对年度培训实施中的效果进行评估与考核<br>➢ 负责年度各项培训的跟踪与反馈<br>➢ 负责对培训数据的分析与归档工作 |
| 临床部门 | ➢ 负责本部门员工应知应会与岗位技能培训的实施<br>➢ 协助与支持项目部门培训 PPT<br>➢ 协助与支持项目部门组织的各项培训活动并监督实施情况 |
| 样本部门 | ➢ 负责本部门员工应知应会与岗位技能培训的实施<br>➢ 协助与支持项目部门培训 PPT，涉及的业务知识、技能提升，或案例教育相关的培训教材<br>➢ 协助与支持项目部门组织的各项培训活动并监督实施情况 |
| 实验室 | ➢ 负责本部门员工应知应会与岗位技能培训的实施<br>➢ 协助与支持项目部门培训 PPT<br>➢ 协助与支持项目部门组织的各项培训活动并监督实施情况 |
| 数据部门 | ➢ 负责本部门员工应知应会与岗位技能培训的实施<br>➢ 协助与支持项目部门培训 PPT<br>➢ 协助与支持项目部门组织的各项培训活动并监督实施情况 |
| 支撑部门 | ➢ 负责本部门员工应知应会与岗位技能培训的实施<br>➢ 协助与支持项目部门培训 PPT<br>➢ 协助与支持项目部门组织的各项培训活动并监督实施情况 |

3. 培训方向：培训活动遵循一切以样本库发展为原则，将样本库战略与员工业务提升为主线，在资源利用最大化的情况下，要以更系统、更专业、更高效的形式展开，匹配部门职责、岗位职责相关的培训，采用内训和外训结合的形式，力求效用达到最优的结果。样本库培训以业务提升、能力培养为核心，针对性、实用性为重点，满足样本库不同岗位对员工的需求。

4. 培训目标

➢ 提升培训效果：基于部门业务需求设计培训内容，内容的设计具有针对性和实用性。

➢ 建设样本库队伍：建立专业的样本库人才队伍，提升样本库整体的业务能力。

5. 培训方法

➢ 外部培训：相关机构举办的资质培训和学术交流会。

➢ 内部培训：理论讲解、实操训练。

➢ 全面覆盖，突出重点，优化培训流程，明确培训目的，增强培训效果。

6.培训体系：年度培训体系建设任务包含培训工作的以下重点内容。

| 序号 | 事项 | 内容 |
|---|---|---|
| 1 | 完善健全培训管理制度 | 新入职培训管理方法、讲师管理制度、培训奖惩办法 |
| 2 | 建立培训课程库 | 将各项课程归类，主要以岗位工作内容、SOP 为主 |
| 3 | 确定内部培训主讲人 | 选拔、推荐、任命、考核等，主要以各部门责任岗为主 |
| 4 | 培训计划的实施 | 培训 PPT 的编制或选择、主讲人的选择、培训场地和设备的准备、培训通知的下发、培训资料的准备 |
| 5 | 培训效果评估 | 内训、外训后，质量主管对培训主讲人、培训总体效果等做出评估 |
| 6 | 建立培训档案库 | 收集每次培训的资料，包含课程名称、参加人数、培训主讲人，建立电子档案库和纸质档案 |

## 三、培训计划安排

| 序号 | 类别 | 课程名称 | 培训时间 | 课程地点 | 主讲部门 |
|---|---|---|---|---|---|
| 1 | 科室简介 | 医院简介 | 以医院人事科培训为准 | | |
| | | 实验室简介 | 8 月份 | 二楼会议室 | 项目部门 |
| | | 样本库简介 | 8 月份 | 二楼会议室 | 项目部门 |
| 2 | 安全培训 | 样本库安全培训 | 8 月份 | 二楼会议室 | 支撑部门 |
| 3 | 技能培训 | 样本库工作流程 | 8 月份 | 二楼会议室 | 项目部门 |
| | | 实地参观讲解 | 8 月份 | 样本库 | 项目部门 |
| | | 仪器 SOP 讲解 | 8 月份 | 二楼会议室 | 项目部门 |
| | | 实操培训 | 8 月份（为期 1 个月） | 前处理室 | 项目部门 |
| | | 量表评估培训 | 8 月份 | 二楼会议室 | 质量主管 |
| | | 实验操作培训 - DNA 提取 | 以样本库安排为准 | 核酸纯化室 | 实验室 |
| 4 | 临床专员培训 | 工作流程培训 | 以样本库安排为准 | 二楼会议室 | 项目部 |
| | | 量表一致性培训 | 以样本库安排为准 | 二楼会议室 | 质量主管 |
| 5 | 外部培训 | 资质培训 | 以协会培训为准 | | |
| | | 交流会 | 以举办方培训为准 | | |
| | | 仪器培训 | 以样本库安排为准 | | |

注：（1）培训时间拟订为 8 月份，以医院招聘、新员工实际入职时间为准。（2）实操培训：由值班人员带教，实操培训为期 1 个月，通过面试技能考核方可正式上岗

☆ ☆ ☆ ☆

四、培训考核计划

培训考核主要针对内部培训，根据培训内容确定考核内容，可采取笔试或面试进行考核。具体考试时间以培训结束为准。

| 序号 | 类别 | 课程名称 | 考核内容 | 考核方式 |
|---|---|---|---|---|
| 1 | 科室简介 | 医院简介 | PPT 要点 | 笔试 |
| | | 实验室简介 | PPT 要点 | 笔试 |
| | | 样本库简介 | PPT 要点 | 笔试 |
| 2 | 安全培训 | 样本库安全管理培训 | PPT 要点 | 笔试 |
| 3 | 技能培训 | 样本库工作流程 | PPT 要点 | 笔试 |
| | | 实地参观讲解 | 操作注意事项 | 面试 |
| | | 仪器 SOP 讲解 | PPT 要点 | 笔试 |
| | | 实操培训 | 操作注意事项 | 面试 |
| | | 量表评估培训 | PPT 要点 | 笔试 |
| | | 实验操作培训 -DNA 提取 | 操作注意事项 | 面试 |
| 4 | 临床专员培训 | 工作流程培训 | PPT 要点 | 笔试 |
| | | 量表一致性培训 | 操作注意事项 | 笔试 |

**附件 2    XMPB/A-R-003《样本库岗位考核评估记录表》**

### 样本库岗位考核评估记录表

流水号：_____

| 姓名 | | | |
|---|---|---|---|
| 类型 | □ 员工    □ 入驻人员    □ 临床专员    □ 其他 | | |
| 考核日期 | | | |
| 考核内容 | | | |
| 考核结果 | | | |
| 考核负责人 | | | |
| 质量负责人 | | 行政主管 | |
| 日期 | | 日期 | |

## 附件 3　XMPB/A-R-001《样本库员工信息表》

**样本库员工信息表**

流水号：＿＿＿＿＿＿

| 基本信息 | | | | | | |
|---|---|---|---|---|---|---|
| 姓　名 | | 性　别 | | 民　族 | | 1寸免冠白底照片 |
| 出生年月 | | 籍　贯 | | 党　派 | | |
| 学　历 | | 学　位 | | 专　业 | | |
| 身份证号 | | | | 研究方向 | | |
| 工作单位 | | | | 现任职务 | | |
| 毕业院校 | | | | 掌握何种外语 | | |
| 社　会<br>兼　职 | | | | | | |
| 其　他 | □院士　　　　□享受国务院政府特殊津贴　　□省优秀专家　□百千万工程国家级人选<br>□中原学者　□突出贡献专家　　　　□学术带头人　□百人计划<br>□其他： | | | | | |

| 联系信息 | | | |
|---|---|---|---|
| 单位地址 | | 电话 | |
| 家庭地址 | （具体到门牌号） | 电话 | |
| 电子邮箱 | | | |

| 受教育情况 | |
|---|---|
| 例：2003.09—2008.07 | 学士 |
| | |
| | |
| | |

| 主要工作经历 | |
|---|---|
| 例：2016.09—今 | ***医院　主任医师、教授 |
| | |
| | |

| 主要科技成果 | | | | |
|---|---|---|---|---|
| 类型 | 论文名称 | 发表时间 | 杂志.期（卷）：页码 | 排名 |
| 文章 | | | | |
| | | | | |
| | | | | |
| | | | | |

续表

| 类型 | 项目名称 | 完成时间 | 获奖名称 | 排名 |
|---|---|---|---|---|
| 获奖 |  |  |  |  |
|  |  |  |  |  |
|  |  |  |  |  |
|  |  |  |  |  |

| 类型 | 申报名称 | 获批时间 | 专利号 | 转化情况 |
|---|---|---|---|---|
| 专利 |  |  |  |  |
|  |  |  |  |  |
|  |  |  |  |  |
|  |  |  |  |  |

| 主持或参与课题项目 | | | | |
|---|---|---|---|---|
| 立项时间 | 课题名称 | 项目批号 | 完成情况 | 排名 |
|  |  |  |  |  |
|  |  |  |  |  |
|  |  |  |  |  |
|  |  |  |  |  |
|  |  |  |  |  |
|  |  |  |  |  |

### 附件 4   XMPB/Q-R-018《样本库质量培训记录》

**样本库质量培训记录**

流水号　＿＿＿＿＿

| 培训题目 |  | | |
|---|---|---|---|
| 主讲人 |  | 部门/单位 |  |
| 培训地点 |  | 培训时间 |  |

培训内容（摘要）

续表

| 参加培训人员 | | | | | |
|---|---|---|---|---|---|
| | | | | | |
| 是否考核 | | □ 考核 | | □ 不考核 | |
| 考核形式 | | | | | |
| 主讲人 | | 质量主管 | | 行政主管 | |
| 日　　期 | | 日　　期 | | 日　　期 | |

## 附件5　XMPB/A-R-002《样本库岗位授权书》
### 样本库岗位授权书

流水号：_____

_____通过样本库的相关岗位理论知识和实际操作培训，并考核合格，具备仪器设备操作能力和技术操作能力，故对其进行以下授权：

| 岗位授权 | | | | | | |
|---|---|---|---|---|---|---|
| □项目部门　　□样本部门　　□临床部门　　□数据部门　　□质控部门　　□支撑部门　　□实验室 | | | | | | |
| 信息系统授权 | | | | | | |
| | | | | | | |

| 仪器设备授权 | | | | | |
|---|---|---|---|---|---|
| 授权 | 仪器名称 | 仪器型号 | 授权 | 仪器名称 | 仪器型号 |
| □ | 超低温冰箱 | | □ | 核酸蛋白测定仪 | |
| □ | | | □ | PCR仪 | |
| □ | | | □ | 冷链监控系统 | |
| □ | | | □ | 低温操作台 | |
| □ | 医用冰箱 | | □ | 生物分析仪 | |
| □ | 生物安全柜 | | □ | 血细胞分析仪 | |
| □ | 离心机 | | □ | 磁珠提取系统 | |
| □ | | | □ | 气相液氮罐 | |
| □ | | | □ | 流式细胞仪 | |
| □ | | | □ | 气体灭火系统 | |

行政主管：

年　月　日

☆☆☆☆

**附件6　XMPB/Q-R-062《样本库学术会议参会记录》**

样本库学术会议参会记录

| 序号 | 日期 | 学术会议名称 | 主办单位 | 参加者 | 会议资料 | | |
|------|------|------------|---------|--------|----------|---|---|
| | | | | | □PPT | □视频 | □其他： |
| | | | | | □PPT | □视频 | □其他： |
| | | | | | □PPT | □视频 | □其他： |
| | | | | | □PPT | □视频 | □其他： |
| | | | | | □PPT | □视频 | □其他： |

## 8.2　样本库设备管理控制程序

### 8.2.1 目的

本文件旨在对精神病医院生物样本库所有设备进行规范且有效的控制和管理，以确保样本的质量及实验结果的可靠性。

### 8.2.2 范围

本文件适用于精神病医院生物样本库所有设备的购置、验收、使用、维护、修理、报废等。

### 8.2.3 职责

①委员会：负责审核样本库的设备购买申请、评议论证、批准购买，安排设备器械科购买并纳入学校或医院仪器设备清单。

②样本库

● 样本库主任：负责设备的合理配置与有效管理。

● 行政主管：提出设备的配置需求和购置申请。

● 质量主管：统筹管理设备的使用、日常维护和定期维保。

● 日常运行责任岗：负责入库设备的登记、建档、日常维保及与上级设备管理部门的协调沟通。

● 其他部门责任岗：配合设备验收、建档、标识粘贴及后续档案更新等管理工作，并组织设备的检定、校准等工作。

● 文件控制管理岗：负责设备管理相关文件的收集、整理、归档和保存工作。

### 8.2.4 实施

①设备仪器购买

● 样本库根据技术需求、工艺要求和试剂需要，从设备的技术先进性、生产适用性、经济合理性等方面进行可行性论证分析，并对设备的可行性、节能性、配套性、环保性、维修性、操作性及寿命周期进行市场调查和综合分析比较，确保选型的合理性。仪器设备的种类、数量和各种参数，应满足所承担的检测、检验和复核需要，配置有必要的备品、备件和附件。

- 选购的设备应是经过鉴定、有生产许可证的非淘汰产品。
- 选购的设备应为经国家有关部门批准的标准化、规格化产品。如属于非标产品，应考虑其通用性。设备的量程、精度和分辨率等可以覆盖被检测样本标准技术指标的要求。
- 对确定型号的设备生产厂家，应进行厂家审计，考察该厂的合法性及生产能力、生产管理水平、产品质量等情况，确认该厂可提供符合要求的设备。
- 注意进口设备技术资料的完整性和维修配件的配备。
- 样本库接收区应有相应的防护设备、冷藏设备、信息录入设备、计量设备等。
- 样本库处理区应有生物安全柜，根据样本种类及样本库现状配备合适的离心机、计量设备、移液器、灭菌设备、低温转运设备等操作设备，满足样本处理需求的同时保证样本处理过程的安全性。
- 样本储存区应根据实际情况配备常温储存设备（切片柜等）、冷藏设备、冷冻设备（超低温冰箱、液氮罐等）。

②设备验收管理

- 开箱验收：设备发放至部门后，使用部门和日常运行管理岗进行开箱验收，填写设备开箱验收单，由验收人员签字后归档，对验收中发现的问题和破损件应详细记录，以便与供货单位核查、追索。
- 安装与调试验收：设备在安装后进行调试，调试时按技术指标逐项试验，先做空载运转，再做负荷运转，记录各项指标是否达到要求，调试验收后，填写安装调试验收单，验收人签字后归档。若为大型或贵重精密仪器，须找第三方机构或通知设备供应商进行安装调试，遵循《样本库设备验证校准控制程序》。
- 验收合格后的设备方可投入正常使用，大型设备或生产使用的关键设备应进行计量验证，验证合格后方可投入正常使用。

③设备档案管理

- 设备档案由日常运行管理岗工作人员负责建立，内容包括：设备的标识及唯一的识别编码；制造商或供应商及其联系方式；设备到货日期、投入运行日期；接收时的状态（例如新品、使用过、修复过）及验收人；仪器设备的说明书和设备标准操作流程（SOP）及其存放位置；设备使用部门；证实设备可以使用的设备性能记录；已执行或计划进行的维护；设备的故障、损坏、改动或维修及检定；预计更换日期、实际报废记录；统计所有仪器设备，登记在《样本库设备档案》上。
- 档案应包括所有校准和验证报告的复印件。内容应包括日期、时间、结果、调整、可接受性标准及下次校准和验证的日期，适当时还应有在两次维修或校准之间需进行的维护检查的次数等，可根据制造商的说明来确立可接受准则、程序和进行维护验证或校准的频次（适当时），以满足本要求的全部或部分内容。
- 设备管理员负责设备清单的编制，并在设备有变时予以更新。

④设备状态管理

- 设备的唯一性标识内容应包括设备名称、型号、编号和位置。
- 设备的标志管理
  ○合格证：用于检定、校准合格的设备，自校准合格的设备。

☆ ☆ ☆ ☆

○ 准用证：用于部分功能或量程能满足检验工作需要，而其他功能或量程有不合格的多功能或多量程的设备或降级使用的设备。

○ 停用证：用于检定或自校准不合格、损坏待修或报废的设备、停用的设备。

⑤设备的使用

● 使用前，应对具有量值的设备进行检定或校准，并有校验记录，必要时需取得认可证书。

● 每台设备应由部门负责人指定一名负责日常管理的责任人，并授予具备相应资格的人员使用权，设备责任人和使用人应熟悉该设备的原理、操作规程和注意事项。可在使用设备前进行系统的培训，详细学习设备 SOP 和快速使用手册，经考核合格后方可使用。

● 大型仪器设备的使用人员应经过多次严格培训且考核合格后方可使用，一般情况下应为大型仪器设备分配两位以上能独立操作的人员。

● 使用人员在使用设备时应严格按照设备的操作规程进行，并填写《样本库设备使用日志》。

● 外单位借用样本库设备时，借用人员应填写《样本库设备借用登记表》，并经质量主管或设备主管审批。设备管理人员应在仪器设备借出和返还时检查其使用状态。

● 备用设备：样本库必须配备具有充足容量的备用储存设备。备用设备的容量需根据经验来安排，例如，液氮贮存时，一般应达到液氮总容量的 1.5% ～ 3%；超低温冰箱储存时，应达到冰箱容量的 10%。

⑥设备的维护、维修、停用和报废

● 设备责任人应按照制造商的建议定期对设备进行维护和保养，日常维护由设备使用人负责，具体按相关设备 SOP 执行。对于新购设备、量值有偏移设备、经常在现场使用的设备，日常运行责任岗或各部门责任岗应采用使用有证标准物质、比对、留存样本等方式进行期间核查，以确保校准状态的可信度。

● 设备故障处理：设备一旦出现故障，由设备管理员在该设备贴上停用标志，并报质量主管。日常管理岗人员组织维修，维修后应进行检定和校准，合格后方可继续投入使用，同时按规定做好设备的维修记录，填写在《样本库设备档案表》上。

● 设备停用：根据设备使用情况，对较长时间未使用的设备进行停用处理，填写《样本库设备档案》，并进行标识。

● 设备报废：当设备无法修复、计量检定达不到要求时，由质量主管和上级管理部门组织鉴定确认后，填写《样本库设备档案》，报行政主管审核批准，或报告上级管理部门予以报废处理。报废的设备，应粘贴明显的标识并隔离存放。

● 设备更新：设备的实际使用寿命则由预防性维护、替换零件、环境等多重因素决定，样本库建立时就应该在设备档案或者仪器 SOP 中制订设备维护与更新计划。

● 各部门责任岗负责设备投入使用、修理或退役之前的去污染工作，并将所采取的减少污染的措施清单提供给设备的使用人员。

**8.2.5 安全**

遵循 XMPB/Q-C-004《样本库风险和机遇应对控制程序》。

遵循 XMPB/Q-C-005《样本库生物安全控制程序》。

遵循 XMPB/Q-C-014《样本库危险品管理控制程序》。

遵循 XMPB/Q-C-006《样本库环境管理控制程序》。

**8.2.6 偏差处理及报告**

按 XMPB/Q-C-020《样本库偏差管理控制程序》操作。

**8.2.7 保密**

遵循 XMPB/Q-C-003《样本库信息保护控制程序》。

**8.2.8 参考文件**

《中华人民共和国人类遗传资源管理条例》

《中华人民共和国人类遗传资源管理条例实施细则》

GB 19489-2008《实验室生物安全通用要求》

**8.2.9 附件**

**附件 1　XMPB/Q-R-025 样本库设备档案**

样本库设备档案

| 设备基本信息 | | | | | |
|---|---|---|---|---|---|
| 编　　码 | | | | | |
| 名　　称 | | | | | |
| 制 造 商 | | | | | |
| 型　　号 | | | | | |
| 购置时间 | | | | | |
| 供 应 商 | 名称： | | | | |
| | 联系人： | | | | |
| | 联系方式： | | | | |
| 合同编号 | | | | | |
| 接收状态 | □新品　□使用过　□修复过 | | | | |
| 归　　属 | □ \*\*\* 医学院　□ \*\*\* 精神病医院 | | | | |
| 位置 / 使用部门 | | | | | |
| 验　　收 | □是　□否 | | 时间 | | |
| 验　　证 | □是　□否 | | 时间 | | |
| 安装 / 验证文件 / 性能记录 | | | | | |
| 说 明 书 | | | | | |
| SOP | | | | | |
| 配件信息（以下均可加页） | | | | | |
| 序号 | 名称 | 型号 | 数量 | 位置 | 备注 |
| | | | | | |
| 培训信息 | | | | | |
| 需要培训 | □是　□否 | | | | |

续表

| 使用前培训 | XMPB/Q-R-018　流水号 | | | |
|---|---|---|---|---|
| 第二次培训 | XMPB/Q-R-018　流水号 | | | |
| 第三次培训 | XMPB/Q-R-018　流水号 | | | |
| 检定信息 | | | | |
| 需要检定 | □是　　□否 | 检定频率 | | |
| 第一次检定 | 检定项目 | | 检定记录 | □有 □无 |
| | 检定结果 | | 检定证书 | □有 □无 |
| 第二次检定 | 检定项目 | | 检定记录 | □有 □无 |
| | 检定结果 | | 检定证书 | □有 □无 |
| 维护信息 | | | | |
| 需要维护 | □是　　□否 | 维护频率 | | |
| 第一次维护 | 维护项目 | | 维护记录 | □有 □无 |
| | 维护结果 | | 维护验证 | □有 □无 |
| 第二次维护 | 维护项目 | | 维护记录 | □有 □无 |
| | 维护结果 | | 维护验证 | □有 □无 |
| 故障 / 维修信息 | | | | |
| 第一次故障 / 维修 | | | | |
| 故障时间 | 年　　月　　日　　时　　分 | | | |
| 故障内容 | | | | |
| 维修时段 | 年　　月　　日　　时—　　年　　月　　日　　时 | | | |
| 维修结果 | □修好　　　□未修好 | | | |
| 维修记录 | □有 | | | □无 |
| 维修人员 | 姓名：<br>机构：<br>联系方式 1：<br>联系方式 2： | | | |
| 样本库复核 | 复核人 | | 质量主管 | |
| | 日　　期 | | 日　　期 | |
| 停用信息 | | | | |
| 停用时间 | 年　　月　　日　　时　　分 | | | |
| 停用原因 | | | | |

☆ ☆ ☆ ☆

续表

| 停用上报 | | | | |
|---|---|---|---|---|
| 设备处理 | | | | |
| 样本库审核 | 上 报 人 | | 质量主管 | |
| | 日　　期 | | 日　　期 | |
| | 行政主管 | | 样本库负责人 | |
| | 日　　期 | | 日　　期 | |
| 设备曾用标签粘贴 | | | | |
| | | | | |

## 附件 2    XMPB/Q–R–026《样本库设备使用日志》

### 样本库设备使用日志

仪器设备使用须知

1. 每次使用仪器设备均需按记录本所列内容填写。使用人必须遵守 XMPB/Q-C-016《样本库设备管理控制程序》中的有关规定。本记录需准确、及时、如实填写。

2. 使用人必须严格遵守仪器标准操作规程，爱护仪器设备，严禁擅自拆卸或改装。发生事故要立即报告，不得隐瞒，否则一切后果由当事人承担。

3. 每年的使用记录本需装订成册。以备档案保存、检查、考核评估等。

4. 使用人如违反规定而损坏仪器设备或降低性能，视情节轻重给予禁用设备、经济赔偿或行政处罚。

设备使用日志填写说明

1. "日期"栏：按照 ××-×× 或者 ××.×× 的格式填写，无须填写年份。示例：08-12 或 08.12。

2. "用前状态"栏和"用后状态"栏：使用仪器设备前后需检查其状态，若处于良好可使用状态填写正常；若设备异常，则填写异常，报告设备的管理人员，根据 XMPB/Q-C-016《样本库设备管理控制程序》和该仪器的操作 SOP 进入处理程序，使设备尽快恢复正常。

3. "使用时段"栏：采用 24 小时制，按照 ××：××-××：×× 的格式填写。示例：09：12-10：55。

4. "使用内容 / 用途"栏：填写使用本设备的目的和内容。

5. "使用人"栏：填写使用本设备人员姓名，样本库员工可使用姓名缩写。

6. "备注"栏：若无异常情况，填写 NA；若出现异常，报告设备的管理人员进入处理程序。

示例：

☆ ☆ ☆ ☆

| 日期 | 用前状态 | 使用时段 | 使用内容／用途 | 使用人 | 用后状态 | 备注 |
|---|---|---|---|---|---|---|
| 08.12 | 正常 | 09：12-10：55 | XMPB-××××项目样本处理 | *** | 正常 | NA |

仪器编号：

| 日期 | 用前状态 | 使用时段 | 使用内容／用途 | 使用人 | 用后状态 | 备注 |
|---|---|---|---|---|---|---|
|  |  |  |  |  |  |  |
|  |  |  |  |  |  |  |
|  |  |  |  |  |  |  |
|  |  |  |  |  |  |  |

## 附件 3   XMPB/Q-R-027《样本库设备借用登记表》

### 样本库设备借用登记表

流水号：_____

| 借用人信息 | | | |
|---|---|---|---|
| 机　　构 |  | 部　　门 |  |
| 姓　　名 |  | 联系方式 |  |
| 设备用途 |  |  |  |
| 借用时段 | 年　月　日 －　年　月　日 | | |
| 设备信息 | | | |
| 设备名称 |  |  |  |
| 设备编号 |  |  |  |
| 设备状态 | □完好可借出 | □不可借出 | |
| 附　带配　件清　单 |  |  |  |
| 需要运输 | □是　□否 | 运输承担 | □借用人　□样本库 |
| 借 用 人 |  | 设备负责人 |  |
| 日　　期 |  | 日　　期 |  |
| 质量主管 |  | 样本库主任 |  |
| 日　　期 |  | 日　　期 |  |
| 备注 | | | |
| 归还信息 | | | |
| 需要运输 | □是　□否 | 运输承担 | □借用人　□样本库 |
| 归还情况 | （设备是否完好，配件是否齐全）<br><br><br>设备负责人（签名）<br>年　月　日 | | |

☆　☆　☆　☆

## 8.3　样本库物料管理控制程序

### 8.3.1 目的

本文件旨在规范及确定精神病医院生物样本库工作中物料的控制和管理，为物料的采购、使用、保存及销毁提供支持，保证精神病医院生物样本库工作正常运行。

### 8.3.2 范围

本文件适用于精神病医院生物样本库内所有工作中的质量控制、仪器校准、分析方法比对及评价、技术仲裁和实验室能力测试等所用物料的采购、保管、使用等工作的管理。

### 8.3.3 定义及术语

物料：样本生命周期各阶段所涉及的试剂、耗材、仪器及其配件。

### 8.3.4 职责

①委员会：负责对样本库物料管理活动进行年度审查。

②样本库

● 日常运行责任岗负责根据物料需求，编制采购计划，并负责物料的验收、保管和发放。

● 样本库员工负责正确领用及使用物料。

● 质量主管负责审核采购计划及使用情况，行政主管负责审核采购经费。

● 样本库主任负责审核并批准采购计划。

● 文件控制责任岗负责将物料管理活动产生的文件归档。

### 8.3.5 实施过程

①申请采购：根据物料库存和实验需求，日常运行管理岗提交物料采购申请。

②供应商评价

● 对提供试剂耗材的供应商（包括生产厂家和经销商），由日常运行管理岗对其进行调查，并将调查结果记录于《供应商评价表》，行政主管和样本库主任签署意见后决定是否列为合格供应商。

● 供应商评价内容：供应商资信能力；供应商质保能力、技术支持能力；价格；交货情况；服务情况；经销商具备厂家授权资质。

③采购

● 小批量试剂耗材采购，由质量主管批准，按计划可从合格的供应商/试剂商处采购。

● 若需大批量采购试剂耗材或设备，应遵循医学院或精神病医院采购相关程序，由样本库提交相关申请材料，委托学校或医院相关职能部门进行询价、采购、验收等程序。

④验收

● 日常运行责任岗对物料进行验收或验证，包括物料名称、外观、数量、生产单位、保质期、合格证书或原厂质检报告、序列号或编号、规格、标准值/不确定度（浓度或试剂纯度）等；验收或验证合格的进行内部编号标识；若有必要，出具加盖样本库质量公章的质检报告。

● 若物料属于危险品，应同时按照《样本库危险品管理控制程序》管理。

● 对验收不合格的物料进行记录并将问题反馈给质量主管。

● 经医学院或精神病医院采购的物料验收由相关职能部门负责，样本库仅需保留验收

☆☆☆☆

相关手续的复印件。

⑤入库

● 日常运行责任岗核实物料信息，确定物料信息出入库情况。

● 日常运行责任岗按类别将物料放置于样本库仓库的相应位置。

⑥出库

● 员工需要某种物料，应提出申领，日常运行管理岗批准后，方可出库。若物料属于危险品，应同时按照《样本库危险品管理控制程序》领用，并由样本库危险品管理员填写《样本库危险品出入库台账》。

● 员工在使用前，需仔细阅读物料所附合格证书或原厂质检报告或说明书的内容，了解量值特点、化学组成、稀释方法和标准值等条件，按照操作规程和要求正确使用物料，并如实填写样本库标准操作记录；若发现物料无法满足需求，应及时向质量主管报送检查。

⑦废弃及销毁

● 过期耗材以生活垃圾处理。

● 过期试剂视为化学性医疗废物，由精神病医院相关部门统一处理。

● 若物料属于危险品，应同时遵循《样本库危险品管理控制程序》严格处理。

⑧盘库

样本库日常运行责任岗统计物料消耗和库存情况，并核对仓库物料库存情况，每6个月进行一次盘库，导出库存和消耗统计结果，打印存档。

### 8.3.6 安全

遵循 XMPB/Q-C-004《样本库风险和机遇应对控制程序》。

遵循 XMPB/Q-C-005《样本库生物安全控制程序》。

遵循 XMPB/Q-C-014《样本库危险品管理控制程序》。

遵循 XMPB/Q-C-006《样本库环境管理控制程序》。

### 8.3.7 偏差处理及报告

遵循 XMPB/Q-C-020《样本库偏差管理控制程序》。

### 8.3.8 保密

遵循 XMPB/Q-C-003《样本库信息保护控制程序》。

### 8.3.9 参考文件

《中华人民共和国人类遗传资源管理条例》

《中华人民共和国人类遗传资源管理条例实施细则》

GB 19489-2008《实验室生物安全通用要求》

## 8.3.10 附件

**附件 1 XMPB/Q-R-097《样本库供应商评价表》**

### 样本库供应商评价表

流水号：＿＿＿＿＿＿

| 供应商名称： | | | | | |
|---|---|---|---|---|---|
| 地址： | | | Email： | | |
| 联系人： | | | 电话： | | |
| 产品或项目 | 产品标准 | 参考价 | 最短供货期 | 供货量 | 备注 |
| | | | | | |
| 附件资料（以下内容需提供复印件）：<br>1. 供应商营业执照　　□有　□无<br>2. 供应商产品认证　　□有　□无<br>3. 供应商通过质量保证体系　□有　□无<br>4. 其他资质证书　　□有　□无 | | | | | |
| 行政主管意见：<br><br>签字：　　　日期： | | | 样本库主任意见：<br><br>签字：　　　日期： | | |

**附件 2 XMPB/Q-R-023《样本库危险品出入库台账》**

### 样本库危险品出入库台账

| 危化品名称 | | | | | CAS 号 | | | | |
|---|---|---|---|---|---|---|---|---|---|
| 入库时间 | 入库量 /ml | 操作人 | 复核人 | 实时库存 | 出库时间 | 出库量 /ml | 操作人 | 复核人 | 实时库存 |
| | | | | | | | | | |
| | | | | | | | | | |
| | | | | | | | | | |
| | | | | | | | | | |
| | | | | | | | | | |
| | | | | | | | | | |
| | | | | | | | | | |

## 8.4 样本库设备验证校准控制程序

### 8.4.1 目的

本文件旨在保证检测结果的准确性和可靠性，对检测仪器设备的检定、校准进行有效控制，以保证检测仪器设备的量值和准确度的可靠性，保证精神病医院生物样本库工作的正常运行。

☆★☆☆

**8.4.2 范围**

本文件适用于精神病医院生物样本库内所有依法强制检定的仪器设备和非强制性检定的仪器设备，同时适用于无法进行校准或检定的仪器设备开展自检校验等工作的管理。

**8.4.3 职责**

①委员会：负责审核样本库的设备校准申请，安排各种设备校准的具体工作事项。

②样本库

● 质量主管：制订设备校准计划，审核校准记录表，监督实施设备的周期检定及自校验计划。

● 各个部门责任岗：配合设备的检定、校准工作，组织实施所负责区域的设备校准工作，认真填写校准记录表。

● 文件控制责任岗：负责样本库设备验证活动中所有文件的收集、整理和保管工作。

● 上级主管机构：指医学院和精神病医院。

**8.4.4 实施**

①验证要求

● 用于样本库所有设备，其验证准则应符合校验检定系统的要求。

● 外部校验机构的资质应是能出具其资格、测量能力和溯源性真名的法定校准检定机构。

● 用于验证的标准物质，应是法定有证的标准物质或须满足样本库验证标准。

②校准计划

● 质量主管按照样本库工作及设备管理计划，编制定期检定计划，并交样本库主任审核批准，组织资源按照设备校准计划实施。

● 周期检定计划内容包括：

○ 校准仪器设备的名称、型号、编号、用途、检测范围或测量范围。

○ 原检定证书编号、有效期。

○ 设备校准机构名称、资质、联系方式。

○ 定点检定机构名称。

○ 最近检定计划及检定时间、检定方式。

● 检定实施人员按照校准计划提前15日通知设备使用部门及设备负责人，并做好检定前的准备工作。

● 质量主管负责实施设备检定校准计划和督促设备使用部门开展自检工作。

● 所购置的新仪器设备须经过专业检定，检定合格后方可投入使用。

③无法确定标准的检测设备的比对

● 使用相应的有证书说明其材料特性的参考物质。

● 进行比率型或互易型的测量。

● 以其他程序进行校验或校准。

● 参照适当的实验室间的比对计划。

● 参照已明确建立的、性能确定的或经规定且被有关各方普遍接受的协议中的标准或方法。

●将制造商或供应商提供的试剂、程序或检验系统的验证性说明形成文件。

④对校验证书、比对或能力验证结果的确认与可疑测量的追溯

●计量校验证书应给出校准、测量范围的不确定度。

●质量主管对照校验证书，确认设备的技术指标能否满足检验工作的要求，并体现在设备信息档案中。

●当设备验证结果出现偏差或者不合格时，设备负责人应对以前使用该设备所做的实验记录进行检查，查看是否对以前的检测或测量结果造成影响。

⑤设备自验证

●自验证计划应体现在设备校准计划中。

●当设备有法定标准时，按照法定统一检定规程实施。

●当形成完善的自验证体系时，应由质量主管形成样本库流通的设备自检规程，经样本库主任审批后体现在设备 SOP 中。

●自检可采用法定标准物质或参照实验室间的比对或能力验证计划进行。

### 8.4.5 安全

遵循 XMPB/Q-C-004《样本库风险和机遇应对控制程序》。

遵循 XMPB/Q-C-005《样本库生物安全控制程序》。

遵循 XMPB/Q-C-014《样本库危险品管理控制程序》。

遵循 XMPB/Q-C-006《样本库环境管理控制程序》。

### 8.4.6 偏差处理及报告

按 XMPB/Q-C-020《样本库偏差管理控制程序》操作。

### 8.4.7 保密

遵循 XMPB/Q-C-003《样本库信息保护控制程序》。

### 8.4.8 参考文件

《中华人民共和国人类遗传资源管理条例》

《中华人民共和国人类遗传资源管理条例实施细则》

GB19489-2008《实验室 生物安全通用要求》

## 8.5 样本库方法确认和验证控制程序

### 8.5.1 目的

本文件旨在规范及确定生物样本全生命周期过程中的方法，保证样本库工作正常运行。

### 8.5.2 范围

本文件适用于精神病医院生物样本库内的生物样本全生命周期过程中的涉及方法，包含但不限于样本质量控制、仪器校准、分析方法比对及评价、技术仲裁和实验室能力测试等。

### 8.5.3 职责

①委员会：负责对样本库方法确认和验证活动进行年度审查。

②样本库

●质量主管负责方法验证的审核批准。

☆☆☆☆

- 实验室负责组织方法确认和实施验证。
- 样本库员工负责配合执行方法验证。
- 文件控制责任岗负责样本库方法确认和验证活动中所有文件及记录的收集、整理、回收、归档和销毁。

**8.5.4 实施**

①总则：样本库执行生物样本周期中的任何关键活动时，应使用经过确认和（或）验证的方法。

- 确认：样本库需对关键活动提供／应用的方法进行确认，以满足预期要求进行确认时，需记录并按规定的时间保留获得的结果、确认的程序以及该方法是否满足要求的声明。其中，确认的范围应尽可能广泛，并通过提供客观证据（以性能特征的形式）来确认预期用途的具体要求已得到满足。

- 方法确认：样本库应优先考虑使用国际标准或国家标准发布的方法，或者仪器设备／试剂推荐或规定的方法。若上述方法不适合样本库的保藏活动，可考虑通过严格全面确认后，选用非标准方法或自拟方法。

- 实施：质控部门负责组织并实施验证方法确认，包括但不限于样本质量控制、仪器校准、分析方法比对及评价、技术仲裁和实验室能力测试。

引入方法前，质控部门应确认该方法的可实施性。

②验证：在使用前，样本库应对关键活动的方法进行验证。验证应通过取得客观证据（以性能特征的形式）来确认该方法的设置标准已得到满足。同时，样本库应记录用于验证的程序和获得的结果。

- 方法验证：通过客观证据（以性能特征的形式）来确认预期用途的要求是否得以满足。样本库可考虑采用不同途径进行方法验证，包括但不限于以下几种方法：对比参考标准或标准品；采用至少两种技术进行结果对比；内审并分析影响因素；参加室间比对等。

- 实施：质控部门负责制订并实施验证方案，并保存验证记录。验证结果应满足该方法的设置标准。

经样本库主任审核批准后，质控部门公布样本库关键活动的方法，并予以实施。

当已确认的方法发生变更时，样本库应及时进行新方法验证，并进一步对比分析并记录新旧方法的变更影像。

**8.5.5 参考文件**

《中华人民共和国人类遗传资源管理条例》

《中华人民共和国人类遗传资源管理条例实施细则》

GB19489-2008《实验室 生物安全通用要求》

## 8.6　样本库环境管理控制程序

**8.6.1 目的**

本文件旨在规范及确定样本库设施设备、工作环境、纸质文件、废弃标本及相关人员的消毒，保证样本库工作正常运行。

### 8.6.2 范围

本文件适用于精神病医院生物样本库内所有工作中的质量控制、仪器校准、分析方法比对及评价、技术仲裁和实验室能力测试等工作中洁净和消毒的管理。

**样本库的工作场所分为清洁区、半污染区、污染区和细胞实验室**

| 清洁区 | 半污染区 | 污染区 | 细胞实验室 |
|---|---|---|---|
| 信息管理室 | 卫生通道 | 污物转运间 | 一更室 |
| 学术活动室 | 更衣室 | 洗消间 | 二更室 |
| 质量控制室 | 卫生间 | 样本接收室 | 缓冲间 |
| 电气设备间 | | 样本前处理室 | 风淋间 |
| 通风设备间 | | 核酸蛋白纯化室试剂准备室 | 洗消间 |
| 试剂储藏室 | | 样本准备室 | 细胞培养室（一） |
| 数据管理控制室 | | 扩增间 | 细胞培养室（二） |
| 资料档案室 | | 电泳间 | 污物通道 |
| 服务器机房 | | 样本存储室（一） | 气瓶间 |
| 通风设备室 | | 样本存储室（二） | |
| 临床随访室（一） | | 样本存储室（三） | |
| 临床随访室（二） | | 样本存储室（四） | |
| 临床随访室（三） | | 样本存储室（五） | |
| | | 出入库中转室 | |

### 8.6.3 消毒及清洁原则

①一般原则：清洁区、半污染区和污染区应分别进行常规清洁、消毒处理。清洁区和污染区的消毒要求、方法和重点有所不同，若清洁区和污染区无明显界限，按污染区处理。所有清洁消毒器材（抹布、拖把、容器）不得与污染区或半污染区共用。工作人员从污染区或半污染区进入清洁区后应用抗菌洗手液清洗手部，清洗时应严格按照"七步洗手法"清洁。

②清洁区：若无明显污染，应每天开窗通风换气数次，湿式清洁台面、地面各1次。

③污染区：在每天开始工作前及结束工作后，台面、地面应用含有效氯250mg/L的含氯消毒液各擦拭1次，空气选用循环风动态消毒法处理，废弃标本应在分类收集后通过污物转运电梯交由医院集中处理，具体操作按照《样本库污物转运电梯标准操作流程》进行。

④半污染区：环境消毒同污染区，工作衣每周换洗1次，工作鞋每周用84消毒剂浸泡或擦拭1次。

### 8.6.4 职责

①委员会：负责对样本库环境管理活动进行年度审查。

②样本库

- 日常运行责任岗负责根据洁净需求，编制洁净消毒计划，并负责具体工作安排实施。
- 样本库员工负责按照洁净消毒计划实施。

☆☆☆☆

- 质量主管负责审核洁净消毒计划及实施情况，行政主管负责审核洁净消毒物料。
- 行政主管负责审核并批准洁净消毒计划。
- 文件控制责任岗负责将洁净消毒产生的文件归档。

### 8.6.5 计划及验收

实施洁净消毒活动前需填写《样本库洁净消毒计划表》。

验收完毕须填写《样本库洁净消毒验收表》。

若有验收不合格时，须进入偏差处理程序，并重新实施洁净消毒程序。

### 8.6.6 实施

①纸质文件消毒：污染的纸质文件送出前需用高强度紫外线消毒器照射 20 ～ 30 分钟，平铺摊开，每一页均需两面照射；也可用经卫健委批准的专用甲醛消毒器熏蒸消毒。

②器材消毒：除已知无传染性器材外，凡直接接触或间接接触过临床检验标本的器材均视为具有传染性，应进行消毒处理。

- 小的金属器材，用酒精灯烧灼灭菌。当器材上有较多污染物时，应先在火焰上方烤，烤干后再缓慢伸入火焰灼烧，以免发生爆裂或溅泼而污染环境；也可使用有效氯或有效溴500mg/L 消毒液，作用 30 ～ 60 分钟，或压力蒸汽 121℃持续蒸 20 分钟。

- 贵重仪器

○ 显微镜、分光光度计、离心机、电子天平、酶标检测仪、细胞计数仪、全自动血液细胞分析仪、生物分析仪、全自动核酸蛋白纯化系统、冰箱、细胞培养箱等局部轻度污染，可用 75% 酒精擦拭；或按照各仪器标准操作流程中的规定消毒。

○ 若离心时离心管未密闭，试管破裂，液体外溢，应用 75% 酒精消毒离心机内部；特别是有可能受肝炎病毒或分枝杆菌污染时，宜戴上手套用 2% 碱性或中性戊二醛溶液擦拭消毒，作用 30 ～ 60 分钟；或整机用环氧乙烷消毒。

③手的消毒

- 工作前、工作后，或检验同类标本后再检验另一类标本前，均须用抗菌洗手液，按照"七步洗手法"清洁。若手上有伤口，应戴手套接触标本。

- 使用瓶装液体抗菌洗手液，每次使用时压出；洗手后采用消毒纸巾、纱布或毛巾擦干，不宜设置公用擦手布。

④废弃标本及其容器的消毒

- 采集检验标本或接触装有检验标本的容器，特别是装有肝炎和结核的检验标本者，应戴手套，一次性使用的手套用后要放入黄色医疗废物垃圾袋内，通过污物转运电梯转运，由医院感染管理科负责每日下午统一收集处理；可反复使用的应在使用后放消毒液内集中消毒。

- 夹取标本的工具，如钳、镊、接种环、吸管等用后均应消毒清洁，进行微生物检验时，应重新灭菌，金属工具可烧灼灭菌或消毒液浸泡；玻璃制品可干热或压力蒸汽灭菌。

- 废弃标本装入黄色医疗废物垃圾袋，通过污物转运电梯转运，由医院感染管理科负责每日下午统一收集处理。根据病原特性，废弃物分为感染性垃圾和非感染性垃圾；凡废弃液及接触样本或病毒的耗材均视为感染性垃圾，要求感染性垃圾必须用 84 消毒液浸泡过夜或高温煮沸 5 分钟，严禁未经处理随意倾倒。

● 盛标本的容器，若为一次性使用纸质容器及其外面包被的废纸，应焚毁；对可再次使用的玻璃、塑料或陶瓷容器，可煮沸 15 分钟，可用 1000mg/L 有效氯的漂白粉澄清液或二氯异氰尿酸钠溶液浸泡 2 ～ 6 小时，消毒液每日更换，消毒后用水洗净或流水刷洗，沥干；用于微生物培养采样者，用压力蒸汽灭菌后备用。

⑤污染区的消毒：实验室污染区的各种表面消毒包括以下内容。

● 桌椅等表面的消毒：每天开始工作前用湿布抹擦 1 次，地面用湿拖把擦 1 次，禁用干抹干扫，抹布和拖把等清洁工具各室专用，不得混用，用后洗净晾干。下班前用 250 ～ 500mg/L 有效溴消毒液或 0.1% ～ 0.2% 过氧乙酸抹擦 1 次。地面的消毒：用 2 倍浓度上述消毒液拖擦。

● 各种表面也可用便携式高强度紫外线消毒器近距离表面照射消毒。

● 若发生明显污染，如具传染性的标本或培养物外溢、溅泼或器皿打破、洒落于表面，应立即用 1000 ～ 2000mg/L 有效溴或有效氯溶液，或 0.2% ～ 0.5% 过氧乙酸溶液洒于污染表面，并使消毒液浸过污染物表面，保持 30 ～ 60 分钟再擦，拖把用后浸于上述消毒液内 1 小时。

● 若已知被肝炎病毒或结核杆菌污染，应用 2000mg/L 有效氯或有效溴溶液或 0.5% 过氧乙酸溶液擦拭，消毒 30 分钟。

### 8.6.7 安全

遵循 XMPB/Q-C-004《样本库风险和机遇应对控制程序》。

遵循 XMPB/Q-C-005《样本库生物安全控制程序》。

遵循 XMPB/Q-C-014《样本库危险品管理控制程序》。

### 8.6.8 偏差处理及报告

按 XMPB/Q-C-020《样本库偏差管理控制程序》操作。

### 8.6.9 保密

遵循 XMPB/Q-C-003《样本库信息保护控制程序》。

### 8.6.10 参考文件

《中华人民共和国人类遗传资源管理条例》

《中华人民共和国人类遗传资源管理条例实施细则》

GB19489-2008《实验室 生物安全通用要求》

XMPB/A-M-029《样本库人员健康管理制度》

XMPB/A-M-015《样本库安全管理制度》

XMPB/A-M-017《样本库安全防火制度》

XMPB/A-M-007《样本库门禁管理制度》

☆ ☆ ☆ ☆

**8.6.11 附件**

**附件 1 XMPB/Q-R-003《样本库洁净消毒计划表》**

样本库洁净消毒计划表

流水号_____

| 消毒位置 | 消毒时长 | 消毒方式 | 消毒剂/设备 | 计划时间 | 计划执行人 |
|---|---|---|---|---|---|
|  |  |  |  |  |  |
|  |  |  |  |  |  |
|  |  |  |  |  |  |
|  |  |  |  |  |  |
|  |  |  |  |  |  |
|  |  |  |  |  |  |
|  |  |  |  |  |  |
|  |  |  |  |  |  |
|  |  |  |  |  |  |
| 其他需要注意或详细说明的计划 |  |  |  |  |  |
|  |  |  |  |  |  |
|  |  |  |  |  |  |
| 起草人 |  | 执行人 |  | 质量主管 |  |
| 日 期 |  | 日 期 |  | 日 期 |  |

注：本表不可另外加页

**附件 2 XMPB/Q-R-004《样本库洁净消毒验收表》**

样本库洁净消毒验收表

流水号_____

| 洁净消毒计划表 |  | XMPB/Q-R-004 流水号 |  |  |
|---|---|---|---|---|
| 验收时间 | 验收结果 | 需要验证* | 验证文件<br>（若需要验证） | 偏差 |
|  | □合格<br>□不合格 | □是 □否 |  |  |
|  | □合格<br>□不合格 | □是 □否 |  |  |

| | □合格<br>□不合格 | □是　□否 | |
|---|---|---|---|
| | □合格<br>□不合格 | □是　□否 | |
| | □合格<br>□不合格 | □是　□否 | |
| 其他需要注意或详细说明的验收结果 | | | |
| | | | |
| 验收人 | | 复核人 | | 质量主管 | |
| 日　期 | | 日　期 | | 日　期 | |

\*：需要验证洁净消毒成果的活动需进入验证程序，并撰写验证文件；验收不合格时进入偏差处理程序。本表验收条列栏不可另外加项

## 8.7　细胞实验室管理控制程序

### 8.7.1 目的

本文件旨在规范精神病医院生物样本库细胞实验室的管理，为细胞实验的顺利开展提供支持，保证细胞实验室各项工作正常运行。

### 8.7.2 范围

本文件适用于精神病医院生物样本库细胞实验室的项目入驻、仪器维护、操作流程、人员控制、生物安全等工作的管理。

### 8.7.3 职责

①委员会：负责细胞实验室各项科研工作体系文件的年度审查。

②样本库

- 入驻人员：包括研究生、样本库员工、院外科研人员，负责开展科研工作。
- 细胞实验室责任岗：负责项目审核、人员入驻审批。
- 行政主管：负责批准人员的入驻。
- 文件控制责任岗负责将细胞实验室管理过程产生的文件归档。

### 8.7.4 实施过程

①入驻申请

- 细胞实验室主要由样本库内相关科研人员使用，原则上不对外开放，其他人员如确实需使用细胞实验室必须提交入驻申请材料，经细胞实验室责任岗和行政主管批准，方可入驻。入驻流程见"人员入驻细胞实验室流程图"。
- 入驻申请材料：《样本库实验室入驻人员登记表》、人身意外险保单复印件、5寸照片（蓝底）。
- 入驻管理：本实验室提供酒精、口罩、手套、$CO_2$、酒精灯、试管架等公用耗材及仪器消耗性配件。

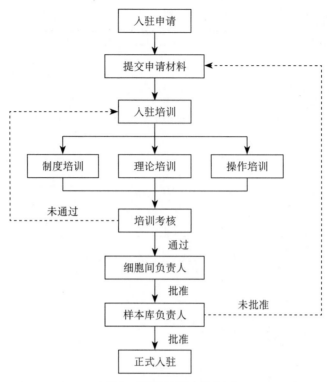

**人员入驻细胞实验室流程图**

②人员管理

● 人员培训：由项目部门责任岗负责安排细胞实验室人员业务培训，填写 XMPB/Q-R-018 样本库质量培训记录。培训主要包括两部分，即入驻培训和技能提升培训。细胞实验室责任岗视申请人数酌情安排入驻培训时间，培训内容包括安全培训、理论知识与实践操作培训。技能提升培训是指细胞实验室新增仪器使用培训及其实验技术培训，由设备工程师负责培训。

● 人员考核：考核内容分为两部分，笔试考核和操作考核。考核试题由细胞实验室责任岗拟定，任意一门成绩低于 80 分均视为不合格。培训考核合格后由导师、培训老师、细胞实验室责任岗签字确认授予其相应权限。培训不合格者重新参加培训。

● 人员奖惩：细胞实验室责任岗应密切关注细胞实验室的使用情况，发现违反规章制度者首先给予提醒，但必须做记录。对于首次违反者予以警告并罚抄写本制度，再次违反者给予停止细胞实验室使用权限，需重新参加培训并考核合格后才能再次使用。

③无菌操作管理

●着装要求

○穿着专用实验服。实验人员必须在细胞室缓冲间内更换细胞室专用实验服，严禁不穿实验服或直接穿着普通实验室实验服进入细胞室。

○穿着专用拖鞋。在准备间换下自己的鞋子，尽量避免在缓冲间走动、停留。

●进出物料要求

○所有进入细胞室的物品需经过传递窗，尽量经过紫外照射、酒精表面消毒。

○严禁将可能含有污染物或病原菌的实验物品带入细胞室。

○ 细胞室内仅放置少量实验必需耗材即可，不得整箱搬入，洁净室内不得出现物品堆积状况。

○ 细胞室内储物柜的物品放置由相关管理人员安排，并做好标记。

④仪器管理：入驻人员应爱护实验室各类仪器，按照仪器标准操作流程使用并保持设备清洁。贵重设备未经许可不得擅自开关。精密仪器须经专业培训后方能操作未经许可不得改变设备仪器的预设参数。设备仪器出现故障或发生事故，应及时向仪器负责人报告，由仪器负责人填写样本库仪器设备信息表，并安排专业人员进行检修。

遵循《样本库设备管理控制程序》。

⑤细胞管理：除院外科研人员外，凡入驻者申请细胞实验室已有细胞，如 SH-SY5Y、HEK293T、Hela、HepG2、HAPI 大鼠小胶质细胞、小鼠小胶质细胞等常用细胞系。细胞实验室提供的细胞所有权归样本库所有。未经细胞实验室责任岗批准不得将细胞转让他人。实验结束后，入驻者须返还实验室提供的细胞，不得私自存储。本着互利互惠原则，样本库有权要求入驻者提供已有细胞系，以扩充种子库，满足更多研究需求。

上述提供的细胞仅用于科学研究，不得作为商品买卖，不得随意转让他人。

• 种子细胞管理：由细胞实验室责任岗负责管理，登记种子细胞流动信息，填写 XMPB/Q-R-094 细胞存储登记表。细胞冻存要求标明细胞名称、代数、存储时间。填写 XMPB/Q-R-100 细胞复苏记录表，登记细胞信息、复苏时间、复苏人员，并及时反馈细胞复苏状态。

• 主细胞管理：由细胞实验室责任岗监管，开放细胞实验室给入驻人员使用。细胞存储要求同上。细胞冻存要求同上。

⑥清洁消毒管理

• 由细胞实验室责任岗安排细胞实验室清洁消毒计划，定期清洁实验室。值日生负责日常维护，值日为期 1 周。填写《细胞实验室清洁消毒登记表》。

• 日常维护应注意培养箱屏幕显示是否正常，是否需要添加无菌水；显微镜、冰箱、超净台的正常使用与维护。细胞室内以及门口生物样品专用垃圾桶的及时清理。

• 每周对细胞间进行一次彻底清洁（周三下午 5 时用新洁尔灭打扫细胞室）。

清洁顺序：用酒精棉球擦超净台；用利尔康灭擦桌面、培养箱、超净台及冰箱外壁，以及桌上的仪器、细胞室墙面、传递窗、风淋室；给水浴锅加水或换水，细胞室衣柜和拖鞋摆放整齐，拖地，紫外消毒细胞室 30 分钟。

注：若上周值日生已给培养箱内水槽加足水，值日生须经常检查，以便及时发现异常情况。切记给培养箱加灭菌水。

• 在没有出现问题的情况下，每 2 个月清洁一次培养箱，消毒程序遵循《$CO_2$ 培养箱标准操作流程》《三气培养箱标准操作流程》。

遵循《样本库环境管理控制程序》。

⑦废弃物管理

• 若实验内容涉及病毒，须在生物安全柜内进行实验。严格对病毒污染废弃物和普通废弃物进行分类，按照细胞实验室废弃物处理流程处理废弃物。

☆☆ ☆ ☆

● 细胞实验室废弃物处理流程

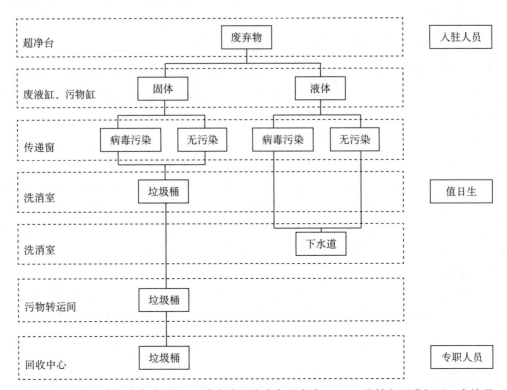

注：1. 带有病毒污染的废物或废液须经 84 消毒液浸泡或高温煮沸 5～10 分钟方可进行下一步处理
2. 要求入驻人员：①实验结束后，保持超净台面和实验台面整洁，不存放个人物品；②须消洗污缸后，将其放回传递窗，并用酒精擦拭传递窗台面及污缸；③保持洗消实验台面和水槽清洁
3. 值日生负责清理生物垃圾，要求：①垃圾不过夜；②生物垃圾经走廊门口黄色警戒线出实验区，值日生经更衣室出实验区；③库区拖鞋严禁穿出黄色警戒线外

● 遵循医院感染管理条例，由医院统一处理固体废弃物。

### 8.7.5 安全

遵循 XMPB/Q-C-004《样本库风险和机遇应对控制程序》。

遵循 XMPB/Q-C-005《样本库生物安全控制程序》。

遵循 XMPB/Q-C-014《样本库危险品管理控制程序》。

遵循 XMPB/Q-C-006《样本库环境管理控制程序》。

### 8.7.6 偏差处理及报告

遵循 XMPB/Q-C-020《样本库偏差管理控制程序》。

### 8.7.7 保密

遵循 XMPB/Q-C-003《样本库信息保护控制程序》。

### 8.7.8 参考文件

《中华人民共和国人类遗传资源管理条例》
《中华人民共和国人类遗传资源管理条例实施细则》
GB19489-2008《实验室　生物安全通用要求》

## 8.7.9 附件

**附件 1　XMPB/Q-R-091《样本库实验室入驻人员登记表》**

### 样本库实验室入驻人员登记表

流水号：＿＿＿＿＿＿

| 姓名 | | 性别 | | 出生年月 | | 1寸免冠照片 |
|---|---|---|---|---|---|---|
| 学历 | | 职务 | □教师　　□学生 | | | |
| 单位 | | | | | | |
| 通讯地址 | | | | | | |
| 联系电话 | | 电子邮箱 | | | | |
| 项目名称 | | | | | | |
| 项目来源及编号 | | | | | | |
| 本人实验工作内容 | □细胞实验，使用细胞名称：＿＿＿＿<br>□原代培养　□正常体细胞培养　□肿瘤细胞培养　□干细胞培养<br>□克隆培养　□细胞毒性实验　□细胞融合　□细胞转染<br>□其他实验＿＿＿＿ | | | | | |
| 需要实验室提供主要设备和技术 | | | | | | |
| 申请人 | 入驻时间：　　年　　月　　日至　　年　　月　　日<br>本人承诺：将严格遵守样本库管理规章制度，服从管理；如有违反，愿接受相关处罚。<br>　　　　　　　　　　　　　　　　　　　　签名：<br>　　　　　　　　　　　　　　　　　　　　　　年　　月　　日 | | | | | |
| 项目组意见 | | | | | | |
| 样本库意见 | | | | | | |

注：另附 1 张 5 寸免冠照片

☆ ☆ ☆ ☆

## 附件 2　XMPB/Q-R-018《样本库质量培训记录》

### 样本库质量培训记录

流水号_____

| 培训题目 | | | | |
|---|---|---|---|---|
| 主讲人 | | 部门 / 单位 | | |
| 培训地点 | | 培训时间 | | |
| 培训内容（摘要） | | | | |
| | | | | |
| 参加培训人员 | | | | |
| | | | | |
| 是否考核 | □考核　　□不考核 | | | |
| 考核形式 | | | | |
| 主讲人 | | 质量主管 | | 行政主管 | |
| 日　期 | | 日　　期 | | 日　　期 | |

附件 3　XMPB/Q-R-095《样本库实验室清洁消毒登记表》

## 样本库实验室清洁消毒登记表

| 日期 | 开始时间 | 结束时间 | 各项消毒指标执行情况 | | | | | | 登记人 | 备注 |
| --- | --- | --- | --- | --- | --- | --- | --- | --- | --- | --- |
| | | | 拖鞋 | 无菌衣 | 细胞间一 | 细胞间二 | 细胞室整体空间 | | | |
| | | | | | | | | | | |
| | | | | | | | | | | |
| | | | | | | | | | | |
| | | | | | | | | | | |
| | | | | | | | | | | |
| | | | | | | | | | | |
| | | | | | | | | | | |
| | | | | | | | | | | |
| | | | | | | | | | | |
| | | | | | | | | | | |
| | | | | | | | | | | |
| | | | | | | | | | | |

注：若消毒完成，请在对应项下填入"√"。若出现异常情况，即使联系细胞实验室责任岗

## 附件 4　XMPB/Q-R-094《样本库细胞储存登记表》

样本库细胞储存登记表

| 提篮号 | 层号 | 细胞名称 | | | | | 管理人 | 备注 |
|---|---|---|---|---|---|---|---|---|
| 1 号 | 1 层 | | | | | | | |
| | | | | | | | | |
| | | | | | | | | |
| | | | | | | | | |
| | | | | | | | | |
| | 2 层 | | | | | | | |
| | | | | | | | | |
| | | | | | | | | |
| | | | | | | | | |
| | | | | | | | | |
| | 3 层 | | | | | | | |
| | | | | | | | | |
| | | | | | | | | |
| | | | | | | | | |
| | | | | | | | | |
| | 4 层 | | | | | | | |
| | | | | | | | | |
| | | | | | | | | |
| | | | | | | | | |
| | | | | | | | | |
| | 5 层 | | | | | | | |
| | | | | | | | | |
| | | | | | | | | |
| | | | | | | | | |

**附件5 XMPB/Q-R-100《样本库细胞复苏记录表》**

**样本库细胞复苏登记表**

| 时间 | 细胞信息 | | | | 位置 | 复苏者 | 细胞状态 | 返还情况 | |
|---|---|---|---|---|---|---|---|---|---|
| | 名称 | 代数 | 冻存日期 | 冻存液 | | | | 代数 | 数量 |
| | | | | | | | | | |
| | | | | | | | | | |
| | | | | | | | | | |
| | | | | | | | | | |
| | | | | | | | | | |
| | | | | | | | | | |
| | | | | | | | | | |
| | | | | | | | | | |

## 8.8 样本库库区管理控制程序

### 8.8.1 目的

本文件旨在规范及确定精神病医院生物样本库库区的使用和维护,保证样本库的清洁卫生,保障样本的保存环境。

### 8.8.2 范围及用途

本文件适用于精神病医院生物样本库库区内所有存储室的维护和卫生消毒。

### 8.8.3 职责

①委员会:负责样本库库区管理活动进行年度审查。

②样本库

● 样本库员工:负责样本库库区日常巡视及维护。

● 清洁员:按照清洁人员管理制度对样本库库区清洁。

● 质量主管:负责审核样本库库区管理及实施情况。

### 8.8.4 实施过程

①库区管理办法

● 进入库区须穿实验服,非工作需要,人员不可在库区逗留。非样本库员工,未经许可不得随意进出样本库库区。

● 库区各存储室内依各项目、样本类型规划存放位置,各类样本分清项目、类型按孔板顺序摆放,做到不错、不混、不乱,库内孔板存放位置应与信息系统中一致。其他人员存放非样本库管理的样本时,须经许可并填写《样本暂存登记表》。

● 在保存和使用过程中发生样本管破裂的样本应及时处理,以免造成污染。先对破裂的样本进行拍照,照片中样本二维码编号或打印条码应清晰可见,然后将破裂管里残留的样本转移到新的样本管中,转移后的新样本管需重新关联相应二维码或贴上原样本管上的标签,原样本标签无法撕下时,需打印新的条码贴在新样本管上;已转管样本单独存放于库区超低温冰箱暂存架上。

● 库区不可堆放各种易燃易爆物品，拖板车与非样本的杂物不可置于库区内，禁止在库区内操作各类实验，更不允许在库区内吸烟、饮水或进食。

● 每日上班后和下班前检查库区温度是否正常并做好巡视记录，若有异常现象应及时登记，并立即进行报修处理。

● 样本库库区各存储室均有温湿度监测仪，每台超低温冰箱也配有报警系统，当温度升高至设定值将会报警至负责人手机，可由人为暂时关闭，温度恢复正常后必须重新开启。

②库区卫生消毒

● 被污染的实验服应立即脱掉，并及时送到指定地方清洗。

● 样本库员工进入样本库库区需穿实验服、戴手套，离开样本库前应脱掉手套、实验服，不得戴着污染的手套开门。

● 样本库库区常规消毒方法有如下几种。

○ 紫外线消毒：至少每周对样本库进行紫外线照射一次，每次60分钟，照射时间为值晚班人员离开样本库后；若有样本泄漏情况发生，必须在当天进行紫外线照射，在照射时应注意样本是否已收好及人员是否离开，避免紫外线对样本的损害和对人员的伤害。

○ 桌面消毒：每天样本清点工作完毕，须用医用酒精对桌面进行擦拭。

● 样本库库区的卫生由专业保洁人员负责，主要是对桌面、超低温冰箱、仪器外表及地面进行清洁，定期对超低温冰箱进行除冰除霜。

### 8.8.5 偏差处理及报告

遵循 XMPB/Q-C-020《样本库偏差管理控制程序》。

### 8.8.6 保密

遵循 XMPB/Q-C-003《样本库信息保护控制程序》。

### 8.8.7 参考文件

《中华人民共和国人类遗传资源管理条例》
《中华人民共和国人类遗传资源管理条例实施细则》

# 9 过 程 要 求

## 9.1 样本库标准操作流程控制程序

### 9.1.1 目的

本文件旨在使样本库标准操作程序（standard operation procedure，SOP）的起草、审核、批准、发布和修订的工作有章可循。

### 9.1.2 范围

本文件适用于精神病医院生物样本库内所有标准操作程序的起草、编制、审核、批准、发布、发放、修订、保存、维护、调阅和废止。

### 9.1.3 职责

①委员会：负责对样本库标准操作流程体系文件进行年度审查。

②样本库

● 各部门责任岗：负责收集 SOP 建立意向，列出 SOP 清单，起草 SOP 并为其赋予唯一性文件编号。

● 质量主管和行政主管：负责组织 SOP 的讨论、撰写、审核、修订和维护。

● 样本库主任：负责批准现行版本 SOP 的发布，废止过期 SOP；组织样本库内部的 SOP 审查。

● 文件控制责任岗：负责 SOP 发放、复印、保存、收回、调阅和销毁。

● 样本库员工：负责遵照 SOP 执行标准操作，如实填写过程记录，并在实际使用过程中提出修改意见和建议，反馈给质量主管。

### 9.1.4 实施过程

①组织制订并起草

● 当样本库内需要新增 SOP 并发布时，或当质量管理体系相关标准、政策或工作流程发生改变时，质量主管或行政主管列出清单，指定熟悉相关内容和流程的样本库员工起草 SOP。起草的 SOP 应该有 SOP 编号，初始版本号和创建日期。

● SOP 的附件独立于 SOP 审核、修订和批准，但与相应的 SOP 一起保存。

● SOP 实施过程中产生的实施记录应参照 SOP 共同生成，作为 SOP 的应用文件，归入过程记录。

②审核：质量主管或行政主管负责组织 SOP 的讨论、撰写、审核和修订，并签字。

③批准及发布

● 样本库主任批准 SOP，签字日期作为 SOP 的发布生效日期。

☆☆☆☆

- SOP 经发布后，由文件控制责任岗制作正式的纸质版 SOP，加盖受控章。
- SOP 经发布后制作副本，由文件控制责任岗加盖副本标识，并置放于相应位置及时提供给样本库员工，便于样本库员工随时学习新的 SOP 要求和工作流程。
- 发放的受控 SOP 应记录在 XMPB/Q-R-028 样本库 SOP 发放回收记录表中。

④保存和维护

- SOP 原件需妥善分类保存，必要时上传至云数据库备份电子版，且该电子版不可修改。
- 所有 SOP 需列入 SOP 清单，显示详细 SOP 编号、当前版本号、审核日期和位置。
- 正式受控的 SOP 发放至岗位后不得有任何涂改。

⑤保密

- 遵循《样本库信息保护控制程序》。
- 质量主管负责 SOP 的分级、保护和管理，确保所有 SOP 处于受控状态。部门责任岗需在其职责范围内合理使用并保护 SOP，任何人不得超出其工作范围使用。

**9.1.5 审查**

①质量主管定期组织有关技术人员对 SOP 的系统性、符合性和有效性进行评审，如需修订 SOP，应按照《样本库文件管理控制程序》和本规范修订，最后经样本库主任批准发布。

②质量主管应定期（一般为半年一次）或在体系文件有较大变动或修改后发出《样本库 SOP 发放回收记录表》，以供各部门和相关人员核对各自使用的 SOP 版本是否正确。

**9.1.6 调阅**

①内部人员调阅：内部人员需调阅质量体系文件或 SOP 的记录，需向文件控制责任岗办理调阅手续。调阅人员必须是样本库主任、行政主管、质量主管或各部门责任岗，其他人员无权申请调阅文件或记录。

②外部人员借阅：外部人员须经样本库主任或行政主管批准后方可办理借阅。文件编制的原版文件一律不得外借。文件借阅时间不得超过 1 周。借阅人需爱护阅读资料，不得在文件上做任何标记，不得弄脏、撕裂、撕毁文件。不得制备任何文件的副本，不得传播任何文件的内容。

**9.1.7 更新**

①范围

- 更新已生效 SOP 正文。
- 更新已生效 SOP 的已生效附件。
- 为已生效 SOP 添加或删除附件。
- 废止过期 SOP 或不适用的附件。

②实施过程

- 按本文件流程执行。
- 分发最新版本的 SOP，回收过期的 SOP，保存 SOP 的分发和回收记录，应确保可追溯。废止的旧版 SOP 主文件封面注明"废止"字样，由文件管理人员保存在历史文件库中。每个 SOP 的最初版本，修订版本和最新版本，相关审核批准记录都应被保存。

**9.1.8 偏差处理及报告**

按 XMPB/Q-C-020《样本库偏差管理控制程序》操作。

### 9.1.9 参考文件

《中华人民共和国人类遗传资源管理条例》

《中华人民共和国人类遗传资源管理条例实施细则》

《涉及人的生物医学研究伦理审查办法》

GB/T 37864-2019《生物样本库质量和能力通用要求》

ISO/IEC 17025：2017《检测和校准实验室能力认可准则》

XMPB/Q-C-001《样本库文件管理控制程序》

### 9.1.10 附件

**附件 XMPB/Q-R-028《样本库 SOP 发放回收记录表》**

**样本库 SOP 发放回收记录表**

流水号：_____

| SOP 编号 | SOP 名称 | 版本 | 生效日期 | 正本/副本 | 份数/页数 | 发放 | | 领用 | | 回收 | |
|---|---|---|---|---|---|---|---|---|---|---|---|
| | | | | | | 部门/人 | 日期 | 部门/人 | 日期 | 部门/人 | 日期 |
| | | | | | | | | | | | |
| | | | | | | | | | | | |
| | | | | | | | | | | | |
| | | | | | | | | | | | |
| | | | | | | | | | | | |
| | | | | | | | | | | | |
| | | | | | | | | | | | |
| | | | | | | | | | | | |
| | | | | | | | | | | | |
| | | | | | | | | | | | |

## 9.2 样本库信息保护控制程序

### 9.2.1 目的

本文件旨在保护精神病医院生物样本库机密信息不被泄密与侵犯，维护样本库独立、诚信与公正的形象及受试者的合法权益，保障样本库工作顺利进行。

### 9.2.2 范围

本文件适用于精神病医院生物样本库所有受试者个人身份信息、临床诊断及治疗情况和样本相关信息的保护；适用于样本库质量管理体系的各层文件及相应运行资料的保护；适用于样本库其他规定保密信息的保护。

### 9.2.3 职责

①委员会：负责对样本库信息保护活动进行年度审查。

②样本库

● 样本库员工须承担保护机密信息和所有权的义务，对本人从事和接触到的保密内容进行保密，制止违反保密的行为，向上级报告违反保密的行为。

- 质量主管和行政主管负责各项保密措施的监督实施，检查并调查和处理违反保密的情况，向样本库主任报告监察中发现的问题。
- 样本库主任负责机密信息保护各项措施所需资源与责任人的安排，批准经保密资料的借阅及收回。
- 文件控制责任岗负责保密文件的保管、借阅登记、收回及过期保密文件的销毁。

### 9.2.4 实施

①受试者信息保护

- 受试者信息包括社会身份信息、临床诊断及治疗情况等信息。
- 受试者的社会身份信息获取应经同意，严格保密，不得外泄。
- 对受试者的临床诊断及治疗信息进行严格控制与保密，获取应经样本库规定的申请途径进行。
- 应收集足够的信息并使受试者知情，告知其信息用途。

②样本信息保护

- 样本信息包括样本在采集、处理、储存、质量鉴定、申请试用、运输和销毁过程中所产生的所有信息，这部分信息的获取应经样本库规定的申请途径进行。
- 样本相关原始数据由专人负责记录、存档和保管，未经许可，他人不得获取。
- 储存信息的仪器设备及计算机应有专人负责，并遵循生物样本库信息管理系统权限使用规范。
- 数据提交确认后的修改必须由产生该数据的样本库员工审核及复核，并由质量主管定期审核。

③质量体系文件和资料的保密：质量体系的各层文件和资料在未经样本库主任同意的情况下不得外泄。

### 9.2.5 保密监督和违规处罚

①日常监察：对本文件规定的要求，样本库所有工作人员必须经培训后自觉执行，接受上级的监察，并接受定期保密培训。

②违规处罚：质量主管对违规行为进行调查，提出处理意见，并交样本库决策层批准实施，严重的应交由上级领导部门进行行政处罚，甚至追究刑事责任。

### 9.2.6 偏差处理及报告

按 XMPB/Q-C-020《样本库偏差管理控制程序》操作。

### 9.2.7 参考文件

《中华人民共和国人类遗传资源管理条例》

《中华人民共和国人类遗传资源管理条例实施细则》

GB/T 19001-2016《质量管理体系要求》

GB/T 37864-2019《生物样本库质量和能力通用要求》

ISO/IEC 17025：2017《检测和校准实验室能力认可准则》

XMPB/Q-C-001《样本库文件管理控制程序》

## 9.3　样本库生物安全控制程序

### 9.3.1 目的
本文件旨在规范及建立精神病医院生物样本库生物安全环境，对生物安全管理进行规范，避免因防范失误造成的生物危害，保证样本库工作正常运行。

### 9.3.2 范围
本文件适用于精神病医院生物样本库内所有涉及生物安全的事件。

### 9.3.3 定义及术语
● 生物安全：一般指由现代生物技术开发和应用所能造成的对生态环境和人体健康产生的潜在威胁，以及对其所采取的一系列有效预防和控制措施。

● 气溶胶：由固体或液体小质点分散并悬浮在气体介质中形成的胶体分散体系，又称气体分散体系。其分散相为固体或液体小质点，其大小为 0.001～100μm，分散介质为气体。

● 气锁：具备机械送排风系统、整体消毒灭菌条件、化学喷淋（适用时）和压力可监控的气密室，其门具有互锁功能，不能同时处于开启状态。

● 生物因子：微生物和生物活性物质。

● 生物安全柜：具备气流控制及高效空气过滤装置的操作柜，可有效降低实验过程中产生的有害气溶胶对操作者和环境的危害。

● 缓冲间：设置在被污染概率不同的实验室区域间的密闭室，需要时，设置机械通风系统，其门具有互锁功能，不能同时处于开启状态。

● 定向气流：特指从污染概率小区域流向污染概率大区域的受控制的气流。

● 危险：可能导致死亡、伤害或疾病、财产损失、工作环境破坏或这些情况组合的根源或状态。

● 危险识别：识别存在的危险并确定其特性的过程。

● 高效空气过滤器：通常以 0.3μm 微粒为测试物，在规定的条件下滤除效率高于99.97% 的空气过滤器。

● 事件：导致或可能导致事故的情况。

● 实验室生物安全：实验室的生物安全条件和状态应不低于容纳水平，避免实验室人员、来访人员、社区及环境受到不可逆的损害，符合相关法规、标准等对实验室生物安全责任的要求。

● 实验室防护区：实验室的物理分区，该区域内生物风险相对较大，需对实验室的平面设计、围护结构的密闭性、气流，以及人员进入、个体防护等进行控制的区域。

● 个体防护装备：防止人员个体受到生物性、化学性或物理性等危险因子伤害的器材和用品。

● 风险：危险发生的概率及其后果严重性的综合。

● 风险评估：评估风险大小以及确定是否可接受的全过程。

● 风险控制：为降低风险而采取的综合措施。

### 9.3.4 生物安全防护水平
依据国家相关规定，根据对所操作生物因子采取的防护措施不同，将样本库实验室生物安全防护水平分为一级、二级、三级和四级，一级防护水平最低，四级防护水平最高。不同级别的样本库其适用范围不同。

①一级生物安全防护水平（BSL-1）：适用于操作在通常情况下不会引起人类或者动物疾病的微生物。

②二级生物安全防护水平（BSL-2）：适用于操作能够引起人类或者动物疾病，但一般情况下对人、动物或者环境不构成严重危害，传播风险有限，实验室感染后很少引起严重疾病，并且具备有效治疗和预防措施的微生物。

③三级生物安全防护水平（BSL-3）：适用于操作能够引起人类或者动物严重疾病，比较容易直接或者间接在人与人、动物与人、动物与动物间传播的微生物。

④四级生物安全防护水平（BSL-4）：适用于操作能够引起人类或者动物非常严重疾病的微生物，以及我国尚未发现或者已经宣布消灭的微生物。

**9.3.5 职责**

①委员会

● 负责咨询、指导、评估、监督样本库的生物安全相关事宜，对样本库学术科研体系文件进行年度审查。

● 指定一名安全负责人，通常由样本库主任兼任，赋予其监督样本库所有活动的职责和权力，包括制订、维持、监督样本库安全计划的责任，阻止不安全行为或活动的权力，直接向安全管理部门报告的权力。

● 监督并参与样本库安全检查。

②样本库

● 在样本库范围内活动的所有员工

○ 应充分认识和理解所从事工作的风险。

○ 应自觉遵守样本库的管理规定和要求。

○ 在身体状态许可的情况下，应接受样本库的免疫计划和其他的健康管理规定。

○ 应按规定正确使用设施、设备和个体防护装备。

○ 应主动报告可能不适于从事特定任务的个人状态。

○ 不应因人事、经济等任何压力而违反管理规定。

○ 有责任和义务避免因个人原因造成的生物安全事件或事故。

○ 如果怀疑个人受到感染，应立即报告。

○ 应主动识别任何危险和不符合规定的工作，并立即报告。

● 样本库主任

○ 对样本库生物安全工作全面负责，并负责形成样本库安全管理体系文件。负责形成《样本库安全手册（快速阅读文件）》并至少每年组织对其进行评审和更新的活动。

○ 按《样本库洁净及消毒控制程序》，指定各区域／级别安全负责专人，赋予其监督所负责区域内的职责和权力，包括制订、维持、监督样本库安全计划的责任，阻止不安全行为或活动的权力，直接向样本库主任报告的权力。

○ 政策、过程、计划、程序和指导书等应文件化，并传达至所有相关人员，且保证这些文件易于理解和可以实施。

○ 负责形成样本库年度安全计划并组织安全检查。

● 质量主管

○ 提供可以确保满足样本库规定的安全要求和技术要求的资源。

○ 指导所有人员使用和应用与其相关的安全管理体系文件及其实施要求，并评估其理解和运用的能力。

○ 保证样本库设施、设备、个体防护装备、材料等符合国家有关的安全要求，并定期检查、维护、更新，确保不降低其设计性能。

○ 参与形成并至少每年一次参与审核或更新《样本库安全手册（快速阅读文件）》和样本库年度安全计划。

○ 参与样本库安全检查。

● 行政主管

○ 负责制订并向样本库主任提交活动计划、样本库风险评估表、安全及应急措施、项目组人员培训及健康监督计划、安全保障及资源要求。

○ 为员工提供必要的免疫计划、定期的健康检查和医疗保障。

○ 制订明确的准入政策并主动告知所有员工、来访者、合同方可能面临的风险。

○ 参与形成并至少每年一次参与审核或更新《样本库安全手册（快速阅读文件）》和样本库年度安全计划。

○ 参与样本库安全检查。

### 9.3.6 安全文件

①安全手册：以安全管理文件为依据，制定《样本库安全手册（快速阅读文件）》；要求所有员工阅读安全手册并在工作区随时可供使用；安全手册宜包括（但不限于）以下内容：紧急电话、联系人；实验室平面图、紧急出口、撤离路线；实验室标识系统；生物危险；化学品安全；辐射；机械安全；电气安全；低温、高热；消防；个体防护；危险废物的处理和处置；事件、事故处理的规定和程序；从工作区撤离的规定和程序。

②安全计划：样本库安全计划应包括（不限于）以下内容。

● 样本库年度工作安排的说明和介绍。

● 风险评估计划，参考《样本库风险和机遇应对控制程序》。

● 程序文件与标准操作规程的制订与定期评审计划，参考《样本库标准操作流程控制程序》和《样本库文件管理控制程序》。

● 人员教育、培训及能力评估计划，参考《样本库业务学习及培训制度》。

● 设施设备校准、验证和维护计划，设备淘汰、购置、更新计划，参考《样本库设备管理控制程序》和《样本库设备验证校准控制程序》。

● 危险物品使用计划，参考《样本库危险品管理控制程序》。

● 消毒灭菌计划，参考《样本库环境管理控制程序》。

● 废物处置计划；演习计划（包括泄漏处理、人员意外伤害、设施设备失效、消防、应急预案等）和监督及安全检查计划（包括核查表），参考《样本库安全防火制度》和《样本库风险应急控制程序》。

● 人员健康监督计划，参考《样本库人员健康管理制度》。

- 审核与评审计划，参考《样本库内部审核控制程序》。
- 持续改进计划，参考《样本库纠正预防控制程序》。
- 外部供应与服务计划，参考《样本库公正性和诚实性控制程序》和《样本库投诉处理控制程序》。
- 行业最新进展跟踪计划。
- 与安全委员会相关的活动计划。

### 9.3.7 生物安全评估和管理

①风险评估：样本库对其范围内的生物因子的危害程度、样本库活动的危害性、气溶胶传播的可能性等因素进行评估，确定各区域生物安全防护等级及洁净级别，并形成《样本库风险评估表》。参考《样本库风险机遇和应对控制程序》。

②生物安全风险评估需要考虑的因素

- 生物因子的特性对人和环境的危害程度。
- 实验、设备的相关风险。
- 样本库环境对人员的影响。
- 意外事故可能带来的危害。
- 风险的范围、性质和概率评估。
- 应急预案有效性评估。
- 应对所有从事活动的风险进行评估，包括对电气、地震、火灾、辐射等风险进行评估。

③生物安全管理的实施

- 样本库的选址、设计和建筑应符合国家法律规定，建筑材料和设备的选择均应达到相关部门的规定，建筑质量得到保障，同时消防通道必须设置合理。
- 样本库需根据实验活动的差异，采用不同的防护设备或隔离设施。
- 样本库内温度、湿度、洁净度、照明等环境参数应符合工作和卫生要求。
- 液体和气体管道系统应牢固、不渗漏、抗压、耐温、耐腐蚀，有生物危害的废液、废气须经过消毒处理后方能排放。
- 设计紧急撤离路线，并对紧急出口粘贴明显标识。
- 样本库应设置门禁系统，外来人员不得随意进出，门口须有警示标识。
- 设计物料、样本、药品、化学品等的管理措施，确保其在存储、转运、收集、处理和处置过程的安全，同时防范被误用、被偷盗和不正当使用情况的发生。

### 9.3.8 人身安全防护

①人员出入权限：遵循《样本库门禁管理制度》。

②人员安全培训、考核、上岗及继续教育：遵循《样本库业务学习及培训制度》。

③个人防护设备：凡进入样本库实验区人员须穿着质地合适的长袖实验服或防护服；按需要佩戴防护眼镜、防护手套、安全帽、防护帽、呼吸器或面罩（呼吸器或面罩在有效期内，不用时须密封放置）；进行化学、生物安全和高温实验时，不得佩戴隐形眼镜；穿着化学、生物类实验服或戴实验手套时，不得随意出入非实验区。

样本库使用的个人防护装备应符合国家有关标准的要求，满足不同级别的防护要求。同时制订相应程序对个人防护装备的选择、使用和维护过程进行控制。个人防护装备包括但不限于以下几种：

- 实验室防护服：样本库应确保防护服的足量供应，并及时消毒、清洗。如有污染物或潜在危险的物质溅到防护服上时，应及时更换防护服，并对污染的防护服进行无害化处理。

- 手套：应尽量舒适，灵活，符合耐磨耐扎的要求，符合防生物危险、化学品、刺伤、擦伤标准，注意手套的正确穿戴方式，受到污染的手套应及时丢弃或无害化处理。

- 鞋：样本库用鞋应舒适合脚，鞋底防滑且不损害地面。

- 口罩：选择合适的口罩。穿戴之前，应检查是否破损和清洁。在不戴时应将紧贴口鼻的一面向里折叠，放入清洁的容器内。

- 帽子：操作感染性材料时，必须佩戴帽子。

- 眼镜：必要时，避免碰撞，操作时应戴防护眼镜。

④防护设备：样本库使用的防护设备应符合国家有关标准的要求，满足不同级别的防护要求，并定期检查。防护设备使用人员须经过培训才能独立使用该设备。有以下常用的防护设备。

- 生物安全柜：主要应用于具备感染性样品的接收和处理，使用时应检查生物安全柜是否正常运行。柜内应尽量少放置物品，保证柜内气流循环。按照安全柜使用方法进行规范操作。

- 洗眼器：是接触酸、碱、有机物等有毒、腐蚀性物质的实验室必备的应急、保护设施，当工作人员的眼或身体接触有毒有害或有腐蚀性物质时，洗眼器可以进行紧急冲洗或者冲淋，避免化学物质对人体造成进一步伤害。洗眼装置接入生活用水管道，水量水压适中（喷出高度 8～10cm），水流畅通平稳。

- 应急喷淋：安装地点与工作区域之间畅通，距离不超过 30m；应急喷淋安装位置合适，拉杆位置合适、方向正确；应急喷淋装置水管总阀应处于常开状态，喷淋头下方不得有障碍物；不能以普通淋浴装置代替应急喷淋装置。

- 通风橱：根据需要在通风橱管路上安装有毒有害气体的吸附或处理装置（如活性炭、光催化分解、水喷淋等）；任何可能产生高浓度有害气体而导致个人曝露，或产生可燃、可爆炸气体或蒸汽而导致积聚的实验，都应在通风橱内进行；进行实验时，可调玻璃视窗开至据台面 10～15cm，保持通风效果，并保护操作人员胸部以上部位；玻璃视窗材料应是钢化玻璃。实验人员在通风橱操作时，避免将头伸入调节门内；不将一次性手套或较轻的塑料袋等留在通风橱内，以免堵塞排风口；通风橱内放置的物品应距离调节门内侧15cm 左右，以免掉落。

⑤人身防护注意事项

- 工作时，须根据样本库安全防护等级选择并穿戴工作服、口罩、鞋等防护装备，避免身体与生物、化学物品的直接接触，做好第一层防护。

- 样本库员工经过相应的安全培训方能进出冷库。进出冷库时需佩戴防冻服、防冻手套等防护装备，防止冻伤情况发生；进入冷库时确保出口通道的正常与安全。工作人员到冰箱取用样品时应注意佩戴防冻手套等防护装备。

- 离开样本库样本处理区域后必须立即洗手。

● 严禁在样本库样本处理区域进行饮水、进食等个人活动，实验用品与日常用品应分开管理。

● 每天工作结束后，可通过消毒剂、紫外线照射等方式对环境进行消毒，清除实验室内的污染。

● 样本库中物品严禁随意带出实验室，包括样本、化学药品、试剂、设备等。

● 定期对安全防护设备、个人装备检查，确保防护功能的有效。

● 处理直接或间接具有潜在感染或感染性样本时，根据需要应选择合适的防护设备，按照规定的操作方法进行操作。用完后的手套、帽子等医疗垃圾须经过无害化处理，随后必须洗手。

● 所有样本应以防止对人员或环境的危害方式运至或运出样本库。样本运送时应置于坚固、安全、防漏防渗的容器中，遵守现行的国家法律法规、相关的运输安全规定和《样本库样本运输标准操作流程》。对于传染性样本的运输应按国家标准进行包装、标记和提供资料，按相关要求进行运送。

● 危险品的管理及使用应遵循《样本库危险品管理控制程序》。

● 按照《样本库实验废弃物管理制度》采取适当的措施进行废弃物的收集、操作、运输和处理。

### 9.3.9 偏差处理及报告

按 XMPB/Q-C-020《样本库偏差管理控制程序》操作。

### 9.3.10 保密

遵循 XMPB/Q-C-003《样本库信息保护控制程序》。

### 9.3.11 参考文件

《中华人民共和国人类遗传资源管理条例》

《中华人民共和国人类遗传资源管理条例实施细则》

GB/T 19489-2008《实验室生物安全通用要求》

GB/T 19001-2016《质量管理体系要求》

GB/T 37864-2019《生物样本库质量和能力通用要求》

ISO/IEC 17025：2017《检测和校准实验室能力认可准则》

### 9.3.12 附件

**附件 1　样本库安全手册（快速阅读文件）XMPB/Q-SOP-083**

事故发生时处置优先次序：

1. 保护人身安全

2. 保护公共财产

3. 保存学术资料

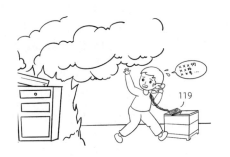

电话求助，请告知：

1. 事故地点

2. 事故性质和程度

3. 求助者的姓名和位置

常用电话：

1. 火警电话：119

2. 公安电话：110

3. 医疗急救：120

4. 保卫科：＊＊＊＊＊＊＊

5. 感染管理科：＊＊＊＊＊＊＊

6. 样本库办公室：＊＊＊＊＊＊＊

**一、样本库安全的基本要求**

1. 样本库员工负责对样本库安全与环保工作的日常管理进行监督和检查。

2. 样本库员工和入驻人员均须参加样本库安全与环保相关知识的培训及考核，并定期进行继续教育和考核。

3. 样本库严格遵守国家及学校和医院有关的法律法规、规章制度。

4. 具备仪器设备的使用管理制度、标准操作规程等。

5. 危险性场所、设备、设施、物品及操作等具备必要的警示标识。

6. 危险品（包括放射性同位素及其废物、剧毒品、麻醉用品、精神药品、易燃易爆品、高致病性病原微生物菌／毒种等）严格按照国家、学校和医院的有关规定进行管理，危险品的领取、保管、使用及废弃物的处理等环节具备完整规范的记录，定期对危险品进行全面的核对盘查，做到账物相符。

7. 样本库员工须做好个人防护。

**二、样本库消防安全**

（一）火灾原因

1. 电气设备过载，线路老化、短路等。

2. 明火使用不当，如不按要求使用酒精灯等。

3. 易燃易爆化学品保管或使用不当，如活泼金属、易燃溶剂等。

4. 实验操作不当引燃化学反应生成的易燃易爆气体或液态物质。

5. 高温仪器设备、静电防护不当引燃易燃物品。

（二）灭火方法

1. 冷却法：将灭火剂直接喷洒在燃烧的物体表面上，降低可燃物质温度至燃点以下，终止燃烧。

2. 窒息法：减少燃烧区域的含氧量，使火焰熄灭。

3. 隔离法：使燃烧物和未燃烧物分离，限制燃烧范围。

4. 抑制法：抑制或终止使燃烧得以持续和扩展的链式反应，从而使燃烧减弱或停止。

（三）防火原则

1. 严格遵守规章制度，加强安全意识。

2. 熟悉容易引起火灾、爆炸的物品，配备合适的防火防爆设施。

3. 减少或消除可燃物质，控制或取消点火源。

4. 做到环境卫生整洁，保持实验室通风良好。

（四）消防设施

1. 常用灭火器材：实验室常用灭火器材主要有干粉灭火器、二氧化碳灭火器、泡沫灭火器、水源、沙土、灭火毯等。

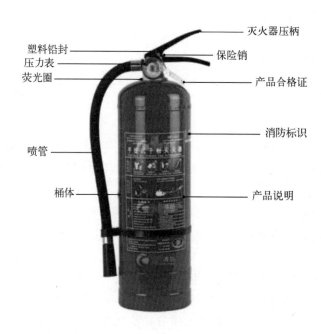

**样本库常用灭火器材及使用**

| 灭火器材 | 使用方法 | 使用范围 | 注意事项 |
| --- | --- | --- | --- |
| 干粉灭火器 | 拉掉手柄上的拉环，左手握住喷射管，右手提起灭火器并按下压把横扫 | 固体有机物质燃烧、液体或可熔化固体燃烧、可燃气体燃烧 | ● 在距燃烧物 3m 左右灭火，不可颠倒使用<br>● 在室外，选择上风口灭火<br>● 不适用以下范围：自身能够释放或提供氧源的化合物火灾：如钠、钾、镁、锌等金属燃烧；一般固体深层火或潜伏火；精密仪器和精密电气设备失火等 |

| 灭火器材 | 使用方法 | 使用范围 | 注意事项 |
|---|---|---|---|
| 二氧化碳灭火器 | 取下截止针，左手握住杠杆压把，右手持把手，将喇叭口尽量靠近着火点，压下杠杆压把 | 液体或可熔化固体燃烧、可燃气体燃烧、电器引起的火灾 | ● 灭火距离不超过 2m<br>● 室外有风时效果不佳<br>● 喷射时切勿接触喷管金属部分，以免冻伤<br>● 密闭空间内谨慎使用，防止窒息 |
| 泡沫灭火器 | 将灭火器翻转倒置，使药液混合产生二氧化碳、氢氧化铝泡沫并直接喷向火场 | 容易导致电器损坏，一般不适用于电器火灾 | ● 喷嘴需定期检查，防止堵塞导致使用时出现炸裂<br>● 内装药液需定期更换<br>● 平时不要摇动灭火器<br>● 灭火器存放需防冻避高温 |
| 水源 | 用水将火焰扑灭 | 大部分火灾 | 一般不宜在化学实验室使用，也不宜用于带电设备 |
| 沙土 | 将沙子盖撒在着火物体上 | 一切不能用水扑救的火灾 | 沙土要经常保持干燥 |
| 灭火毯 | 将灭火毯轻轻地覆盖在火焰上 | 小型火情 | 每 12 个月检查一次灭火毯，发现损坏或污染立即更换 |

2. 常用消防设施。

**样本库常用消防设施及使用**

| 名称 | 特点及使用方法 | 注意事项 | 图示 |
|---|---|---|---|
| 应急照明 | 装有充电电池，停电后可维持 0.5 小时左右，供人员疏散 | 经常检查充电电池是否有效 | |
| 消火栓箱 | 箱内装有消防水枪、水龙带和手动报警按钮，下层放置灭火器。使用时，启动消防泵，连好水枪头、水管、打开阀门即可喷射出强大水流扑灭火灾 | 较小的火灾不适宜使用消防水枪，切不可用消防水枪扑救带电设备、比水轻的易燃液体及遇水起化学反应的火灾。灭火时，压力水柱应对准火苗的根部 | |
| 疏散指示灯 | 疏散通道上装有指示灯，为人员疏散指示方向 | 发生火灾时，通过疏散通道撤离，不要乘坐电梯 | |

⭐☆☆☆

3. 七氟丙烷自动灭火系统的使用。

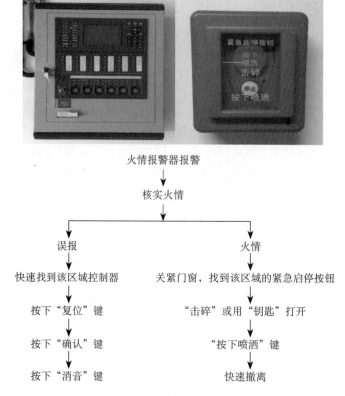

```
                    火情报警器报警
                          ↓
                      核实火情
                          ↓
        ┌─────────────────┴─────────────────┐
        ↓                                     ↓
       误报                                   火情
   快速找到该区域控制器              关紧门窗，找到该区域的紧急启停按钮
        ↓                                     ↓
    按下"复位"键                      "击碎"或用"钥匙"打开
        ↓                                     ↓
    按下"确认"键                         "按下喷洒"键
        ↓                                     ↓
    按下"消音"键                           快速撤离
```

参考文件《七氟丙烷灭火系统标准操作流程》。

七氟丙烷自动灭火系统维护商电话：＊＊＊＊＊＊＊＊。

（五）如何逃生

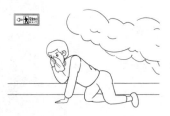

1. 用湿毛巾等捂严口、鼻，弯腰走或匍匐前进，最好沿墙面逃生。

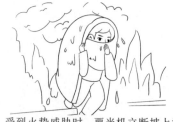

2. 受到火势威胁时，要当机立断披上浸湿的衣物或被褥等从安全出口方向冲出去。浓烟中还可戴透明塑料袋逃生。

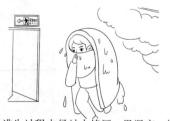

3. 逃生过程中经过火焰区，用湿衣、被等包裹头部和身体后再冲出火场。

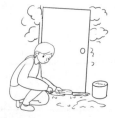

4. 室外着火，千万不要开门，以防大火蹿入室内，要用浸湿的被褥、衣物等堵塞门、窗缝，并泼水降温。

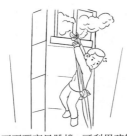

5. 千万不要盲目跳楼，可利用疏散楼梯、阳台、水管等逃生自救。也可用绳子（可把床单、被罩撕成条状，连成绳索）紧拴在窗框、暖气管、铁栏杆等固定物上，用毛巾、布条等保护手心，顺绳滑下，或下到未着火的楼层脱离险境。

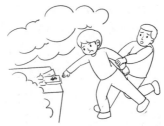

6. 遇火灾时切记不可乘坐电梯，要向安全出口方向逃生。

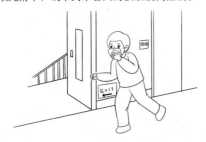

7. 火灾袭来时要迅速逃生，不要贪恋财物。

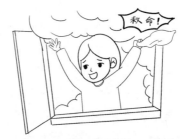

8. 若所在逃生线路被大火封锁，要立即退回室内，用打手电筒、挥舞衣物、呼叫等方式向窗外发送求救信号，等待救援。

## （六）谨记常见有机液体的易燃性

| 液体名称 | 闪点 /℃ | 液体名称 | 闪点 /℃ |
|---|---|---|---|
| 乙醚 | − 45 | 乙腈 | 6 |
| 四氢呋喃 | − 14 | 甲醇 | 12 |
| 二甲基硫醚 | − 38 | 乙酰丙酮 | 34 |
| 二硫化碳 | − 30 | 乙醇 | 13 |
| 乙醛 | − 38 | 异丙苯 | 44 |
| 丙烯醛 | − 25 | 苯胺 | 70 |
| 丙酮 | − 18 | 正丁醇 | 29 |
| 辛烷 | 13 | 异丁醇 | 24 |
| 苯 | − 11 | 叔丁醇 | 11 |
| 乙酸乙酯 | − 4 | 氯苯 | 29 |
| 甲苯 | 4 | 1,4- 二氧六环 | 12 |
| 环己烷 | − 20 | 石脑油 | 42 |
| 二戊烯 | 46 | 樟脑油 | 47 |
| 醋酸戊酯 | 21 | 汽车汽油 | − 38 |
| 煤油 | 38 | | |

☆☆☆☆

二硫化碳、乙醚、石油醚、苯和丙酮等的闪点都比较低，即使存放在普通冰箱内（冰箱最低温度 −18℃，无电火花消除器），也能造成易燃的条件，故这类液体不得存放于普通冰箱内。

另外，闪点低液体的蒸汽只需接触红热物体的表面便会着火。其中，二硫化碳尤其危险，即使与暖气散热器或者热灯泡接触，其蒸汽也会着火，应特别小心。

### 三、样本库紧急预案

#### （一）停电

发现人员须联系区域负责人，由部门责任岗排查停电原因。若因电路负荷超载引起电路跳闸，需推送断电的电闸（配电房钥匙存放于办公室钥匙箱内），并上报医院后勤管理科电工班（*******）排查事故原因。在施工项目保质期内，须联系施工方维修部门进一步排查事故原因。事故问题由电工班和施工方协商解决。

在突然停电情况下，由各部门责任岗检查大型设备（如流式细胞仪、全自动核酸纯化系统、机房）运行情况，并确保不间断电源能够保证该设备的正常关机。值班人员负责联系后勤管理科（*******）核实停电原因及停电时长。

在计划停电情况下，各部门责任岗须检查设备运行情况。在断电之前，提前正常停止设备运行，并切断设备电源及其不间断电源。通电后，开启设备并保证大型设备不间断电源呈开机状态。

在停电情况下，禁止低温存储设备（包括超低温冰箱、气相液氮罐及医用冰箱）舱门开启，避免影响样本质量。

#### （二）漏水或停水

发现人员须立即通知安全管理岗，安全管理岗关闭相应区域的上水管总阀，同时通知医院后勤管理科电工班（电话 *******）。由工作人员根据漏水的情况采取相应的处理措施。及时进行清理与转移、清扫地面积水，移动浸泡物资，尽量减少损失。

#### （三）火灾

火灾发现人员要保持镇静，立即切断或通知安全管理岗切断电源。迅速向样本库主任、医院保卫科（电话：*******）以及公安消防部门电话报警，报警时要讲明发生火灾的时间、地点、燃烧物质的种类和数量、火势情况、报警人姓名、电话等详细情况。

样本库内消防警报响起，人员迅速撤离，关闭门窗防止火势蔓延，并开启警报器，按下喷淋键按钮，启动气体灭火系统。按安全逃生路线，迅速撤离现场。

#### （四）化学灼伤

皮肤直接接触强腐蚀性物质、强氧化剂、强还原剂，如浓酸、浓碱氢氟酸、钠等引起的局部外伤。发生化学灼伤时应立即屏住呼吸，撤离现场。撤离现场后先脱去被污染的衣物并及时用大量的常温清水进行冲洗 5 分钟以上，保持创伤面的洁净，冲洗后相应地用苏打（针对酸性物质）或硼酸（针对碱性物质）进行中和并及时向样本库相关负责人报告。视情况的轻重将伤者送入医院就医。

各部门责任岗负责记录上述异常情况，包括情况发生时间、地点、发现人、事故原因，解决办法，维修人等信息。

#### 四、样本库用电安全

（一）安全用电常识

| 危害 |
| --- |
| 被电击会导致伤害，甚至死亡 |
| 短路有可能会导致爆炸和火灾 |
| 电弧和电火花会点燃易燃物品或者引爆具有爆炸性的材料 |
| 冒失地开启或操作设备很可能会导致其损坏，使身体受伤 |
| 电器过载会令机器损坏、短路或燃烧 |

| 静电防护 |
| --- |
| 防静电区不要使用塑料地板、地毯或者其他绝缘性的地面材料 |
| 穿戴防静电服、鞋袜、手套和帽子等 |
| 高压带电体应有屏蔽措施 |
| 增加室内空气的相对湿度，当相对湿度超过 65%，便于静电逸散 |

（二）触电事故的预防

1. 用电防护

绝缘：用绝缘层把带电导体隔离，使人体不可能直接接触，以达到安全目的。

绝缘电阻不低于导体电压 1000 倍。

定期检查：检查线路、电气设备接地情况，注意负荷大的电器用粗电线。

2. 用电注意事项

- 当手、脚或者身体沾湿或站在潮湿的地面上时，切勿启动电源开关、触摸电器用具。
- 经常检查电线、插座或者插头，一旦发现损坏要立即更换。
- 仪器设备开机前要先阅读、熟悉该仪器设备的操作规程。
- 电炉、高压灭菌锅等高温、高压的用电设备在使用中，使用人员不得离开。
- 电器用具要保证在清洁、干燥和良好的情况下使用，清理电器用具前要将电源切断。
- 切勿带电插、接电气线路。
- 非电气施工专业人员，切勿擅自拆、改电气线路。
- 不要在一个电源插座上通过转接头连接过多的电器。
- 不要擅自使用大功率电器，若有特殊需要先报备样本库，使用专门电器线路。
- 禁止私拉电线。
- 对有可燃气体的反应装置及实验场所必须安装专门的防爆电气设备。
- 可能产生静电的部位和装置，应有明确的标记和警示并对静电可能造成的危害备有必要的防护措施。

☆ ☆ ☆ ☆

（三）触电救护

1. 尽快使触电人员脱离电源：立即关闭电源或拔掉电源插头。若无法及时找到或断开电源，可用干燥的木棒、竹竿等绝缘物挑开电线，不得直接触碰带电物体和触电者的裸露身体。

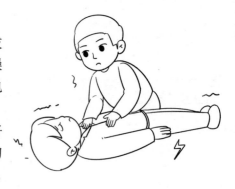

2. 实施急救并求医：触电者脱离电源后，迅速将其移到通风干燥的地方仰卧。若触电者呼吸、心搏均停止，立即交替进行人工呼吸和胸外按压等急救措施，同时迅速送往医院治疗。

3. 人工呼吸施救要点

（1）将伤员仰头抬颏，取出口中异物，保持气道畅通。

（2）捏住伤员的鼻翼，口对口吹气（不能漏气），每次 1 ～ 1.5 秒，每分钟 12 ～ 16 次。

（3）如伤员牙关紧闭，可口对鼻进行人工呼吸，不要让口漏气。

4. 胸外按压施救要点

（1）找准按压部位：右手的示指和中指沿触电者的右侧肋弓下缘向上，找到肋骨和胸骨接合处的中点，两手指并齐，中指放在切迹中点（剑突底部），示指平放在胸骨下部；另一只手的掌根紧挨示指上缘，置于胸骨上，即为正确按压位置。

（2）按压动作不走形：两臂伸直，肘关节固定不屈，两手掌根相叠，每次垂直将成人胸骨压陷 5 ～ 6cm，然后放松。

（3）以均匀速度进行：每分钟 80 次左右。

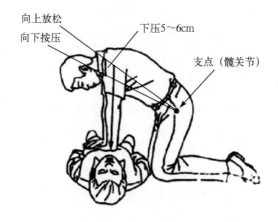

**五、样本库危险化学品使用**

（一）一般原则

1. 所有化学品都有明显的标签（名称、质量规格、到货日期及启封日期）。

2. 分类存放，互相作用的化学品不可混放。

3. 易燃物、易爆物及强氧化剂只能少量存放。

4. 无名物、变质物要及时清理销毁。

## （二）危险品分类存放

| 类别 | 存放方式 |
| --- | --- |
| 易燃液体 | 远离热源、火源，于避光阴凉处保存。通风良好，不能装满 |
| 腐蚀性液体 | 放于药品柜下端，选用抗腐蚀材料架<br>有毒气体或烟雾的化学品：单独存放于带通风的药品柜中 |
| 剧毒品 | 与酸类隔离，专柜上锁 |
| 爆燃类固体 | 与易燃物、氧化剂隔离，宜存于20℃以下，选用防爆材料架 |
| 致癌物 | 有致癌物的明显标志，锁上 |
| 互相作用化学品 | 隔离存放 |
| 低温存放的化学品 | 该类物质需低温存放才不致变质，宜存放于10℃以下，如苯乙烯、丙烯腈、乙烯基乙炔、氢氧化铵等 |
| 特别保存物品 | 根据特性保存 |

## （三）常用试剂泄溢处置

1. 氰化钠、氰化钾的污染：将硫代硫酸钠溶液浇在污染处后，用热水冲，再用冷水冲。

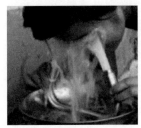

2. 甲醛洒漏后，可用漂白粉加5倍水浸湿污染处，使甲醛遇漂白粉氧化成甲酸，再用水冲洗干净。

（四）洗眼器和喷淋装置

1. 洗眼器：洗眼器产品只是用于紧急情况下，暂时减缓有害物对身体的进一步侵害，进一步的处理和治疗需要遵从医生的指导。

2. 应急喷淋装置

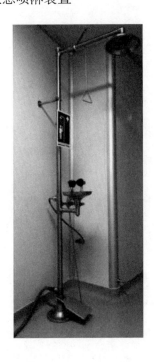

（五）化学品查询

接触危险化学品前，必须了解该化学品相关特性，如：化学品标识、危害/接触类型、急性危害/症状、预防、急救/消防、泄漏处理、包装与标志、应急响应、存储、物理性质等，以免存储、使用、处置过程中出现危险等。登录网站（http：//icsc.brici.ac.cn/）查询国际化学品安全卡获得以上信息。登录网站后即可通过化学品安全卡编号、物质中（英）文名称、cas 号等进行查询。

## 六、样本污染或泄漏

（一）样本污染

若样本管破裂应首先将样本及时转移至干冰上，检查破裂情况，清点数量，记下破裂管上的标签流水号或实际管号，必要时进行拍照留底。如果确定污染严重而导致样本不能使用的，要及时销毁，做好相关登记，并对现场污染进行处理。

（二）样本泄漏

1. 样本外溅到桌面、地板、仪器：应立即用布或纸巾覆盖，然后倒上 10％次氯酸钠覆盖 30 分钟（对于金属仪器，不可使用 10％次氯酸钠擦拭，应使用实验室内配备的 75％酒精擦拭），然后用抹布、纸巾清理掉，再用清水擦拭。

2. 样本外溅到实验服上：立即将被样品污染的实验服换掉，同时检查是否还污染了随身的其他衣物，必要时需将被污染的随身衣物及时换掉。对于污染的实验服需拿去洗衣房消毒清洗。

3. 当液体类样本 ( 血液、HPV 类样本 ) 意外进入眼、口腔：应立即用大量清水冲洗。液体类样本进入眼时，应立即开启实验室内的紧急处理应急装置中的洗眼器，用球阀来控制水流大小，一般水压呈水柱泡沫状即可，开太小不易起到冲眼效果，太大则水压过高会对眼睛造成二度伤害。

## 七、样本库路线图和标识

（一）禁止标识

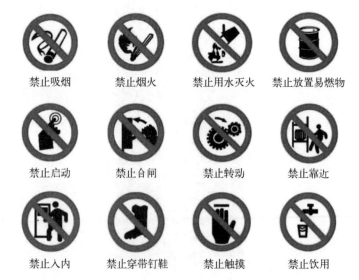

| 禁止吸烟 | 禁止烟火 | 禁止用水灭火 | 禁止放置易燃物 |

| 禁止启动 | 禁止合闸 | 禁止转动 | 禁止靠近 |

| 禁止入内 | 禁止穿带钉鞋 | 禁止触摸 | 禁止饮用 |

（二）警告标识

注意安全

当心火灾

当心爆炸

当心腐蚀

当心中毒

当心感染

当心触电

当心微波

当心机械伤人

当心夹手

当心高温表面

当心低温

当心磁场

当心电离辐射

当心激光

当心夹脚

（三）提示标识

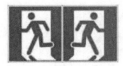
紧急出口

击碎板面

应急电话

（四）指令标识

必须戴防护眼镜

必须戴遮光护目镜

必须戴防尘口罩

必须戴防毒面具

必须戴护耳器

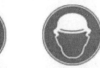
必须戴安全帽

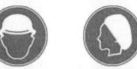
必须戴防护帽

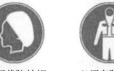
必须穿防护服

必须戴防护手套

必须穿防护鞋

必须戴防护面罩

注意通风

☆★☆☆

（五）消防指示标识

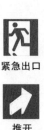
紧急出口

紧急出口

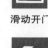
滑动开门

滑动开门

推开

拉开

疏散通道方向

疏散通道方向

水泵接合器

消防梯

灭火设备方向

手动启动器

发声警报器

火警电话

灭火设备

灭火器

消防水带

地下消火栓

地上消火栓

灭火设备方向

（六）消防禁止标识

禁止阻塞

禁止锁闭

禁止用水灭火

禁止吸烟

禁止烟火

禁止放易燃物

禁止带火种

禁止燃放鞭炮

（七）消防警告标识

当心火灾—易燃物质

当心火灾—氧化物

当心爆炸—爆炸性物质

## 八、样本库特种设备安全使用

（一）气体钢瓶的使用安全

1.气体泄漏时应立即关闭阀门，对可燃气体用沙石或二氧化碳、干粉等灭火器进行灭火，同时设置隔离带以防火灾事故蔓延。对受伤人员立即实行现场救护，伤势严重的立即送往医院。

2.气体钢瓶爆炸时，所有人员须立即撤离现场并报警，等待救援。

（二）液氮冻伤

液氮溅在手上或者臂部上时，液氮不仅挥发得比较快，而且表面的气体层形成一种保护膜防止进一步的伤害，只会导致皮肤表面轻微变红，不会起水疱，这种情况下，一般不需要特殊处理。

如果冻伤部位起水疱，须立即将受低温影响的部位放入温度稍微高于体温的热水中（40～46℃的水浴中，切忌加热，水温超过46℃时会加重冻伤组织的烧灼），然后用经过消毒处理的干纱布将受伤的部位包好，立刻寻求医疗处理，同时要小心不要把冻伤的水疱弄破。

（三）七氟丙烷自动灭火系统的使用

见本文件。

## 附件 2　样本库生物安全标识

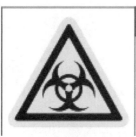

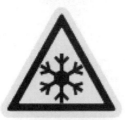

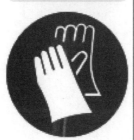

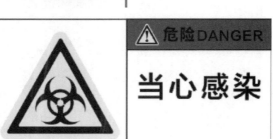

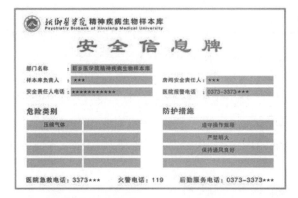

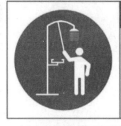

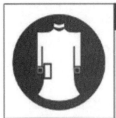

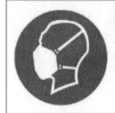

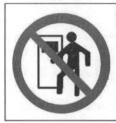

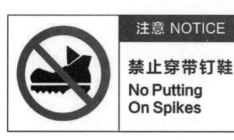 

## 9.4 样本库过程记录控制程序

### 9.4.1 目的

本文件旨在对样本库的实施活动的过程记录进行有效的控制，为证明样本库质量管理体系的有效运行、样本质量满足使用的要求提供证据，为采取纠正和预防措施以及保持和改进质量体系提供依据，确保记录资料的真实、完整、规范、准确、合法、有效，保证样本库工作正常进行。

### 9.4.2 范围

本文件适用于精神病医院生物样本库内所有过程记录的生成、发布、更新、书写规范及管理。范围涵盖样本库内所有体现质量体系运行活动中产生的各种数据、文字、图标、声像等资料，包括产生的记录、计算和导出的数据、报告、质量检验和验证数据；可以是任何描述质量实施过程或体系运行过程的记录形式，包括纸质形式和电子形式。

### 9.4.3 职责

①委员会：负责对样本库过程记录体系文件进行年度审查。

②样本库

● 样本库员工：负责本岗位记录的真实性、完整性、准确性和清晰性。负责起草相关过程记录模板，赋予过程记录模板编号。

● 质量主管和行政主管：负责本部门记录的控制与管理，必要时形成统计数据，并保证记录的真实有效性。质量主管负责审核技术过程记录，行政主管负责审核行政过程记录。

● 样本库主任：负责批准记录的起草、发布及回收。

● 文件控制责任岗：负责已使用过程记录分发、复印、归档、调阅、收回及销毁。

### 9.4.4 实施过程

①起草：当样本库内需要新增行政管理、质量体系或伦理法规等相关过程记录并发布时，或当质量管理体系相关标准、政策或工作流程发生改变时，样本库主任指定熟悉相关内容和流程的各部门责任岗起草过程记录。

过程记录作为附件时，独立于主体文件的审核、修订和批准。

起草的过程记录应该有过程记录编号、初始版本号和创建日期。

其余按照《样本库文件管理控制程序》实施。

②编号

● 按照《样本库文件管理控制程序》实施。起草的过程记录应该有过程记录编号、初始版本号和创建日期。

● 临时使用的记录根据具体情况制订，并由质量主管审核发布。

☆☆☆☆

③格式和内容

● 表格：需满足质量活动和技术活动的相关因素描述的需要。

● 记录内容应包含足够的信息，记录所完成的质量和技术的具体活动，识别不确定的影响因素和质量回顾。操作记录应包括操作人员、复核人的签名及时间。检测记录应附有检测结果的原始记录或图谱，并有操作人员、复核人员的签名及时间。

● 伦理类、实验类、仪器类、样本类、管理类等各类记录应有完整的标准形式或模板，一经批准发布，任何部门、单位和个人不得随意更改。

● 质量控制责任岗按照《样本库文件管理控制程序》，建立样本库全部过程记录清单，填写记录名称、编号、保存部门和期限等内容，保存标准形式的记录样表，对所有记录表格进行保存和控制。

● 质量控制责任岗填写《样本库保密级过程记录控制分发表》。

④审核

● 质量主管负责审核技术过程记录初稿，提出修改意见，并签字。

● 行政主管负责审核行政过程记录初稿，提出修改意见，并签字。

⑤批准及发布：样本库主任批准过程记录，签字日期作为过程记录的发布生效日期。

⑥填写和修改

● 使用中的基本要求

○ 记录填写字迹需端正、清晰、文字通顺、条理清楚、技术术语使用准确。

○ 使用黑色或蓝色签字笔或者黑色墨水钢笔填写。

○ 确实需要修改时，需要谨慎复核，采用"画线法"（在错处中间画一道横线，在错处旁边注明更改后内容，并由更改者签署姓名和时间，必要时在错处旁边注明更改理由）修改。原始记录不得编造、篡改。原始记录形成的册或本应保持完整，不得缺页或挖补，如有缺、漏页，应详细说明原因。

○ 记录表格上的签名栏经相关权责人员签署后方可有效。

○ 表格中有无须填写文字的内容，予以画线"/"并添加记录人签字签章和日期标注。记录中所有应填写的部分，不留任何空白。对于没有进行的操作或没有进行的检查，应在相应栏目如实写明"未做"或"不适用"（Not Available，NA），并注明理由。

○ 填写时不漏项、不错项，并严格使用正确的法定计量单位。

○ 记录审核人员进行审核时，审核或校核内容包括但不限于：内容完整性，规范性，准确性，合法性，数据处理方法、公式是否准确，结果是否合法准确，记录签名是否规范。

● 原始记录的数据型附件：计算机、自动记录仪器打印的图表和数据资料，相关机构出具的检验报告书等应按照顺序粘贴在原始记录的相应位置，或者编号后粘贴于原始记录的后面，并在相应处注明日期、时间、审核人（或原始数据获得者）和复核人。不宜粘贴的，可另行整理装订成册并加以编号，同时在记录相应处注明，以便查对。

● 其他

○ 常用西文缩写（包括实验试剂的缩写）应符合规范，首次出现时必须用中文加以注释。实验性记录中属于译文的应注明其外文名称。

○ 书写时应使用规范的专业术语，计量单位应采用国际标准计量单位，有效数字的取舍采用"四舍六入五成双"法，注明可接受的正常值范围。

　　○ 纸质病历作为原始文件，应完整保存。

　　○ 一旦收回记录或者纸质病历，任何人均不得再进行修改。

　　○ 可使用缩写进行注释。

| XMPB | Psychiatry Biobank of Henan Medical Hospital | 河南省精神病医院生物样本库 |
| --- | --- | --- |
| NA | Not Applicable | 不适用 |

　　⑦保存和维护

　　● 体系文件规定的记录，应按照编号、日期定期进行分类整理和归档，以便于存取检索。当条件允许时可将纸质版制作为扫描版。

　　● 保存期限根据记录性质和使用情况而定，一般为 3 年，有特别追溯要求的可适当延长，并在档案中体现。

　　● 保密级过程记录需列入过程记录分发清单，显示详细过程记录编号，当前版本号，使用人和使用位置。

　　● 置放于适宜环境中，注意防潮、防火、防蛀，避免损坏和丢失。

　　● 电子版本的过程记录，应该用不能修改的形式保存。若过程记录的附件是独立于过程记录审核、修订和批准的，仍应与相应的过程记录一起保存。应注意及时备份。

　　⑧借阅：借阅记录须经过质量主管直至样本库主任批准，不得涂改、损坏、替换或丢失，并按期归还。内部人员查阅记录须经质量主管同意，并由文件控制责任岗做好相关登记。外部人员一般不得借阅样本库记录，如需借阅，须经样本库主任批准。

　　⑨销毁

　　● 质量主管和文件控制责任岗负责制订过程记录销毁计划，集中销毁需要清理的记录，并登记。

　　● 样本库主任批准销毁计划并监督实施。

　　⑩保密：遵循《样本库信息保护控制程序》。

### 9.4.5 更新

　　①范围：更新已生效过程记录模板内容，更新已生效过程记录的已生效附件，为已生效过程记录添加或删除附件。

　　②实施过程

　　● 按本文件执行。

　　● 分发最新版本的过程记录，回收过期的过程记录，保存过程记录的分发和回收记录，应确保可追溯。每个过程记录的最初版本、修订版本、最新版本和相关审核批准记录都应被保存。

### 9.4.6 偏差处理及报告

　　按 XMPB/Q-C-020《样本库偏差管理控制程序》操作。

### 9.4.7 参考文件

《中华人民共和国人类遗传资源管理条例》

《涉及人的生物医学研究伦理审查办法（试行）》（2007 年）

☆☆☆☆

GB/T 19001-2016《质量管理体系要求》

GB/T 37864-2019《生物样本库质量和能力通用要求》

ISO/IEC 17025：2017《检测和校准实验室能力认可准则》

XMPB/Q-C-001《样本库文件管理控制程序》

**9.4.8 附件**

**附件  XMPB/Q-R-005《样本库保密级过程记录分发表》**

### 样本库保密级过程记录分发表

流水号：_____

| 发放日期 | 过程记录名称 | 过程记录编号 | 领用人 | 使用位置 | 回收 | 回收日期 | 回收人 |
|---|---|---|---|---|---|---|---|
|  |  |  |  |  | 是□  否□ |  |  |
|  |  |  |  |  | 是□  否□ |  |  |
|  |  |  |  |  | 是□  否□ |  |  |
|  |  |  |  |  | 是□  否□ |  |  |
|  |  |  |  |  | 是□  否□ |  |  |
|  |  |  |  |  | 是□  否□ |  |  |
|  |  |  |  |  | 是□  否□ |  |  |
|  |  |  |  |  | 是□  否□ |  |  |
|  |  |  |  |  | 是□  否□ |  |  |

## 9.5  样本库偏差管理控制程序

### 9.5.1 目的

本文件旨在对发生的偏差/不符合输出（偏离/不符合样本库规定的要求）进行及时准确的调查处理，并对结论和改进措施进行记录和跟踪。本控制程序描述了发生偏差的处理流程、调查过程、结果评价等，保证样本库工作正常运行。

### 9.5.2 范围

本文件适用于精神病医院生物样本库内所有有计划的质量活动，包括活动的操作人和管理人员。

### 9.5.3 职责

①委员会：负责对样本库偏差管理活动进行年度审查。

②样本库

● 样本库员工：负责上报偏差情况，填写偏差调查报告。

● 质量主管：负责审核样本库偏差调查报告，努力查找和识别偏差原因，并分析产生问题的原因；当评价表明偏差可能再次发生时，制订出所需纠正或预防的措施，对实施的纠正措施和预防措施进行跟踪验证。必要时参与对纠正措施、预防措施实施活动的监督。指定合适的偏差调查人员。

● 偏差调查人员：一般由质量控制责任岗或质量内审员担任。负责对偏差发生的原因进行调查，并报告质量主管。

● 样本库主任：负责审核并批准纠正预防措施，判断潜在的不合格因素，规定相应的权利，给予必要的资源和时间保障。

● 文件控制责任岗：负责将偏差的处理和纠正预防活动产生的文件归档。

### 9.5.4 实施要求

①定义：偏差（Deviation）是指对批准的程序、指令或建立的、某个范围、标准的偏离，也称不符合输出（Nonconfor 分钟 g Output）、不符合工作或不符合项。包括样本采集、处理、储存、分发、运输、销毁等全生命周期中发生的、发现的任何与样本质量有关的异常情况，如设备故障、校验结果超标、化验结果超标等不符合事件，以及与相关法律法规或已批准的标准、程序不相符的事件。

超标检验结果（Out of Specification，OOS）：（非检验、取样偏差）任何单个值不符合已批准的可接受标准要求的事件。此项与偏差有所区别。

②偏差的种类

● 过程控制偏差：记录中要求的过程控制项目经测试超出设定标准要求。

● 外来异物（有形）：在采集和处理中发现的异物。

● 潜在的污染：如果不能正确清除，可能导致样本的污染。

● 校验维护保养：设备仪器校验不能按计划执行，或在校验过程中发现计量监测仪器超出要求范围，预防维修未按年计划准时执行或在预防维修中发现设备关键部件问题，这些因素会影响已生产样本质量的情况。

● 混淆：两种不同的样本混在一起。

● 人员失误：人为失误导致的样本质量问题、未能按正常程序执行；系统录入错误等。

● 文件记录缺陷：使用过期文件，记录不规范，文件丢失。

● 设备异常：无法正常使用，运行不稳定，关键参数达不到规定要求。

● 环境：空调系统、实验室设施的防尘捕尘设施、防止蚊虫和其他动物进入设施、照明设施的故障，以及洁净区尘埃粒子监测超限，空气、地面、墙面环境监测指标超限，温湿度控制超限、压差超限等不符合事件。

● 物料平衡超出收率的合格范围。

● 其他重大事件和结果。

③偏差分级

| 分级 | 描述 |
|---|---|
| 3 级 | 对标准操作程序的偏离，不会对样品质量造成影响的偏差 |
| 2 级 | 对于批准的规程的偏差，通常需要立刻采取或建立纠偏措施加以解决<br>2 级偏差也可以由一系列重复的 3 级偏差导致 |
| 1 级 | 可能对样品的质量、安全性、有效性等产生实际的或潜在的不良影响的偏差 |

④分级时使用风险评估的原则，不同级别偏差的处理要求，1 级和 2 级偏差必须有完善的调查和纠偏预防措施，3 级偏差只需要记录和分析。当某类偏差重复出现 3 次时应将该偏差升级进行管理。

⑤偏差处理程序

• 出具偏差报告：有偏差发生时岗位工作人员负责报告与样本质量有关的偏差；当监测结果超出限定范围时，当计量仪器校准不合格或维护超出时间限制时，由质量主管负责提出偏差报告；其他偏差由偏差发生岗位的部门负责人负责报告偏差。

• 报告人职责：及时、如实报告偏差；并填写《样本库偏差调查报告》。

• 对偏差分级：偏差调查人员对偏差进行分析并进行分级。

• 初步调查：偏差调查人员负责对每一个不符合事件的根源进行调查，调查主要包括但不限于以下内容。

○ 与偏差发生过程中涉及的人员进行面谈。

○ 回顾相关的 SOP、质量标准、分析方法、验证报告、年度回顾报告、设备校验记录等。

○ 复核涉及的操作记录、设备运行操作记录及设备维护保养、维修记录等；设备设施检查及维修检查；复核相关的样本、物料、留样；曾经发生过的类似偏差事件趋势；必要时访问或审计供应商。

○ 根据调查员对上述各方面的调查结果进行汇总分析，确定根源或最有可能的原因。

对于某些复杂的调查，可采取成立跨职能团队的方式完成调查；调查时限为发现日期起 10 个工作日，若超过调查时限需在调查报告上注明原因。

• 原因确定：偏差调查人员通过调查确定偏差产生的原因。

• 制订纠偏预防措施：质量主管根据偏差产生的原因制订相应的纠偏及预防措施。

• 纠偏措施的实施和预防措施的跟踪：偏差调查人员对既定偏差的整改情况进行跟踪，将有关情况进行汇总，并对于未按期完成的纠正及预防措施通知质量主管。

• 偏差的批准：所有的纠偏措施执行后由质量主管对偏差进行审批。偏差报告必须得到审批。所有有关偏差报告的文件，必须成为记录的一部分。

• 偏差的跟踪：质量主管对纠正措施实施后的相关数据进行监控，评价纠偏措施的有效性；并定期回顾，作为管理评审的输入内容。

### 9.5.5 安全

遵循 XMPB/Q-C-004《样本库风险和机遇应对控制程序》。

遵循 XMPB/Q-C-005《样本库生物安全控制程序》。

遵循 XMPB/Q-C-014《样本库危险品管理控制程序》。

遵循 XMPB/Q-C-006《样本库环境管理控制程序》。

### 9.5.6 保密

遵循 XMPB/Q-C-003《样本库信息保护控制程序》。

### 9.5.7 参考文献

《中华人民共和国人类遗传资源管理条例》

《中华人民共和国人类遗传资源管理条例实施细则》

GB/T 19001-2016《质量管理体系要求》

GB/T 19489-2008《实验室生物安全通用要求》

**9.5.8 附件**

附件　XMPB/Q-R-033《样本库偏差调查报告》

**样本库偏差调查报告**

流水号_____

| 偏差事项 | | | | |
|---|---|---|---|---|
| 调查人 / 部门 | | | 调查时段 | |
| 偏差描述 | | | | |
| 调查结果 | | | | |
| 偏差后果判定 | | | | |
| 偏差分级 | □ 3 级 | □ 2 级 | □ 1 级 | |
| 是否需要进入纠正预防阶段 | | □是 | □否 | |
| 调查人 | | 质量主管 | | 样本库主任 | |
| 日　　期 | | 日　　期 | | 日　　期 | |

注：本表可加页，加页需在页脚增加页码且双面打印

## 9.6　样本库数据管理控制程序

**9.6.1 目的**

本文件旨在规范及确定精神病医院生物样本库所有活动实施过程中产生的数据，对采集、维护、传输、备份等进行全过程控制，保证数据的准确、完整、安全和保密，以确保各部门获得真实有效的数据。

**9.6.2 范围**

本文件适用于精神病医院生物样本库所有工作产生的数据信息的管理和控制。

**9.6.3 职责**

①委员会：负责对样本库数据管理活动进行年度审查。

②样本库

● 样本库员工负责授权的工作范围做好数据资产的管理，负责样本数据的日常维护和管理。

● 数据部门责任岗负责对数据管理提供技术支持，负责生物样本库信息管理系统权限分配工作，同时对系统数据和服务器等软硬件进行维护。

● 质量主管：负责制订本控制程序，对数据进行分类与分级，分配数据管理任务。

● 样本库主任：负责审核并批准本控制程序。

● 文件控制责任岗：负责对数据信息管理产生的文件归档保存。

☆ ☆ ☆ ☆

### 9.6.4 术语和定义

数据信息：基于计算机应用、通信和现代管理技术等电子化技术手段形成包括文字、数字、字母、图表等的客观资料。

### 9.6.5 内容

● 数据信息分类

○ 与样本库员工、样本、活动和服务有关的记录。

○ 与样本库质量、环境管理运行有关的数据。

○ 与样本库伦理、法律体系运行有关的数据。

● 数据信息采集要求

○ 真实性：保的数据采集结果与客观事实相符，不弄虚作假，且只有经过培训的员工才能进行信息处理，确保数据的真实有效。

○ 可追溯：多环节收集数据，保持数据采集的逻辑联系及完整性，避免重要环节数据的缺失。

○ 标准化：在数据的表述上应尽量使用标准的术语表达，避免歧义的情况出现。用通用的术语和共同的元素描述数据，保持文字内容的标准格式，方便数据的共享和理解。

○ 安全性：数据储存、流转需在安全的环境下进行，防止对数据的入侵及损害。重要信息的流转（如个体信息、临床信息）须经过严格的审批程序，并充分规范使用者权限。

○ 合理性：符合法律、伦理体系的监督，尊重捐赠者的意愿及要求，履行信息保护义务。

○ 合法性：在知情同意书签订之后再采集数据，必须符合法律的要求。

○ 完整性：多方面收集数据，加强数据库间的交流合作和数据共享。

● 数据信息采集

遵循各类样本采集标准操作流程。

● 数据信息录入

○ 数据录入须按标准化的格式录入，录入后审核人员对录入的各项数据进行认真复核。可疑数据应进行追溯，必要时应与原始操作人员核实。

○ 对所有样本和数据设置访问权限。

● 数据信息维护

○ 定期对样本数据进行审核、盘点，确保实际样本属性与信息相符以及数据计算、数据转换、报告生成的准确性、统一性、完整性。对于问题数据需改正并重新复核，确保数据的准确。

○ 定期查看系统、服务器、数据库使用情况，如发现异常，及时查找原因并合理解决。

○ 数据更新时，检验更新的数据是否有效，同时验证无须更新的数据是否与原数据一致。

● 数据信息删除

○ 当捐赠者取消知情同意后，在销毁样本的同时应删除与该捐赠者和其样本相关的一切数据。

○ 删除所有个人数据和电子信息档案，包括：个人信息、知情同意书、调查问卷、随访信息、临床报告和病理诊断等，如果软件不支持信息删除则将所有数据标记为"无知情同意"，禁止访问和使用。

◦ 回收和删除发放给研究者和保存在信息系统中的与样本相关的所有数据和记录，包括样本类型、形态和质量，样本采集、处理、存储、运输和使用的所有相关记录。

● 数据信息访问及传输

◦ 样本库信息系统的使用需根据人员的角色设置不同的访问权限。当使用者角色变更时，须提交权限变更申请，由岗位部门负责人及质量主管审核后方能更改相应的权限，并做好相关的记录。

◦ 样本及捐赠者相关的重要文件须设置不同的访问权限，确保捐赠的隐私得到切实的保护。

◦ 样本库内部人员不得泄露捐赠者的个人信息及关联的信息，外部人员不得在未经授权情况下访问敏感和保密信息。

◦ 数据访问应设置硬件和软件的防火墙，采取严格的防控机制，避免非法入侵的发生。如发生非法入侵，应及时报警，并做好应急措施。

◦ 数据的传输应遵循相关的法规和条款，包括知识产权的转让、知情同意、伦理和隐私标准及数据共享协议。样本库应确保数据传输安全，最大限度地降低数据被截取或未经授权使用的风险，尤其是当数据中含有捐赠者的身份信息时。数据传输后信息使用人员仍需保护捐赠者的隐私和信息。

● 数据信息备份

◦ 数据备份对样品库信息管理至关重要，确保在系统故障、火灾、地震等自然灾难造成的数据损坏或丢失的情况下，定期备份的数据能对数据进行修复。

◦ 按照数据的重要程度对不同备份对象进行分类，对不同的备份对象建立样本数据信息备份预案，包括备份的策略、频率、方式、文件保存周期等。一般的备份方式包括：异盘备份、异机备份、异地备份、磁盘备份。

◦ 备份操作人员需检查每次备份是否成功，对备份结果及其备份操作需进行记录、汇报及跟进。

◦ 备份对象发生变更后，应及时评估和调整备份策略，制订新的备份预案。

◦ 备份过程必须确保数据的可恢复性。因此需要定期确认备份，以保证数据的准确恢复。

◦ 备份数据资料保管地点应有防火、防热、防潮、防尘、防磁、防盗设施。

● 数据信息恢复

◦ 数据管理员应建立数据信息备份/恢复预案，在数据发生损坏或丢失的情况下可按预案规定进行标准化的恢复操作。

◦ 定期验证备份资料的可恢复性，确保备份数据的完整、有效。

◦ 恢复数据时，对数据的恢复情况进行有效评估，并填写《生物样本库信息管理系统升级/修复记录表》。评估合格后，方能启用恢复后的系统或数据。

● 数据信息保密

◦ 根据信息的价值、法律要求及敏感程度和关键程度对加密对象进行分级，根据分级确定保护级别，并以此确定加密计划和方法（包括密钥的要求），并采用不同的加密技术以确保信息安全。

◦ 数据信息安全等级需要变更时，须经过相关部门责任人的审批备案，并按新的加密计划和方法执行。每年对数据信息安全等级进行评审，确保数据安全性的同时，兼顾数据

☆★☆☆

访问的方便性。根据加密的对象可分为软件加密、硬件加密、系统加密、文档加密、储存介质加密。

➤ 软件加密：对于特殊样品库相关的管理软件，避免外部人员在未经授权的情况下使用，可采用加密设置进行控制。

➤ 硬件加密：对电脑、服务器等硬件设备的加密设置，确保硬件正常运行。

➤ 系统保密：登录系统需输入正确的密码，不同角色设置不同的功能权限，保证在权限的范围内执行操作，同时定期检验数据库的安全性。

➤ 文档加密：对重要、敏感的文档需设置不同的权限级别，如不能访问、可访问、可编辑。

➤ 存储介质加密：包含重要、敏感或关键数据信息的移动式存储介质需设置密码，取用存储介质中的数据时需要输入密码进行验证。删除可重复使用存储介质时，需对介质进行消磁或彻底的格式化。任何存储介质的出库或入库须经过授权，并保留相应记录，以便追溯。

### 9.6.6 安全

遵循 XMPB/Q-C-004《样本库风险和机遇应对控制程序》。

### 9.6.7 偏差处理及报告

按 XMPB/Q-C-020《样本库偏差管理控制程序》操作。

### 9.6.8 保密

遵循 XMPB/Q-C-003《样本库信息保护控制程序》。

### 9.6.9 参考文件

《中华人民共和国人类遗传资源管理条例》

《中华人民共和国人类遗传资源管理条例实施细则》

GB/T 37864-2019《生物样本库质量和能力通用要求》

ISO/IEC 17025：2017《检测和校准实验室能力认可准则

### 9.6.10 附件

附件　XMPB/Q-R-006《生物样本库信息管理系统升级／修复记录表》

**生物样本库信息管理系统升级／修复记录表**

| 序号 | 异常状态 | 异常原因 | 记录人 | 记录时间 | 恢复操作人 | 恢复状态 | 恢复时间 |
|---|---|---|---|---|---|---|---|
| | | | | | | | |
| | | | | | | | |
| | | | | | | | |
| | | | | | | | |
| | | | | | | | |
| | | | | | | | |
| | | | | | | | |
| | | | | | | | |
| | | | | | | | |

# 第三篇

## 标准操作流程

☆ ☆ ☆ ☆

# 10 项目管理标准操作流程

## 10.1 伦理审查标准操作流程

### 10.1.1 目的
本文件旨在明确精神病医院进行伦理审查的标准操作流程。

### 10.1.2 范围及用途
本文件适用于精神病医院对精神病医院生物样本库内进行伦理审查的操作。

### 10.1.3 职责
①伦理委员会秘书：负责受理送审材料；传达伦理委员会决议；文件存档。

②主审委员：会前审查主审项目的送审文件，填写主审工作表；会议审查作为主要发言者，提问和发表审查意见。

③委员：参加审查会议，审查每一项目，提问和发表审查意见；以投票方式做出审查决定。

④副主任委员：经主任委员授权后可审签会议记录；经主任委员授权后可审核、批准、签发审查决定文件。

⑤主任委员：主持审查会议；审签会议记录；批准、签发审查决定文件。

### 10.1.4 术语和定义
①伦理审查：对涉及人的生物医学研究项目的科学性、伦理合理性进行审查，包括初始审查、跟踪审查和复审等，旨在保护受试者的尊严、安全和合法权益，促进生物医学研究规范开展。

②伦理委员会：由医学专业人员、法律专家及非医务人员组成的独立组织，其职责为核查临床试验方案及附件是否合乎道德，并为之提供公众保证，确保受试者的安全、健康和权益受到保护。该委员会的组成和一切活动不应受临床试验组织和实施者的干扰或影响。

### 10.1.5 内容
①医院伦理委员会的伦理审核流程

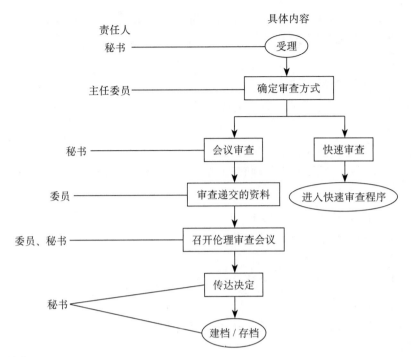

②审查程序

● 会议审查。

● 快速审查。

③审查项目

● 研究的设计与实施是否科学：□是，□否，□其他。

● 研究的风险与受益比是否合适：□是，□否，□其他。

● 受试者的招募过程是否合理：□是，□否，□其他。

● 知情同意书的书写是否合格：□是，□否，□其他。

● 受试者的医疗和保护是否充分：□是，□否，□其他。

● 特殊疾病人群、特定地区人群、族群和弱势群体的考虑是否充分：□是，□否，□其他。

④主审委员填写初始审查工作表，独立顾问填写咨询工作表。

⑤伦理秘书汇总主审委员意见，提交主任委员或副主任委员（经主任委员授权后）审核。

⑥主任委员或副主任委员（经主任委员授权后）批准、签发决定文件。

● 决定是否同意开展研究（同意，做必要修正后同意，做必要修正后重审，不同意）。

● 决定跟踪审查的频率（根据研究风险大小等情况，决定跟踪审查的频率），最长不超过 12 个月。

● 快速审查是否更改审查的方式：提交会议审查。

⑦制作传达文件

● 制作决定文件（一式 3 份）：文件份数参照申请人、研究中心数确定。一般按申请人 1 份、研究单位 2 份；或根据申办者的要求。

● 制作会议签到表副本：初始审查、修正案审查以及（初始审查、修正案审查之后的）

☆★☆☆

复审的肯定性决定，如果采用会议审查方式，需附"会议签到表"副本。

● 盖章：决定文件加盖伦理委员会公章。

⑧传达决定

● 通知申办方领取决定文件。

● 传达时限：在审查决定后 5 个工作日内完成决定的传达。

⑨文件存档

● 审查过程中形成、积累、保存的文件，按审查阶段及时归档。

● 会议审查的项目存档文件：项目送审文件、《伦理审查会议记录》《伦理审查表》《伦理审查书面意见建议》。

● 快速审查项目中存档文件：送审文件，主审审查工作表，伦理审查决定文件。

新业务新技术、临床科研类项目：送审文件，伦理审查决定文件。

**10.1.6 安全**

遵循 XMPB/Q-C-004《样本库风险和机遇应对控制程序》。

**10.1.7 偏差处理及报告**

遵循 XMPB/Q-C-020《样本库偏差管理控制程序》。

**10.1.8 保密**

遵循 XMPB/Q-C-003《样本库信息保护控制程序》。

**10.1.9 参考文献**

《中华人民共和国人类遗传资源管理条例》

《中华人民共和国人类遗传资源管理条例实施细则》

**10.1.10 附件**

**附件 1　XMPB/Q-R-078《伦理审查会议记录》**

**伦理审查会议记录**

编号：_____

| 项目名称 | | | | | |
|---|---|---|---|---|---|
| 会议地点 | | | | | |
| 会议日期 | | | | | |
| 伦理委员会到会委员签名 | | | | | |
| 姓名 | 性别 | 单位 | 职务 | 专业 / 职称 | 签字 |
| | | | | | |
| | | | | | |
| | | | | | |
| | | | | | |
| 出席人数 | | 投票人数 | | 回避人数 | |
| 记录人签字 | | 签字日期 | | | |

## 附件2　XMPB/Q-R-079《伦理审查表》

**伦理审查表**

编号：＿＿＿＿＿＿

| 项目名称 | | | |
|---|---|---|---|
| 负责人 | | 申请单位 | |
| 联系人 | | 联系人电话 | |
| 一、研究的科学设计与实施 | | | |
| 审查原则 | | | |
| 1 | 符合公认的科学原理，并有充分的相关科学文献作为依据 | | |
| 2 | 研究方法合乎研究目的并适用于研究领域 | | |
| 3 | 研究者和其他研究人员胜任该项研究 | | |
| 审查要素 | | | |
| 项目价值 | | | |
| 人员资质 | | | |
| 仪器设备 | | | |
| 规章制度 | | | |
| 场所环境 | | | |
| 二、研究的风险与受益 | | | |
| 审查原则 | | | |
| 1 | 受试者的权益、安全和健康必须高于对科学和社会利益的考虑 | | |
| 2 | 受试者的风险相对于预期的受益应合理，并且风险最小化 | | |
| 审查要素 | | | |
| 风险评估 | | | |
| 受益评估 | | | |
| 风险相对于受益是否合理 | □是　　□否 | | |
| 三、受试者的招募 | | | |
| 审查原则 | | | |
| 1 | 受试者的选择是公正的 | | |
| 2 | 尊重受试者的隐私，避免胁迫和不正当的影响 | | |
| 3 | 合理的激励与补偿，避免过度劝诱 | | |
| 审查要素 | | | |
| 公正性 | □是　　□否 | | |
| 合理性 | □是　　□否 | | |

☆☆☆☆

| 四、受试者的医疗和保护 | |
| --- | --- |
| 审查原则 | |
| 1 | 研究者负责做出与临床试验相关的医疗决定，并保证所做出的任何医疗决定都是基于受试者的利益 |
| 2 | 受试者不能因参加研究而被剥夺合理治疗的权利 |
| 审查要素 | |
| 人员资质 | |
| 受试中的医疗与保护 | |
| 受试后的医疗与保护 | |
| 受损伤受试者的治疗与补偿 | |
| 五、隐私与保密 | |
| 审查原则 | |
| 1 | 采取的措施足以保护受试者的隐私与数据的机密性 |
| 审查要素 | |
| 保密措施 | |
| 研究结果的发表 / 公开 | |
| 六、弱势群体的考虑 | |
| 审查原则 | |
| 1 | 纳入弱势人群作为受试者的理由是正当与合理的 |
| 2 | 采取特殊的措施，确保该人群的权益和健康 |
| 审查要素 | |
| 是否涉及 | |
| 理由是否正当合理 | □是　　□否 |
| 对受试者的考虑 | |
| 七、特定疾病人群、特定地区人群 / 族群的考虑 | |
| 审查原则 | |
| 1 | 考虑该人群 / 族群的特点，采取特殊的措施，确保该人群的权益和健康 |
| 2 | 促进当地的医疗保健与研究能力的发展 |
| 审查要素 | |
| 是否涉及 | □是　　□否 |
| 对受试者人群的影响是否妥善处理 | □是　　□否 |
| 研究是否促进医疗保健与研究能力的发展 | □是　　□否 |

☆ ☆ ☆ ☆

续表

| 八、知情同意 | | |
|---|---|---|
| 审查建议与意见 | | |
| 建议 | | |
| 意见 | □同意　□做必要的修正后同意　□做必要的修正后重审　□不同意<br>□提交会议审查 | |
| 追踪审查频率 | | |
| 主审委员声明 | 作为审查人员，我与该项目之间不存在相关的利益冲突 | |
| 签字 | | 签字日期 |

## 附件3　XMPB/Q-R-080《伦理审查书面意见建议》

### 伦理审查书面意见建议

编号：_____

| 项目名称 | | |
|---|---|---|
| 负责人 | | |
| 审查意见 | □同意　□做必要的修正后同意　□做必要的修正后重申　□不同意<br>□提交会议审查 | |
| 具体意见建议 | 1 | |
| | 2 | |
| | 3 | |
| | 4 | |
| | 5 | |
| 落款 | ***精神病医院伦理委员会 | |
| 盖章 | | |
| 盖章日期 | | |

☆ ☆ ☆ ☆

**附件 4　XMPB/Q-R-081《伦理审批件》**

**伦理审批件**

编号：_____

| 评审项目 | 项目名称 | | | | |
|---|---|---|---|---|---|
| | 负责人 | | 申请单位 | | |
| | 联系人 | | 联系人电话 | | |
| 受理审查文件 | 1 | | | | |
| | 2 | | | | |
| | 3 | | | | |
| 委员意见 | 出席人数 | | 投票人数 | | 回避人数 | |
| | 同意人数 | 做必要的修正后同意人数 | 做必要的修正后重审人数 | 不同意人数 |
| | 不同意人数 | | | | |
| 结论 | □同意　□做必要的修正后同意　□做必要的修正后重审　□不同意 | | | | |
| | 该研究进行过程中将接受伦理委员会的持续审查 | | | □是　　□否 | |
| | 追踪审查频率 | | | | |
| 主任委员／授权者签字 | | | | | |
| 伦理委员会盖章 | | | | | |
| 签字盖章日期 | | | | | |

备注：□修正后同意／重审项目，应将修正后文件及时反馈给伦理委员会，以便签署意见和安排再审 不同意／暂停／终止项目，2 周内可向伦理委员会就有关事项做出解释或提出申诉；

　　□参与试验的单位，应严格按照本伦理委员会批准的方案执行；如有必须做出修改方案的建议，应形成书面文件并及时与本伦理委员会沟通协商，以便达成一致意见；

　　□在试验实施过程中，如需对研究方案、知情同意书等文件做任何修改，应及时向本伦理委员会提交更改申请、补充申请文件；经重新审查，获得批准后方可执行；

　　□发生严重不良事件及可能影响风险收益比的任何事件和新信息须及时报告本伦理委员会；

　　□定期／年度跟踪审查项目，于到期前 1 周（无论试验开始与否）提交试验进展报告；

　　□如有不依从、违背方案或暂停／提前终止的试验项目，应及时以书面文件告知本伦理委员会；临床试验结束后，须及时向伦理委员会提交结题报告

## 10.2　样本库项目运行标准操作流程

### 10.2.1 目的

本文件旨在规范及确定样本库项目申请的标准操作流程。

### 10.2.2 范围及用途

本文件适用于精神病医院生物样本库内所有类型的项目申请操作。

### 10.2.3 职责

①项目部门责任岗：制定项目申请流程性文件，指导申请人进行项目申请；接受项目申请，组织签订合作协议；审核项目方案，出具项目报告；协调样本库各部门和项目负责人执行项目；接收项目数据反馈、成果反馈和责任追踪；会同数据信息部负责项目全周期的资料审核及归档；组织并实施技术培训；考核人员上岗；获取人员工作量。

②质量控制责任岗：负责制订本环节的质控节点并严格把控。

③样本库主任：负责审核项目申请相关文件，与申请人签订相关协议。

④文件控制责任岗：负责对项目数据信息管理产生的文件归档。

### 10.2.4 术语和定义

①临床专员：由精神病医院招募的、经过样本库样本采集和量表评估一致性培训、培训合格后上岗的临床医师。

②样本采集：生物样本采集和生物信息采集的综合。

③前瞻性研究项目：由精神病医院生物样本库自发进行、面向特定人群进行样本采集，以进行人类遗传资源样本保藏和为将来的研究利用提供样本的采集项目。

④科研项目：指研究课题获得审批后，课题组与样本库共同合作完成该课题的项目。根据样本库承担角色类型，主要分为两种合作形式：

● 样本存储：样本库仅提供存储环境，样本采集、信息管理均由申请人负责。

● 样本保藏：申请人提出保藏要求，样本库负责开展样本采集、管理、存储等样本保藏活动。

### 10.2.5 实施过程

①项目申请：根据项目需求，样本库项目部与申请人协商相关文件签署事宜，并要求双方在 7 个工作日内完成申请流程。

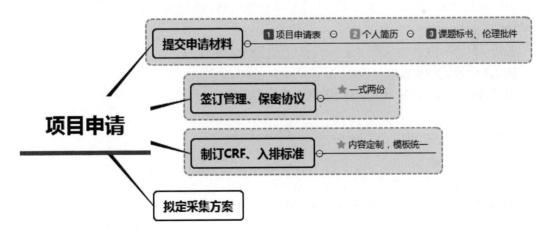

● 申请人提交申请材料：《样本库项目申请表》、伦理审批件、课题申请书和个人简历。

● 项目部审核上述文件。

● 申请人与样本库签订《样本库管理协议》《样本库保密协议》，均一式两份。

● 根据研究项目需求和精神疾病评估体系模板，项目部和申请人协商制订评估体系和入排标准。

● 项目部拟定《样本库样本采集方案》。

②样本采集

● 项目部公布样本库样本采集方案和入排标准，向临床专员发放《知情同意书》和样本采集容器。

● 登录医院 HIS 系统，临床专员负责初步筛选并协调受试者入组。

● 按《样本库临床专员工作手册》，临床专员协助临床医护人员采集样本工作。

③样本处理：样本库员工按照采集方案要求，进行样本处理。

④样本入库：遵循《生物样本库信息管理系统标准操作流程》，并将样本储存于指定位置。

⑤样本出库：遵循《样本库样本出库标准操作流程》。

⑥样本运输：遵循《样本库样本运输标准操作流程》。

⑦项目中止或变更

● 项目中止：因不可抗拒因素造成项目无法进行，申请人可向样本库申请项目中止，提交《样本库项目中止申请表》。待样本库批准后，项目中止。

● 项目变更：由于某些原因需变更项目内容，申请人可向样本库提交变更申请，填写《样本库项目变更申请表》，待样本库审核通过后方可执行。

⑧项目终止

● 项目结项：收到项目部公布的项目结项通知后，临床专员停止招募受试者。

● 数据反馈：自收到结项通知，申请人须及时提交《样本库研究成果反馈登记表》。

申请人须及时返还全部样本生物检测数据。要求利用移动硬盘或光盘拷贝数据，并寄送至样本库。

● 样本销毁：遵循《样本库样本销毁标准操作流程》。

⑨数据信息采集要求：遵循《样本库样本信息采集标准操作流程》。

**10.2.6 安全**

遵循 XMPB/Q-C-004《样本库风险和机遇应对控制程序》。

**10.2.7 偏差处理及报告**

遵循 XMPB/Q-C-020《样本库偏差管理控制程序》。

**10.2.8 保密**

遵循 XMPB/Q-C-003《样本库信息保护控制程序》。

**10.2.9 参考文献**

《中华人民共和国人类遗传资源管理条例》

《中华人民共和国人类遗传资源管理条例实施细则》

## 10.2.10 附件
### 附件 1　XMPB/Q-R-051《样本库项目申请表》

**样本库项目申请表**

项目编号：＿＿＿＿＿

| 项目名称 | | | | | | |
|---|---|---|---|---|---|---|
| 伦理审批号 | | | | | | |
| 课题编号 | | 课题来源 | | | | |
| 起始时间 | | 临床试验注册号 | | | | |
| 项目负责人 | | 单位 | | | | |
| 电话 | | 邮箱 | | | | |
| 项目申请人 | 姓名 | 电话 | | 邮箱 | | |
| | | | | | | |
| | | | | | | |
| 项目摘要 | | | | | | |
| 技术路线 | | | | | | |
| 申请样本 | 疾病代码 | 性别 | 年龄阶段 | 例数 | 采血管 | 体积/例 | 样本类型（管） |
| | | | | | | |
| | | | | | | |
| | | | | | | |
| 申请样本临床信息 | 检验 | | | | | |
| | 量表 | | | | | |
| 采集地点 | | | | | | |
| 受试者报酬 | □有　　□无 | | | | | |
| | 报酬金额 | | 支付方式 | | | |
| 预期研究成果 | | | | | | |

☆ ☆ ☆ ☆

续表

| 预期成果分配 | |
|---|---|
| 申请人签字 | | 签字日期 | |
| 样本库审核意见 | |
| 审核人签字 | | 签字日期 | |
| 备注： | |

### 附件 2　XMPB/Q-R-059《样本库申请人简历》

**样本库申请人简历**

项目编号：_____

| 姓名 | | 性别 | | 年龄 | | 照片 |
|---|---|---|---|---|---|---|
| 单位 | | | | | | |
| 职业 | | | 职称 | | | |
| 手机 | | | 邮箱 | | | |
| 研究方向 | | | | | | |
| 主持或参与课题 | | | | | | |
| 代表论文 | | | | | | |

## 附件3　XMPB/Q-R-060《样本库管理协议》

### 样本库管理协议

项目编号：————

为保证合作顺利完成，本着平等、友好协商的原则，甲、乙双方对合作项目开展可能取得的样本资源、工作成果及利益共享签订以下协议：

1. 甲方承诺采取标准化、集中化、信息化管理模式对样本及其携带信息进行管理，并对受试者的个人身份信息、生物样本数据及相关信息严格保密。

2. 乙方须严格遵守《样本库保密协议》，不得泄露受试者临床信息及其样本信息。

3. 若乙方提供并同意共享生物样本及携带信息，双方需要签订《样本转让协议》。

4. 基于项目入库的样本所有权归于乙方，期限为3年（以采集终止时间计算）。逾期样本所有权归于甲方，乙方具有样本优先使用权。因课题采集获得的不涉及项目申请的样本，其所有权归甲方所有。

5. 甲方承担运行费、管理费及人工费用。乙方须承担样本生命周期产生的耗材费、试剂费及运输费用。若项目需要提供技术服务，甲方将收取技术服务费用，具体标准参考《样本共享收费标准》。

6. 样本库样本准入原则：符合样本库样本管理标准；通过样本库学术委员会审批；获得伦理委员会审批件；提交采集、处理、存储方案；签订《样本库管理协议》；获得知情同意书；提交样本信息、临床资料。

7. 入库后，甲方将定期抽检并销毁不合格样本。甲方有权拒绝接收不符合样本库标准操作规范的样本。对于乙方不遵守样本库标准操作流程的情况，甲方有权终止合作并返还样本，乙方须赔偿存储样本的消耗费用。

8. 乙方提交《样本出库申请表》，经审核批准后样本方可出库。获得样本后，乙方不得进行样本出库申请表研究计划以外的试验，样本信息必须严格保密。

9. 凡涉及项目调整，乙方须提交《项目申请更改表》，经甲方审批后，方可进行更改。

10. 任何样本相关数据信息均不得通过网络传输，应携带加密硬盘到甲方数据部拷贝。

11. 项目结束后，乙方必须提交《研究成果反馈登记表》。

12. 对于申请样本信息，乙方处理得到衍生新数据后，必须进行数据返还，即从原始数据到发表数据一步处理一个文件夹，表明数据处理过程。

13. 返还至样本库的研究数据的再次利用，甲方具有第一决策权。

14. 就数据返还情况，甲方将对乙方进行信用等级评级，信用等级高的乙方拥有项目审批、样本采集、样本出库的优先权。若乙方无故拒绝返还数据，甲方有权单方面终止合作，拒绝向乙方提供任何样本及其携带信息。

15. 样本及其数据出库后，乙方应及时发表文章、专利、出版物、技术、科研成果奖励等合作成果，双方协商其署名排名及潜在利益分配。

16. 乙方必须在成果中明确标注生物样本和（或）信息资源来源于精神病医院生物样本库。

17. 除了署名之外，乙方还应对精神病医院生物样本库致谢。

18. 所有涉及利益共享拟发表的文章在投稿前必须提交给样本库学术委员会审查。

19. 由双方共同参与完成的科技成果及其形成的知识产权、科技成果奖励、荣誉称号和奖金等归双方共有。一方转让其共有的专利申请权的，他方有以同等条件优先受让的权利。一方声明放弃其共有的专利申请权的，可以由另一方单独申请或者由双方共同申请。合作双方中有一方不同意申请专利的，另一方不得申请专利。

20. 任何一方因有不可抗力致使全部或部分不能履行本协议或迟延履行本协议，应自不可抗力事件发生之日起____日内，将事件情况以书面形式通知另一方，并自事件发生之日起____日内，向另一方提交导致其全部或部分不能履行或迟延履行的证明。

21. 本协议适用中华人民共和国有关法律，受中华人民共和国法院管辖。

22. 本协议各方当事人对本协议有关条款的解释或履行发生争议时，应通过友好协商的方式予以解决；协商不成，双方同意以下列第____种方式解决争议：

（1）提交样本库学术委员会解决；

（2）向有管辖权的_____人民法院提起诉讼。

23. 本协议自双方法定代表人或其授权代理人在本协议上签字并加盖公章之日起生效。

24. 本协议一式两份，由双方各执一份，具有相同法律效力。

甲方：（签章）_____ 乙方：（签章）_____

负责人：_____ 负责人：_____

日期：_____ 日期：_____

## 附件4 XMPB/Q-R-061《样本库保密协议》

### 样本库保密协议

项目编号：_____

甲方：＊＊＊精神病医院生物样本库

乙方：_____

为确保甲乙双方权益，同时避免日后产生不必要的纠纷，双方自愿达成本保密协议，具体协议内容如下：

25. 本协议双方在合作过程中以口头、纸质文件、电子文件或其他方式涉及的样本及研究相关信息，双方应为对方实行严格保密，未经允许，不得向任何第三方公开展示、泄露。

26. 乙方在甲方处得到的所有样本信息，包括病历、各种检验结果、诊断量表、基因信息和其他研究成果等，在没有得到甲方书面许可的情况下，绝对不允许提供给第三方。

27. 若乙方内部项目负责人或项目执行人更换，样本相关资料必须全部移交，原负责人或执行人不得私自保存，且必须知会甲方重新审核备案，甲方有权要求和乙方重新签订保密协议。

28. 乙方所获得的样本及所有样本信息只能用于《项目申请表》中所注明的研究课题，不得私自用于其他研究。任何时候，甲方有权要求乙方返还任何由甲方提供的样本信息，乙方应及时返还这些信息，不得留有任何备份。双方应确保本项目的参与人无论后期是否退出项目，均能够执行本保密协议。

29.如果本协议的部分条款失效或无效，协议的其他条款作为一个整体持续有效，对于失效或无效条款的更改应由双方共同完成，必要时需重新签订保密协议。

30.协议双方应采取必要的措施确保以上保密条款的顺利执行，如发生违约，违约方承担所有损失，对于违反国家相关保密法律法规的，可追究违约方法律责任。

31.本协议自签署之日起有效，且长期有效。

项目申请人：＿＿＿＿＿＿＿＿＿    日期：＿＿＿＿＿＿＿＿

样本库主任：＿＿＿＿＿＿＿＿＿    日期：＿＿＿＿＿＿＿＿

## 附件5　XMPB/Q-R-063《知情同意书》

**受试者知情页**

| 知情同意书<br>Informed Consent Form | | | 版本号：2020-02<br>Version No. | |
|---|---|---|---|---|
| 项目编号<br>Research No. | XMPB- | 年份<br>Year | 知情同意书流水号<br>Informed Consent Form No. | |

尊敬的女士/先生：

我们邀请您参与 \*\*\* 精神病医院生物样本库的样本采集。邀您参与的样本采集项目已经得到了 \*\*\* 精神病医院学术委员会和伦理委员会的审核及批准。本知情同意书涵盖的内容完全遵循我国法律法规，并且为了进一步保护您的合法权益，向您介绍该研究的目的、步骤、获益、风险、不便及您的权益等，请您仔细阅读以下内容，如有任何疑问，敬请询问。

1.项目介绍

\*\*\* 精神病医院生物样本库（以下简称样本库）是收集、处理、存储精神障碍人群和健康人群的生物样本及与其相关的临床资料的资源库。样本库以进行精神障碍诊断与治疗的临床队列研究为主要目的，其存储类型主要包括：全血、血清、血浆、血凝块、白细胞、DNA、RNA和影像、遗传等虚拟信息。本项目通过标准化、规范化采集全血、尿液和唾液等样本及样本信息，基于精神障碍易感基因、炎症免疫紊乱、脑影像学等研究，通过临床和基础研究，为生物学诊断及治疗预测指标提供实验依据，最终实现筛选出对精神障碍诊断及治疗有预测作用的客观生物标记，为发展生物学诊断和治疗效应预测技术提供标准，为开发可用于临床诊疗的工具包提供技术支撑。

样本库存储的样本将用于进行精神疾病的基础理论研究、发病机制研究、病理机制研究、药理研究和临床医学研究。

2.您需要做的事情

我们需要您提供全血、唾液、尿液或其他生物样本及临床资料，需要您配合临床医师完成相关精神疾病量表的测评，之后需要您根据医师的要求定期进行随访，随访期间可能安排您做一些检查及测评，请您积极配合。如果我们的采样给您带来任何不适，请您及时反馈给我们。

☆☆☆ ☆

3. 您所承担的风险

样本采集将严格按照无菌要求操作，样本的采集可能会有一些非常小的风险，包括短暂的疼痛、局部青紫，少数人会有轻度头晕，或极为罕见的针头感染。

4. 您享有的获益

您可能不能从研究中直接受益，您的参与将有助于研究者得到更多可靠的研究数据，有益于今后对此类疾病的认识或科学诊断，这项研究的结果可能有益于今后为您及同类疾病患者选择更为科学的治疗方法。

5. 您会获得的补偿

本研究进行的全血、唾液、尿液或其他生物样本的采集与常规的样本采集过程相同，不会带来额外的风险。因此，您可能不会获得任何补偿。如果您因参加本研究而受到伤害时，希望您尽早告知研究者，我们会提供必要的医疗措施。根据我国相关法律法规，我们将承担相应的医疗费用并给予相应的经济补偿。

6. 您的隐私

我们可能查阅或使用您的临床信息，您捐赠的样本可能用于和其他单位合作研究，但您的个人信息（如姓名、电话、地址等将被编号替代，可以识别您身份的信息）不会透露给临床医护人员和样本库工作人员以外的人和机构。您的档案将保存在有锁的档案柜中，仅供研究人员查阅。这项研究结果发表时，将不会披露您个人的任何资料。

7. 自愿参与原则

是否参加样本采集不会影响您的治疗，您也可以现在同意参与而将来要求退出，那时您的样本将被全部销毁。

8. 您的疑问

如果您有任何相关疑问，可以现在提出，我们会给您解答，直到您彻底明白，如果将来有什么问题您可以咨询研究者。

**受试者签字页**

| 知情同意书<br>Informed Consent Form | | | 版本号：2020-02<br>Version No. | |
|---|---|---|---|---|
| 项目编号<br>Research No. | XMPB- | 年份<br>Year | 知情同意书流水号<br>Informed Consent Form No. | |

**知情同意声明**：

我已被告知此项研究的目的、背景、过程、风险及获益等情况。我有足够的时间和机会进行提问，问题的答复我很满意。

我已被告知，当我有问题、想反映困难、顾虑、对研究的建议，或想进一步获得信息，或为研究提供帮助时，应当与谁联系。

我已经阅读这份知情同意书，同意参加本研究，同意按要求参加临床随访。

我同意让样本库使用和分享我的样本、医疗信息及其他样本衍生信息。

我知道我可以选择不参加此项研究，或在研究期间的任何时候无须任何理由退出本研究。

　　我已知道如果我的状况更差了，或者我出现严重的不良事件，或者我的研究医师觉得继续参加研究不符合我的最佳利益，他（她）会决定让我退出研究。无须征得我的同意，监管机构也可能在研究期间终止研究。如果发生该情况，医师将及时通知我，同时也会与我讨论我的其他选择。

　　我自愿将我的生物样本捐献给 ∗∗∗ 精神病医院生物样本库，我同意所捐献样本和信息用于所有医学研究，为促进精准治疗和早日攻克疾病做贡献。

　　我将得到这份知情同意书的副本，上面包含我和研究者的签名。

受试者姓名（正楷）：_____　　联系方式：_____

受试者签名：_____　　日　　期：_____

（注：如果受试者无行为能力 / 限制行为能力时，则由法定代理人签署）

法定代理人姓名（正楷）：_____　　联系方式：_____

与受试者关系：_____

需法定代理人签署的原因：_____

法定代理人签名：_____　　日　　期：_____

研究者声明页

| 知情同意书<br>Informed Consent Form | | | | 版本号：2020-02<br>Version No. | |
|---|---|---|---|---|---|
| 项目编号<br>Research No. | XMPB | 年份<br>Year | | 知情同意书流水号<br>Informed Consent Form No. | |

　　我已准确地将知情同意书内容告知受试者并对受试者的提问进行了解答，受试者自愿捐献其生物样本和信息。

研究者姓名（正楷）：_____　　联系方式：_____

研究者签名：_____　　日期：_____

### 附件 6　XMPB/Q-R-058《样本库项目中止申请表》

样本库项目中止申请表

项目编号：_____

| 项目名称 | | | |
|---|---|---|---|
| 项目负责人 | | 联系方式 | |
| 起始时间 | | 结题时间 | |
| 申请中止时间 | | | |
| 中止原因 | | | |

☆ ☆ ☆ ☆

续表

| 预期采样 | 疾病代码 | 性别 | 年龄阶段 | 例数 |
|---|---|---|---|---|
| | | | | |
| | | | | |
| | | | | |
| | | | | |
| 实际采样 | 疾病代码 | 性别 | 年龄阶段 | 例数 |
| | | | | |
| | | | | |
| 申请人签字 | | 签字日期 | | |
| 样本库审核意见 | | | | |
| 审核人签字 | | 签字日期 | | |
| 备注： | | | | |

## 附件7 XMPB/Q-R-055《样本库项目变更申请表》

### 项目变更申请表

| 项目编号 | | 伦理审批号 | |
|---|---|---|---|
| 项目负责人 | | 联系电话 | |
| 变更原因 | | | |
| 变更内容 | □ 变更保藏样本类型，描述：<br>□ 变更保藏样本例数，描述：<br>□ 变更保藏样本体积，描述：<br>□ 变更保藏样本信息，描述：<br>□ 其他，描述： | | |
| 申请人签字 | | 签字日期 | |
| 样本库审核意见 | | | |
| 审核人签字 | | 签字日期 | |
| 备注： | | | |

## 附件8 XMPB/Q-R-075《样本库研究成果反馈登记表》

**样本库研究成果反馈登记表**

| 项目名称 | | | | | | | |
|---|---|---|---|---|---|---|---|
| 项目编号 | | | | 课题来源 | | | |
| 项目申请人 | | | | 联系方式 | | | |
| 起始时间 | | | | 结题时间 | | | |
| 使用样本 | | 疾病代码 | 样本代码 | 数量 | 衍生物代码 | 数量 | 偏差 |
| | | | | | | | |
| | | | | | | | |
| | | | | | | | |
| | | | | | | | |
| 使用样本临床信息 | 检验 | | | | | | |
| | 量表 | | | | | | |
| 研究成果 | | | | | | | |
| 序号 | 论文名称 | 第一作者 | 通讯作者 | 发表年月 | 发表刊物 | 收录类型 | 样本库署名 |
| 1 | | | | | | | |
| 2 | | | | | | | |
| 3 | | | | | | | |
| 项目申请人签字 | | | | 样本库负责人签字 | | | |
| 备注: | | | | | | | |

# 11　样本采集标准操作流程

## 11.1　样本库受试者入组、排除和退出标准

### 11.1.1　目的

本文件旨在规范及确定样本库的受试者入组、排除和退出标准，为标准化建立前瞻性精神疾病研究队列和一般人群队列提供招募标准。

### 11.1.2　范围

本文件仅适用于精神病医院生物样本库自发项目的受试者招募过程。对于合作项目，样本库结合项目申请人意见，制订符合项目要求的受试者入组、排除和退出标准，并对临床专员发布。

### 11.1.3　职责

①委员会：负责对样本库受试者入组、排除和退出标准体系文件进行年度审查。

②样本库

- 项目部门责任岗：制订入组标准、排除标准和退出标准
- 质量主管：对入组、排除和退出标准进行审核及完善。
- 临床专员：按照入组标准与排除标准，筛选合适的受试者进行入组采集。
- 文件控制责任岗：负责收集、整理、回收、归档和销毁招募过程所有文件及记录。

### 11.1.4　实施过程

①制订入组、排除和退出标准：受试者的严格筛选与入组是保障临床观察证据可靠性及科学性的前提，因此，制订统一的入组和排除标准是建立标准化精神疾病队列和一般人群队列的重要环节。

为了充分保障受试者的权利，样本库须明确退出标准。

②受试者入组、排除和退出标准

- 健康正常人

○ 入选标准：智力粗测正常，可进行神经心理测试的操作；无色盲、色弱、耳聋、口吃等影响神经认知测试者；年龄在 18 ～ 55 岁；获得受试者的书面知情同意。

○ 排除标准：采用 DSM‐IV‐TR 结构式临床访谈（SCID），符合 DSM‐IV 轴 I 诊断的精神疾病；患有严重的不稳定躯体疾病者；已确诊的糖尿病、甲状腺疾病、高血压病、心脏病等；两系三代有精神疾病家族史者，有遗传疾病家族史；有癫痫病史者（高热惊厥者除外）；妊娠或哺乳期的妇女；头部外伤伴意识障碍超过 5 分钟病史者；磁共振扫描禁忌证（不需要做磁共振检查的除外）。

○ 退出标准：受试者撤销其知情同意；研究者考虑到受试者的利益，认为其应退出研究（如对取血不能耐受者）。

● 高危健康正常人

○ 入选标准：智力粗测正常，可进行神经心理测试的操作；无色盲、色弱、耳聋、口吃等影响神经认知测试者；年龄在 18 ～ 55 岁；获得受试者的书面知情同意。

○ 排除标准：采用 DSM-IV-TR 结构式临床访谈（SCID），符合 DSM-IV 轴 I 诊断的精神疾病；患有严重的不稳定躯体疾病者；已确诊的糖尿病、甲状腺疾病、高血压病、心脏病等；有遗传疾病家族史；有癫痫病史者（高热惊厥者除外）；妊娠或哺乳期的妇女；头部外伤伴意识障碍超过 5 分钟病史者；磁共振扫描禁忌证（不需要做磁共振检查的除外）。

○ 退出标准：受试者撤销其知情同意；研究者考虑到受试者的利益，认为其应退出研究（如对取血不能耐受者）。

● 精神分裂症

○ 入选标准：生物学父母均为汉族；年龄 13 ～ 55 岁，男女不限；符合 DSM-IV 关于精神分裂症的临床诊断标准；PNSS 总分 ≥ 60 分；获得受试者的书面知情同意，如受试者在发病期无行为能力者须获得其法定监护人的书面知情同意。

○ 排除标准：符合 DSM-IV 诊断标准的分裂情感性精神障碍、精神发育迟滞、广泛性发育障碍、谵妄、痴呆、记忆障碍或其他认知障碍者；物质滥用所致精神障碍（酒、药物等）、患有严重的不稳定的躯体疾病者、已确诊的糖尿病、甲状腺疾病、高血压病、心脏病等；闭角型青光眼；有癫痫病史者，高热惊厥者除外；符合 DSM-IV-TR 酒药依赖（尼古丁依赖除外）诊断标准的患者；入选前 6 个月使用过 ECT 治疗者；患有或曾患有药源性恶性综合征，严重迟发性运动障碍者；不能遵医嘱服药者或没有监护人者；妊娠或哺乳期妇女或计划妊娠者；磁共振扫描禁忌证（不需要做磁共振检查的除外）。

○ 退出标准：受试者撤销其知情同意；研究者考虑到受试者的利益，认为其应退出研究（如对取血不能耐受者）。

● 抑郁症

○ 入选标准：生物学父母均为汉族；年龄 13 ～ 55 岁，男女不限；HAMD-17 项评分总分 ≥ 14 分；符合 DSM-IV 关于抑郁症的临床诊断标准；获得患者的书面知情同意，如受试者在发病期无行为能力需获得其法定监护人的书面知情同意。

○ 排除标准：符合 DSM-IV 诊断标准的分裂情感性精神障碍、精神发育迟滞、广泛性发育障碍、谵妄、痴呆、记忆障碍或其他认知障碍者；物质滥用所致精神障碍（酒、药物等）、患有严重的不稳定的躯体疾病者、已确诊的糖尿病、甲状腺疾病、高血压病、心脏病等；闭角型青光眼；有癫痫病史者，高热惊厥者除外；符合 DSM-IV-TR 酒药依赖（尼古丁依赖除外）诊断标准的患者；入选前 6 个月使用过 ECT 治疗者；患有或曾患有药源性恶性综合征，严重迟发性运动障碍者；不能遵医嘱服药者或没有监护人者；妊娠或哺乳期妇女或计划妊娠者；磁共振检查禁忌证（不需要做磁共振检查的除外）。

○ 退出标准：受试者撤销其知情同意；研究者考虑到受试者的利益，认为其应退出研究（如对取血不能耐受者）。

☆ ☆ ☆ ☆

- 双相障碍

○ 入选标准：生物学父母均为汉族；年龄 13 ～ 55 岁，男女不限；符合 DSM-IV 关于双相情感障碍的临床诊断标准；获得受试者的书面知情同意，如受试者在发病期无行为能力须获得其法定监护人的书面知情同意。

○ 排除标准：符合 DSM-IV 诊断标准的分裂情感性精神障碍、精神发育迟滞、广泛性发育障碍、谵妄、痴呆、记忆障碍或其他认知障碍者；物质滥用所致精神障碍（酒、药物等）、患有严重的不稳定的躯体疾病者、已确诊的糖尿病、甲状腺疾病、高血压病、心脏病等；闭角型青光眼；有癫痫病史者，高热惊厥者除外；符合 DSM-IV-TR 酒药依赖（尼古丁依赖除外）诊断标准的患者；入选前 6 个月使用过 ECT 治疗者；患有或曾患有药源性恶性综合征，严重迟发性运动障碍者；不能遵医嘱服药者或没有监护人者；妊娠或哺乳期妇女或计划妊娠者；磁共振检查禁忌证（不需要做磁共振检查的除外）。

○ 退出标准：受试者撤销其知情同意；研究者考虑到受试者的利益，认为其应退出研究（如对取血不能耐受者）。

- 酒依赖

○ 入选标准：生物学父母均为汉族；年龄 13 ～ 55 岁，男女不限；符合 DSM-IV 关于酒依赖的临床诊断标准；获得受试者的书面知情同意，如受试者在发病期无行为能力须获得其法定监护人的书面知情同意。

○ 排除标准：符合 DSM-IV 诊断标准的分裂情感性精神障碍、精神发育迟滞、广泛性发育障碍、谵妄、痴呆、记忆障碍或其他认知障碍者；药物滥用所致精神障碍、患有严重的不稳定的躯体疾病者、已确诊的糖尿病、甲状腺疾病、高血压病、心脏病等；闭角型青光眼；有癫痫病史者，高热惊厥者除外；入选前 6 个月使用过 ECT 治疗者；患有或曾患有药源性恶性综合征，严重迟发性运动障碍者；不能遵医嘱服药者或没有监护人者；妊娠或哺乳期妇女或计划妊娠者；磁共振检查禁忌证（不需要做磁共振检查的除外）。

○ 退出标准：受试者撤销其知情同意；研究者考虑到受试者的利益，认为其应退出研究（如对取血不能耐受者）。

- 焦虑症

○ 入选标准：生物学父母均为汉族；年龄 18 ～ 55 岁，男女不限；符合 DSM-IV 关于焦虑症的临床诊断标准；获得受试者的书面知情同意，如受试者在发病期无行为能力须获得其法定监护人的书面知情同意。

○ 排除标准：符合 DSM-IV 诊断标准的分裂情感性精神障碍、精神发育迟滞、广泛性发育障碍、谵妄、痴呆、记忆障碍或其他认知障碍者；物质滥用所致精神障碍（酒、药物等）、患有严重的不稳定的躯体疾病者、已确诊的糖尿病、甲状腺疾病、高血压病、心脏病等；闭角型青光眼；有癫痫病史者，高热惊厥者除外；符合 DSM-IV-TR 酒药依赖（尼古丁依赖除外）诊断标准的患者；入选前 6 个月使用过 ECT 治疗者；患有或曾患有药源性恶性综合征，严重迟发性运动障碍者；不能遵医嘱服药者或没有监护人者；妊娠或哺乳期妇女或计划妊娠者；磁共振检查禁忌证（不需要做磁共振检查的除外）。

○ 退出标准：受试者撤销其知情同意；研究者考虑到受试者的利益，认为其应退出研究（如对取血不能耐受者）。

● 强迫症

○ 入选标准：生物学父母均为汉族；年龄 18 ～ 55 岁，男女不限；符合 DSM-IV 关于强迫症的临床诊断标准；获得受试者的书面知情同意，如受试者在发病期无行为能力须获得其法定监护人的书面知情同意。

○ 排除标准：符合 DSM-IV 诊断标准的分裂情感性精神障碍、精神发育迟滞、广泛性发育障碍、谵妄、痴呆、记忆障碍或其他认知障碍者；物质滥用所致精神障碍（酒、药物等）、患有严重的不稳定的躯体疾病者、已确诊的糖尿病、甲状腺疾病、高血压病、心脏病等；闭角型青光眼；有癫痫病史者，高热惊厥者除外；符合 DSM-IV-TR 酒药依赖（尼古丁依赖除外）诊断标准的患者；入选前 6 个月使用过 ECT 治疗者；患有或曾患有药源性恶性综合征，严重迟发性运动障碍者；不能遵医嘱服药者或没有监护人者；妊娠或哺乳期妇女或计划妊娠者；磁共振检查禁忌证（不需要做磁共振检查的除外）。

○ 退出标准：受试者撤销其知情同意；研究者考虑到受试者的利益，认为其应退出研究（如对取血不能耐受者）。

### 11.1.5 偏差处理及报告

遵循 XMPB/Q-C-020《样本库偏差管理控制程序》。

### 11.1.6 参考文件

《中华人民共和国人类遗传资源管理条例》

《中华人民共和国人类遗传资源管理条例实施细则》

《精神病学》第 8 版，人民卫生出版社，主编：郝伟，陆林

## 11.2　样本库病原体筛查标准操作流程

### 11.2.1 目的

本文件旨在规范及确定样本库待入库样本的病原体筛查流程，为样本病原体筛查标准化管理提供支持。

### 11.2.2 范围

本文件适用于精神病医院生物样本库内除住院受试者提供的样本外所有样本的病原体筛查。

### 11.2.3 职责

①委员会：负责样本库病原体筛查过程体系文件的年度审查。

②样本库

● 临床专员：在待入库样本病原体筛查环节，负责安排将待测样本送至检验科，并将检测结果反馈样本库。

● 检验科医师：按照样本库要求，对待入库样本进行乙型肝炎病毒、丙型肝炎病毒、艾滋病毒、梅毒螺旋体四项病原体筛查，并提供检测结果。

● 文件控制责任岗：负责收集、整理、回收、归档和销毁病原体筛查过程中的所有文件及记录。

### 11.2.4 实施过程

①采集样本：临床专员填写《样本库受试者生化免疫检测登记表》，给予受试者样本

☆★☆☆

编号，如：XMPB-***-001（*** 代表临床专员姓名缩写），采集受试者血液 2 ～ 3ml，并将样本送至检验科。

②病原体筛查：检验科医师负责样本检测并及时反馈检测结果。若检测出样本携带上述任一病原体，立即通知样本库异常样本编号。

③样本部门应及时处理异常样本，并记录操作过程。

④数据存档：临床专员定期拷贝检测数据或领取检测报告。样本库负责保存受试者血液样本病原体筛查结果。

### 11.2.5 偏差处理及报告

遵循 XMPB/Q-C-020 样本库偏差管理控制程序。

### 11.2.6 附件

**附件　XMPB-Q-R-137《样本库受试者生化免疫检测登记表》**

样本库受试者生化免疫检测登记表

| 检验科科室编号 | PB-SH/MY | | | | | | |
|---|---|---|---|---|---|---|---|
| 采样日期 | | | | 采样时间 | | | |
| 负责人 | | | | 联系方式 | | | |
| 序号 | 姓名 | | 性别 | 年龄 | 项目编号 | 样本号码 | 疾病代码 |
| | | | | | | | |
| | | | | | | | |
| | | | | | | | |
| 备注： | | | | | | | |
| 送样人签字 | | | | 签字日期 | | | |

## 11.3　样本库编号标准操作流程

### 11.3.1 目的

本文件旨在使样本相关编号工作有章可循，保证项目信息、样本采集、处理和储存的有序性，并确保样本受试者的隐私。

### 11.3.2 范围及用途

本文件适用于精神病医院生物样本库所有样本相关的编号操作，方便记录并使样本的储存信息、临床资料、研究数据等互相关联。

### 11.3.3 职责

①委员会：负责样本库编号活动体系文件的年度审查。

②样本库

● 数据部门责任岗

○ 制订样本库项目编号、样本源编号、样本源 ID 号、疾病编码、采血管类型编码、样本类型编码、样本编号、采集记录编号、接收记录编号和制备存储记录编号的编号规则。

○ 及时更新样本相关编号或编号规则并同步至样本库大数据管理平台。

● 质量主管：负责定期对样本库所有样本相关编号进行审核。

● 文件控制责任岗：负责收集、整理、收回、归档和销毁样本库编号活动的所有文件及记录。

### 11.3.4 术语和定义

编号 / 编码：是一组由字母、数字或字母与数字的组合表示信息的明确的规则体系。代码设计的原则包括唯一确定性、标准化和通用性、可扩充性与稳定性、便于识别与记忆、力求短小与格式统一及容易修改等。

ICD（International Classification of Diseases）：国际疾病分类，是依据疾病的某些特征，按照规则将疾病分门别类，并用编码的方法来表示的系统。

### 11.3.5 内容

①项目编号

● 编号规则：XMPB-XXXX，其中 XMPB 代表精神病医院生物样本库，XXXX 为四位数字，代表项目流水号。

②样本源编号

● 编号规则：若受试者为患者，其样本源编号同病案号；若受试者为正常人，包括健康对照和高危对照，其样本源编号同样本源 ID 号。

③样本源 ID 号

● 每位受试者有且仅有一个样本源 ID 号，由系统自动生成。

● 编号规则：患者，输入样本源病案号，系统判定该病案号是否首次在系统内出现，如是，则显示样本源 ID 号 = 当前日期 + 四位数字（流水号），如否，则显示系统已经给予该样本源的样本源 ID 号；正常人，输入姓名、性别、出生日期，系统判定此姓名、性别、出生日期的受试者是否首次在系统内出现，如是，则显示样本源 ID 号 = 当前日期 + 四位数字（流水号），如否，则显示系统已有此姓名、性别、出生日期受试者的样本源 ID 号及其知情同意书，由样本采集人员或受试者判定该样本源 ID 号关联的是否为受试者本人，如是，选择样本源 ID 号，如否，则显示样本源 ID 号 = 当前日期 + 四位数字（流水号）。

④疾病编码

● 编码规则：参照 ICD-10 疾病分类及编码规则，此外，增加 HC（Health Control，健康对照）、RC（Risk Control，风险对照）。

● 更新：精神病医院医疗数据管理系统更新 ICD 版本后，样本库须在一周内根据新版 ICD 更新《样本库疾病名称代码表》并同步更新系统参数。

⑤采血管类型编码

● 编码规则：区分采血管内添加剂成分，单个大写英文字母表示，根据 26 个英文字母升序依次生成，如无添加采血管编码 =A。

● 更新：出现项目要求使用，而未编码的采血管时，按英文字母顺序顺延编码，更新

☆ ☆ ☆ ☆

《样本库采血管类型代码表》并同步更新系统参数。

⑥样本类型编码

● 编码规则：样本代码为大写双英文字母，仅保藏缓冲液不同时，在字母后加数字区分，如以 PBS 作为缓冲液的白膜层细胞编码 =BW1；样本衍生物代码为样本的英文首个字母缩写加两位数字组成，如以 PBS 作为缓冲液的白膜层细胞所提取的 DNA 样本的编码 =B51。

● 更新：出现项目需求，而未编码的样本或样本衍生物时更新《样本库样本类型代码表 - 血液》并同步更新系统参数。

⑦样本编号

● 每管样本有且仅有一个样本编号，系统自动生成。

● 编号规则：样本编号 = 创建日期 + 四位数字（样本源流水号）+ 样本类型 + 两位数字（复份数），如 202008060001BS01。

⑧采集记录编号、接收记录编号和制备存储记录编号

● 编号规则：记录编号 = 记录生成的日期 + 时间（精确到秒），如 20200806083020。

**11.3.6 安全**

遵循 XMPB/Q-C-004《样本库风险和机遇应对控制程序》。

**11.3.7 偏差处理及报告**

遵循 XMPB/Q-C-020《样本库偏差管理控制程序》。

**11.3.8 保密**

遵循 XMPB/Q-C-003《样本库信息保护控制程序》。

**11.3.9 参考文献**

《中华人民共和国人类遗传资源管理条例》

《中华人民共和国人类遗传资源管理条例实施细则》

ICD-10 精神与行为障碍类别目录

**11.3.10 附件**

**附件 1　XMPB/Q-R-039《样本库疾病名称代码表》**

样本库疾病名称代码表

| 代码 | 疾病 |
| --- | --- |
| HC | 健康对照 |
| RC | 高危对照 |
| F00-F09 | 器质性（包括症状性）精神障碍 |
| F00 | 阿尔茨海默病性痴呆 |
| F01 | 血管性痴呆 |
| F02 | 见于在他处归类的其他疾病的痴呆 |
| F03 | 非特异性痴呆 |
| F04 | 器质性遗忘综合征、非酒精和其他精神活性物质所致 |

续表

| 代码 | 疾病 |
|---|---|
| F05 | 谵妄，非酒精和其他精神活性物质所致 |
| F06 | 脑损害和功能紊乱以及躯体疾病所致的其他精神障碍 |
| F07 | 脑部疾病、损害和功能紊乱所致人格和行为障碍 |
| F09 | 未特定的器质性或症状性精神障碍 |
| F10-F19 | 使用精神活性物质所致的精神和行为障碍 |
| F10 | 使用酒精引起的精神和行为障碍 |
| F11 | 使用阿片样物质引起的精神和行为障碍 |
| F12 | 使用大麻类物质引起的精神和行为障碍 |
| F13 | 使用镇静剂或催眠剂引起的精神和行为障碍 |
| F14 | 使用可卡因引起的精神和行为障碍 |
| F15 | 使用其他兴奋剂（包括咖啡因）引起的精神和行为障碍 |
| F16 | 使用致幻剂引起的精神和行为障碍 |
| F17 | 使用烟草引起的精神和行为障碍 |
| F18 | 使用挥发性溶剂引起的精神和行为障碍 |
| F19 | 使用多种药物和其他精神活性物质引起的精神和行为障碍 |
| F20-F29 | 精神分裂症、分裂型障碍和妄想性障碍 |
| F20 | 精神分裂症 |
| F20.0 | 偏执型精神分裂症 |
| F20.1 | 青春型精神分裂症 |
| F20.2 | 紧张型精神分裂症 |
| F20.3 | 未定型精神分裂症 |
| F20.4 | 精神分裂症后抑郁 |
| F20.5 | 残留型精神分裂症 |
| F20.6 | 单纯型精神分裂症 |
| F20.8 | 其他精神分裂症 |
| F20.9 | 精神分裂症，未特定 |
| F21 | 分裂型障碍 |
| F22 | 持续妄想性障碍 |
| F22.0 | 妄想性障碍 |
| F22.8 | 其他持续妄想性障碍 |
| F22.9 | 持续妄想性障碍，未特定 |
| F23 | 急性而短暂的精神病性障碍 |

☆ ☆ ☆ ☆

续表

| 代码 | 疾病 |
| --- | --- |
| F23.0 | 不伴精神分裂症症状的急性多形性精神病性障碍 |
| F23.1 | 伴有精神分裂症症状的急性多形性精神病性障碍 |
| F23.2 | 急性精神分裂症样精神病性障碍 |
| F23.3 | 其他急性以妄想为主的精神病性障碍 |
| F23.8 | 其他急性而短暂的精神病性障碍 |
| F23.9 | 急性而短暂的精神病性障碍，未特定 |
| F24 | 感应性妄想性障碍 |
| F25 | 分裂情感性障碍 |
| F25.0 | 分裂情感性障碍，躁狂型 |
| F25.1 | 分裂情感性障碍，抑郁型 |
| F25.2 | 分裂情感性障碍，混合型 |
| F25.8 | 其他分裂情感性障碍 |
| F25.9 | 分裂情感性障碍，未特定 |
| F28 | 其他非器质性精神病性障碍 |
| F29 | 未特定的非器质性精神病 |
| F30-F39 | 心境（情感）障碍 |
| F30 | 躁狂发作 |
| F30.0 | 轻躁狂 |
| F30.1 | 躁狂，不伴精神病性症状 |
| F30.2 | 躁狂，伴精神病性症状 |
| F30.8 | 其他躁狂发作 |
| F30.9 | 躁狂发作，未特定 |
| F31 | 双相情感障碍 |
| F31.0 | 双相情感障碍，目前为轻躁狂 |
| F31.1 | 双相情感障碍，目前为不伴有精神病性症状的躁狂发作 |
| F31.2 | 双相情感障碍，目前为伴有精神病性症状的躁狂发作 |
| F31.3 | 双相情感障碍，目前为轻度或中度抑郁 |
| F31.4 | 双相情感障碍，目前为不伴有精神病性症状的重度抑郁发作 |
| F31.5 | 双相情感障碍，目前为伴有精神病性症状的重度抑郁发作 |
| F31.6 | 双相情感障碍，目前为混合状态 |
| F31.7 | 双相情感障碍，目前为缓解状态 |
| F31.8 | 其他双相情感障碍 |

续表

| 代码 | 疾病 |
|---|---|
| F31.9 | 双相情感障碍，未特定 |
| F32 | 抑郁发作 |
| F32.0 | 轻度抑郁发作 |
| F32.1 | 中度抑郁发作 |
| F32.2 | 重度抑郁发作，不伴有精神病性症状 |
| F32.8 | 其他抑郁发作 |
| F32.9 | 抑郁发作，未特定 |
| F33 | 复发性抑郁障碍 |
| F33.0 | 复发性抑郁障碍，目前为轻度发作 |
| F33.1 | 复发性抑郁障碍，目前为中度发作 |
| F33.2 | 复发性抑郁障碍，目前为不伴有精神病性症状的重度发作 |
| F33.3 | 复发性抑郁障碍，目前为伴有精神病性症状的重度发作 |
| F33.4 | 复发性抑郁障碍，目前为缓解状态 |
| F33.8 | 其他复发性抑郁障碍 |
| F33.9 | 复发性抑郁障碍，未特定 |
| F34 | 持续性心境（情感）障碍 |
| F34.0 | 环性心境 |
| F34.1 | 恶劣心境 |
| F34.8 | 其他持续性心境（情感）障碍 |
| F34.9 | 持续性心境（情感）障碍，未特定 |
| F38 | 其他心境（情感）障碍 |
| F38.0 | 其他单次发作的心境（情感）障碍 |
| F38.1 | 其他复发性心境（情感）障碍 |
| F38.8 | 其他特定心境（情感）障碍 |
| F39 | 未特定的心境（情感）障碍 |
| F40-F48 | 神经症性、应激相关的及躯体形式障碍 |
| F40 | 恐怖性焦虑障碍 |
| F40.0 | 广场恐惧 |
| F40.1 | 社交恐惧 |
| F40.2 | 特定的（单一的）恐惧 |
| F40.8 | 其他恐怖性焦虑障碍 |
| F40.9 | 恐怖性焦虑障碍，未特定 |

续表

| 代码 | 疾病 |
|---|---|
| F41 | 其他焦虑障碍 |
| F41.0 | 惊恐障碍（间歇发作性焦虑） |
| F41.1 | 广泛性焦虑障碍 |
| F41.2 | 混合性焦虑抑郁障碍 |
| F41.3 | 其他混合性焦虑障碍 |
| F41.8 | 其他特定的焦虑障碍 |
| F41.9 | 焦虑障碍，未特定 |
| F42 | 强迫性障碍 |
| F42.0 | 以强迫性思维或穷思竭虑为主 |
| F42.1 | 以强迫动作（强迫仪式）为主 |
| F42.2 | 混合性强迫思维和动作 |
| F42.8 | 其他强迫障碍 |
| F42.9 | 强迫障碍，未特定 |
| F43 | 严重应激反应及适应障碍 |
| F43.0 | 急性应激反应 |
| F43.1 | 创伤后应激障碍 |
| F43.2 | 适应障碍 |
| F43.8 | 严重应激的其他反应 |
| F43.9 | 严重应激反应，未特定 |
| F44 | 分离（转换）性障碍 |
| F44.0 | 分离性遗忘 |
| F44.1 | 分离性漫游 |
| F44.2 | 分离性木僵 |
| F44.3 | 癔症性出神和附体障碍 |
| F44.4 | 分离性运动障碍 |
| F44.5 | 分离性抽搐 |
| F44.6 | 分离性感觉麻木和感觉丧失 |
| F44.7 | 混合性分离（转换）性障碍 |
| F44.8 | 其他分离（转换）性障碍 |
| F44.9 | 分离（转换）性障碍，未特定 |
| F45 | 躯体形式障碍 |
| F45.0 | 躯体化障碍 |

续表

| 代码 | 疾病 |
|------|------|
| F45.1 | 未分化躯体形式障碍 |
| F45.2 | 疑病性障碍 |
| F45.3 | 躯体形式自主神经紊乱 |
| F45.4 | 持续性躯体形式的疼痛障碍 |
| F45.8 | 其他躯体形式障碍 |
| F45.9 | 躯体形式障碍，未特定 |
| F48 | 其他神经症性障碍 |
| F48.0 | 神经衰弱 |
| F48.1 | 人格解体 - 现实解体综合征 |
| F48.8 | 其他特定的神经症性障碍 |
| F48.9 | 神经症性障碍，未特定 |
| F50-F59 | 伴有生理紊乱及躯体因素的行为综合征 |
| F50 | 进食障碍 |
| F51 | 非器质性睡眠障碍 |
| F52 | 非器质性障碍或疾病引起的性功能障碍 |
| F53 | 产褥期伴发的精神及行为障碍，无法在他处归类 |
| F54 | 在他处归类的、与心理及行为因素相关的障碍或疾病 |
| F55 | 非依赖性物质滥用 |
| F59 | 伴有生理紊乱及躯体因素的未特定的行为综合征 |
| F60-F69 | 成人人格与行为障碍 |
| F60 | 特异性人格障碍 |
| F61 | 混合型及其他人格障碍 |
| F62 | 持久的人格改变，不是由于脑损害及疾病所致 |
| F63 | 习惯与冲动障碍 |
| F64 | 性身份障碍 |
| F65 | 性偏好障碍 |
| F66 | 与性发育和性取向有关的心理及行为障碍 |
| F68 | 成人人格与行为的其他障碍 |
| F69 | 未特定的成人人格与行为障碍 |
| F70-F79 | 精神发育迟滞 |
| F70 | 轻度精神发育迟滞 |
| F71 | 中度精神发育迟滞 |

☆☆☆☆

| 代码 | 疾病 |
|---|---|
| F72 | 重度精神发育迟滞 |
| F73 | 极重度精神发育迟滞 |
| F78 | 其他精神发育迟滞 |
| F79 | 未特定的精神发育迟滞 |
| F80-F89 | 心理发育障碍 |
| F80 | 特定性言语和语言发育障碍 |
| F81 | 特定性学习技能发育障碍 |
| F82 | 特定性运动功能发育障碍 |
| F83 | 混合性特定发育障碍 |
| F84 | 广泛性（弥漫性/综合性）发育障碍 |
| F88 | 其他心理发育障碍 |
| F89 | 未特定性心理发育障碍 |
| F90-F98 | 通常起病于童年与少年期的行为与情绪障碍 |
| F90 | 多动性障碍 |
| F90.0 | 活动与注意失调 |
| F90.1 | 多动性品行障碍 |
| F90.8 | 其他多动性障碍 |
| F90.9 | 多动性障碍，未特定 |
| F91 | 品行障碍 |
| F91.0 | 局限于家庭的品行障碍 |
| F91.1 | 未社会化的品行障碍 |
| F91.2 | 社会化的品行障碍 |
| F91.3 | 对立违抗性障碍 |
| F91.8 | 其他品行障碍 |
| F91.9 | 品行障碍，未特定 |
| F92 | 品行与情绪混合性障碍 |
| F92.0 | 抑郁性品行障碍 |
| F92.8 | 其他品行与情绪混合性障碍 |
| F92.9 | 品行与情绪混合性障碍，未特定 |
| F93 | 特发于童年的情绪障碍 |
| F93.0 | 童年离别焦虑障碍 |
| F93.1 | 童年恐怖性焦虑障碍 |
| F93.2 | 童年社交性焦虑障碍 |

| 代码 | 疾病 |
|------|------|
| F93.3 | 同胞竞争障碍 |
| F93.8 | 其他童年情绪障碍 |
| F93.9 | 童年情绪障碍，未特定 |
| F94 | 特发于童年与少年期的社会功能障碍 |
| F94.0 | 选择性缄默症 |
| F94.1 | 童年反应性依恋障碍 |
| F94.2 | 童年脱抑制性依恋障碍 |
| F94.8 | 童年其他社会功能障碍 |
| F94.9 | 童年社会功能障碍，未特定 |
| F95 | 抽动障碍 |
| F95.0 | 一过性抽动障碍 |
| F95.1 | 慢性运动或发声抽动障碍 |
| F95.2 | 发声与多种运动联合抽动障碍（Tourette 综合征） |
| F95.8 | 其他抽动障碍 |
| F95.9 | 抽动障碍，未特定 |
| F98 | 通常起病于童年和少年期的其他行为与情绪障碍 |
| F99 | 未特定的精神障碍 |
| G40-G47 | 神经系统发作性和阵发性隐患 |
| G40 | 癫痫 |
| G41 | 癫痫持续状态 |
| G43 | 偏头痛 |
| G44 | 其他头痛综合征 |
| G45 | 短暂性大脑缺血性发作和相关的综合征 |
| G46 | 脑血管疾病引起的脑血管综合征 |
| G47 | 睡眠障碍 |

## 附件 2　XMPB/Q-R-040《样本库采血管类型代码表》

### 样本库采血管类型代码表

| 采血管类型代码 | 添加剂 | 添加效果 |
|------|------|------|
| A | 无 | 促凝 |
| B | 促凝剂 | 促凝 |
| C | 惰性分离胶和促凝剂 | 促凝 |

☆☆☆☆

| 采血管类型代码 | 添加剂 | 添加效果 |
|---|---|---|
| D | 惰性分离胶和肝素锂 | 促凝 |
| E | 惰性分离胶和 $K_2EDTA$ | 促凝 |
| F | 凝血酶 | 促凝 |
| G | 1：9 枸橼酸钠 | 促凝 |
| H | 1：4 枸橼酸钠 | 促凝 |
| I | $K_2EDTA$ | 抗凝 |
| J | $K_3EDTA$ | 抗凝 |
| K | 肝素 | 抗凝 |
| L | 肝素钠 | 抗凝 |
| M | 肝素锂 | 抗凝 |
| N | 肝素铵 | 抗凝 |
| O | 氟化钠和草酸钾 | 抗凝 |
| P | 氟化钠和 EDTA | 抗凝 |
| Q | 氟化钠和肝素 | 抗凝 |
| R | 血糖保护剂 | 抗凝 |
| S | 多茴香脑磺酸钠（SPS） | 抗凝 |

### 附件 3　XMPB/Q-R-041《样本库样本类型代码表 - 血液》

**样本库样本类型代码表—血液**

| 样本 | 样本类型 | 样本代码 | 样本衍生物代码 | | | | |
|---|---|---|---|---|---|---|---|
| | | | 细胞系 | DNA | RNA | 蛋白 | mRNA |
| 血液 | 全血 | BB | B10 | B11 | B12 | B13 | B14 |
| | 血浆 | BP | / | / | / | B23 | / |
| | 血清 | BS | / | / | / | B33 | / |
| | 红细胞 | BE | / | / | B42 | B43 | B44 |
| | 白细胞（PBS） | BW1 | B50 | B51 | B52 | B53 | B54 |
| | 白细胞（RNAlater） | BW2 | B60 | B61 | B62 | B63 | B64 |
| | 单核细胞 | BM | B70 | B71 | B72 | B73 | B74 |
| | 血小板 | BT | / | / | B83 | / | / |
| | 血细胞 | BL | / | B91 | B92 | / | B94 |

## 11.4 样本库血液样本采集标准操作流程

### 11.4.1 目的

本文件旨在规范及确定精神病医院生物样本库采集人体血液样本的活动，为采集血液样本的标准化操作提供支持。

### 11.4.2 范围

本文件适用于精神病医院生物样本库开展的所有使用真空采血管采血法采集人体血液样本的活动过程。

### 11.4.3 定义和术语

①知情同意：即保证受试者了解并理解研究的目的和内容，并自愿同意参加试验为原则。

知情同意具有国际性，是对所有进行人体研究或人体取样调查的研究人员的伦理要求。在以人为研究/试验对象的科研领域，样本库必须获得研究对象/参与者的知情同意，保护受试者合法权益的同时保护样本库免于诉讼。

②知情同意书：《知情同意书》，是每位受试者表示自愿参加某一项试验而签署的文件。知情同意的具体体现是《知情同意书》的签署。《知情同意书》由样本库和受试者共同签署，一式两份，双方各执一份。

③真空采血管采血法：是将有头盖胶塞的采血试管预先抽成不同的真空度，利用其负压自动定量采集静脉血样的方法。

④血清和血凝块：指在凝血过程中，血浆中的纤维蛋白原转变为不溶的血纤维。血纤维交织成网，将很多血细胞网罗在内，形成血凝块。血液凝固后，血凝块又发生回缩，并释放出淡黄色液体，称为血清，其中已无纤维蛋白原。

⑤血浆：是离开血管的全血经抗凝处理后，通过离心沉淀，所获得的不含细胞成分的液体，其中含有纤维蛋白原。

⑥白细胞：是血液中的一类细胞，人体血液及组织中的无色细胞，有细胞核。根据形态特征可分为粒细胞、淋巴细胞和单核细胞。

⑦枸橼酸钠（柠檬酸钠）：枸橼酸能与血液中的钙离子结合形成螯合物，从而阻止血液凝固。

⑧乙二胺四乙酸二钾（EDTA·$K_2$）：抗凝机制与枸橼酸钠相同。用 EDTA·$K_2$ 1.5～2.2mg 可阻止 1ml 血液凝固。

⑨肝素：一种含有硫酸基团的黏多糖，相对分子质量为 15 000，与抗凝血酶Ⅲ结合，促进其对凝血因子和凝血酶活性的抑制，抑制血小板聚集从而达到抗凝目的。

### 11.4.4 职责

①委员会：学术委员会和伦理委员会负责对样本库血液样本采集活动体系文件进行年度审查。

②样本库

●护士：负责遵医嘱并按照标准操作规程采集血液。

●临床专员：负责根据临床采集方案下达医嘱，指定临床护理人员采血，暂时保管血

☆☆☆☆

液样本，并及时将血液样本送至样本库入库。

● 样本部门员工：负责与临床专员交接血液样本，对样本进行处理和储存，并做相关记录。

● 质量主管：负责定期核查血液样本采集过程，保证样本质量。

● 文件控制责任岗：负责收集、整理、回收、归档和销毁血液样本采集活动的所有文件及记录。

### 11.4.5 设备和器材

①个人防护装备：手套、口罩、实验防护服、护目镜及其他相关防护装备。

②设备：血液样本运输箱。

③采血针系统：软接式双向采血针系统（头皮静脉双向来血式），一端为穿刺针，另一端为刺塞针。

④真空采血管：血液样本采集使用一次性真空采血器，采血器应遵照国家 WS/T224-2002 技术规范。准备非抗凝管或抗凝管。具体操作时可以根据样本的用途来选择非抗凝管和抗凝管。

⑤试剂：30g/L 碘酊、75% 医用酒精。

### 11.4.6 实施过程

①知情同意

● 受试者应在采样前签订《知情同意书》，该《知情同意书》签署时应有第三人在场，确保签字的真实，确信受试者已经了解知情同意的内容。

● 《知情同意书》应有样本库赋予的唯一性标识。

②准备：临床专员在采血前应准备血液样本运输箱，提前放置冷冻冰盒。

③血液采集

● 确认并核对受试者身份。

● 在血液采集过程中应当加强与受试者的沟通，尤其是进行每一项主要操作之前，应当与受试者沟通并取得配合。询问其既往献血经历、近日休息等情况，评估出现献血不良反应的可能性和不适合献血的情况。观察其面部表情和肢体语言，是否处于紧张、害怕甚至恐惧状态。如发现这些不利情况，则不急于采血，做好宽慰工作，待其解除思想顾虑，充分放松后开始准备采血。

● 选择静脉：应选择无损伤、炎症、皮疹、皮癣、瘢痕的皮肤区域为穿刺部位。受试者保持直立坐姿，前臂水平伸直置于桌面枕垫上，选择容易固定、明显可见的肘前静脉或手背静脉，幼儿可用颈外静脉采血。

● 消毒：用 30g/L 碘酊自所选静脉穿刺处从内向外、顺时针方向消毒皮肤，待碘酊挥发后，再用 75% 酒精以同样方式脱碘，待干。

● 采血：拔除采血穿刺针的护套，以左手固定受试者前臂，右手拇指和示指持穿刺针，沿静脉走向使针头与皮肤成 30°，快速刺入皮肤，然后成 5°向前刺破静脉壁进入静脉腔，见回血后将刺塞针端（用橡胶管套上的）直接刺穿入真空采血管盖中央的胶塞中，血液自动流入试管内。达到采血量后，松压脉带，嘱受试者松拳，拔下刺塞端的采血试管，将消毒干棉球压住穿刺孔，立即拔除穿刺针，嘱受试者继续按压针孔数分钟。血液采集的量应不少于 5ml，以满足血液样本的后期处理、储存和使用。

● 登录生物样本库信息管理系统进行血液样本采集登记并提交采集信息。若生物样本库信息管理系统出现异常，填写《样本库血液样本采集登记表》。

● 注意事项

○ 容器不洁净、接触水、强力震荡、操作不慎等可引起溶血，应避免。

○ 使用真空采血器前应仔细阅读厂家说明书，严格按说明书要求操作，血液采集应使用一次性的针头和针管，防止交叉污染和感染。

○ 使用前不要松动一次性真空采血试管盖塞，以防采血量不准。

○ 血液采集的过程应迅速准确，减少受试者的痛苦。用作样本库保存的血液最好和常规化验一起抽取，以减少受试者的不适。

○ 尽量选粗大的静脉进行穿刺。

○ 止血带结扎时间应该小于 1 分钟，如超过 2 分钟，大静脉血流受阻而使得毛细管内压增高，分子质量小于 5000 的物质逸入组织液，或缺氧引起血液成分的变化。这种情况下的血液不应该采集。

○ 刺塞针端的乳胶套能防止拔除采血试管后继续流血污染周围，达到封闭采血防止污染环境的作用，因此不可取下乳胶套。

### 11.4.7 血液样本采集流程图

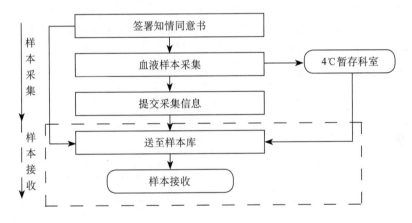

### 11.4.8 偏差处理及报告

遵循 XMPB/Q-C-020《样本库偏差管理控制程序》。

### 11.4.9 参考文件

《中华人民共和国人类遗传资源管理条例》

《中华人民共和国人类遗传资源管理条例实施细则》

CNAS-CL01《检测和校准实验室能力认可准则》（ISO/IEC 17025：2017）

GB/T 19001-2016《质量管理体系要求》

GB 18469-2012《全血及成分血质量要求》

☆★☆☆

### 11.4.10 附件　XMPB/Q-R-065《样本库血液样本采集登记表》

**样本库血液样本采集登记表**

项目编号：XMPB-

| 操作规范 | XMPB/Q-SOP-018《血液样本采集标准操作流程》 | | | | | | | | |
|---|---|---|---|---|---|---|---|---|---|
| 物料 | 真空采血管、采血针、止血带、消毒棉签、无菌手套、口罩、30g/L 碘酊 /75% 酒精 | | | | | | | | |
| 采集过程 | 1. 选择静脉：受试者取坐位，前臂水平伸直置于桌面枕垫上，选择容易固定、明显可见的肘前静脉或手背静脉，幼儿可用颈外静脉采血<br>2. 消毒：用 30g/L 碘酊自所选静脉穿刺处从内向外、顺时针方向消毒皮肤，待碘酊挥发后，再用 75% 酒精以同样方式脱碘，待干<br>3. 采血：拔除采血穿刺针的护套，以左手固定捐赠者前臂，右手拇指和示指持穿刺针，沿静脉走向使针头与皮肤呈 30°，快速刺入皮肤，然后呈 5° 角向前刺破静脉壁进入静脉腔，见回血后将刺塞针端（用橡胶管套上的）直接刺穿入非抗凝真空采血管盖中央的胶塞中，血液自动流入试管内，收集 5ml 左右的全血后，将刺塞端拔出，刺入抗凝真空采血管再收集 5ml 左右的全血。达到采血量后，松压脉带，嘱捐赠者松拳，拔下刺塞端的采血试管。将消毒干棉球压住穿刺孔，立即拔除穿刺针，嘱捐赠者继续按压针孔数分钟 | | | | | | | | |
| 采样日期 | | | | 采集地点 | | | | | |
| 环境温度 | ℃ | | | 环境湿度 | | | | % | |
| 样本号码 | 采样次数 | 姓名 | 性别 | 年龄 | 住院号 / 门诊号 | 疾病代码 | 采集时间 | 随访人员 | 偏差 |
| | | | | | | | | | |
| | | | | | | | | | |
| | | | | | | | | | |
| | | | | | | | | | |
| | | | | | | | | | |
| | | | | | | | | | |
| 临床专员 | | | | 护士 | | | | | |

## 11.5　样本库毛发样本采集标准操作流程

### 11.5.1 目的

本文件旨在规范及确定生物样本库采集人体毛发样本的活动，为采集毛发样本的标准化操作提供支持。

### 11.5.2 范围

本文件适用于精神病医院生物样本库开展的所有采集人体毛发样本的活动过程。

### 11.5.3 定义和术语

①知情同意：具有国际性，是对所有进行人体研究或人体取样调查的研究人员的伦理要求。在以人为研究 / 试验对象的科研领域，样本库必须获得研究对象 / 参与者的知情同意，

保护受试者合法权益的同时保护样本库免于诉讼。在签订知情同意书前，要保证受试者了解并理解研究的目的和内容，并自愿同意参加试验的原则。

②知情同意书：是每位受试者表示自愿参加某一项试验而签署的文件。知情同意的具体体现是知情同意书的签署。知情同意书由样本库和受试者共同签署，一式两份，双人各执一份。

### 11.5.4 职责

①委员会：负责对样本库毛发样本采集活动体系文件进行年度审查。

②样本库

● 采样人员：根据医嘱按照标准操作规程采集毛发。

● 临床专员：根据临床采集方案下达医嘱，指定采样人员采集毛发，暂时保管毛发样本，后续按规定时间将毛发样本送至样本库入库。

● 样本部门员工：与临床专员交接毛发样本时，按照《样本库样本储存标准操作流程》实施。

● 质量主管：负责定期核查毛发样本采集过程，保证样本质量。

● 文件控制责任岗：负责收集、整理、回收、归档和销毁毛发样本采集活动的所有文件及记录。

### 11.5.5 实施过程

①设备和器材

● 个人防护装备：所有的生物样本都应当认为是具有潜在感染性的。采样过程中，采样人员须做好采样时的安全防护措施保证工作人员自身的安全和样本不受污染。接触样本的员工必须穿戴手套、口罩、实验防护服和其他相关防护装备。

● 设备：夹子或镊子、牛皮信封、洁净纸、标签纸、记号笔。

②知情同意

● 受试者应在采样前签订《知情同意书》，该《知情同意书》签署时应有第三人在场，确保签字的真实性和准确性，并确保受试者已经了解知情同意的各项内容。

● 知情同意书应有样本库赋予的唯一性标识。

③毛发采集：咨询受试者健康状况及生活饮食情况，包括服药史、饮食、饮酒、吸烟等情况。采样前确认受试者是否将头发洗干净（不用任何护发产品），在头发吹干或晾干后方可进行样本采集。如受试者的头发经电染，应予以记录。

● 剪发：如不需要提取核 DNA，则可采用此法进行样本采集。此法采集的样本主要用于微量元素的检测、疾病的检测与筛查、药物检测等。如需提取核 DNA，则需采用拔发法进行样本采集。

○ 在受试者后颈部发际处用不锈钢剪刀剪取接近头皮 3 ～ 5cm 的新生发 2g 左右。

○ 将采集好的头发放置在一个可标记硬质卡上，注意发根方向部位统一放在一端，然后整体放置在牛皮信封内，在干净的牛皮信封上做好标记（采集日期、样本身份代码等）。

○ 采集完成后，及时将采样时间、人员、采样量、毛发的颜色和长度等采样信息录入系统并匹配。

● 拔发

○ 分别从头皮 5 个区域，即头顶、前、后及两侧区域头发，每个区域采集 10 根，共采集 50 根。

○ 选择好头发后，一手按住头皮，另一只手适度用力将头发拔下来。同时为了避免疼痛，尽量一次拔一根或两根头发。

○ 将采集好的头发的发根部分 3cm 左右剪下，放置在 2ml 离心管中（离心管应有标记或贴有对应条码标签）。

○ 剩余头发按照剪发法收集。

○ 采集完成后，及时将采样时间、人员、采样量、毛发的颜色和长度等信息录入生物样本库信息管理系统或填写《样本库毛发样本采集登记表》。

● 注意事项

○ 为保证样本质量，不用脱落下来的毛发，或拔下来放置很久的毛发。

○ 勿用塑料袋或卫生纸包裹毛发，因为刚采集的毛发黏性较大，毛囊可能会粘在卫生纸或塑料袋上，影响 DNA 的提取。

○ 尽量不要用手触及毛发的毛囊部位。

### 11.5.6 毛发样本采集流程图

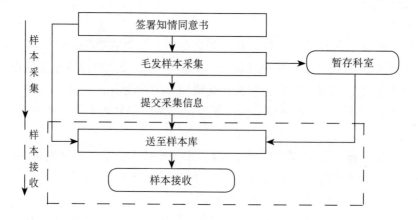

### 11.5.7 偏差处理及报告

按 XMPB/Q-C-020《样本库偏差管理控制程序》操作。

### 11.5.8 参考文件

《中华人民共和国人类遗传资源管理条例》

《中华人民共和国人类遗传资源管理条例实施细则》

GB/T 37864-2019《生物样本库质量和能力通用要求》

ISO/IEC 17025：2017《检测和校准实验室能力认可准则》

GB/T 19001-2016《质量管理体系要求》

## 11.5.9 附件 XMPB/Q-R-126《样本库毛发样本采集登记表》

### 样本库毛发样本采集登记表

项目编号：XMPB-_____

| 操作规范 | XMPB/Q-SOP-019《样本库毛发样本采集标准操作流程》 | | | | | | | |
|---|---|---|---|---|---|---|---|---|
| 物　料 | 夹子或镊子、剪刀、2ml 离心管、牛皮信封、洁净纸、无菌手套、口罩、实验防护服 | | | | | | | |
| 采集过程 | □ 剪发法 | | | □ 拔发法 | | | | |
| | 1. 在受试者后颈部发际处用不锈钢剪刀剪取接近头皮 3 ~ 5cm 的新生发 2g 左右<br>2. 将采集好的头发放置在一个可标记硬质卡上，注意发根方向部位统一放在一端，然后整体放置在牛皮信封内，在干净的牛皮信封上做好标记（采集日期、样本身份代码等） | | | 1. 分别从头皮 5 个区域，即头顶、前、后及两侧区域头发，每个区域采集 10 根，共采集 50 根<br>2. 选择好头发后，一手按住头皮，另一只手适度用力将头发拔下来。同时为了避免疼痛，尽量一次拔一根或两根头发<br>3. 将采集好的头发的发根部分 3cm 左右剪下，放置在 2ml 离心管中（离心管应有标记或贴有对应条码标签）<br>4. 剩余头发按照剪发法收集 | | | | |
| 采样日期 | | | | 采集地点 | | | | |
| 环境温度 | ℃ | | | 环境湿度 | | % | | |
| 采集时间 | 姓名 | 性别（打√） | 年龄 | 住院号 / 门诊号 | 颜色 | 长度 | 疾病代码 | 偏差 |
| | | □男 □女 | | | | | | |
| | | □男 □女 | | | | | | |
| | | □男 □女 | | | | | | |
| | | □男 □女 | | | | | | |
| | | □男 □女 | | | | | | |
| | | □男 □女 | | | | | | |
| 临床专员 | | | | 日　期 | | | | |

# 11.6　样本库指甲样本采集标准操作流程

## 11.6.1 目的

本文件旨在规范及确定生物样本库采集人体指甲样本的活动，为采集指甲样本的标准化操作提供支持。

## 11.6.2 范围

本文件适用于精神病医院生物样本库开展的所有与采集人体指甲样本有关的活动过程。

## 11.6.3 定义和术语

①知情同意：在签订知情同意前，必须保证受试者了解并理解研究的目的和内容，并

自愿同意参加试验的原则。知情同意具有国际性，是对所有进行人体研究或人体取样调查的研究人员的伦理要求。在以人为研究 / 试验对象的科研领域，样本库必须获得研究对象 / 参与者的知情同意，从而在保护受试者合法权益的同时保护样本库免于诉讼。

②知情同意书：是每位受试者自愿参加某一项试验而签署的文件。知情同意的具体体现是知情同意书的签署。知情同意书由样本库和受试者共同签署，一式两份，双方各执一份。

**11.6.4 职责**

①委员会：负责对相关的样本库指甲样本采集活动体系文件进行年度审查。

②样本库

● 采样人员：根据医嘱按照标准操作规程采集指甲样本。

● 临床专员：根据临床采集方案下达医嘱，指定采样人员采集指甲样本，并暂时保管指甲样本，按规定时间将指甲样本送至样本库入库。

● 样本部门员工：与临床专员交接指甲样本时，按照《样本库样本储存标准操作流程》实施。

● 质量主管：负责定期核查指甲样本采集过程，保证样本质量。

● 文件控制责任岗：负责收集、整理、回收、归档和销毁指甲样本采集活动有关的所有文件及记录。

**11.6.5 实施过程**

①防护装备及器材

● 个人防护装备：手套、口罩、实验防护服和其他相关防护装备。

● 器材：指甲刀、镊子、洁净纸、信封、标签纸。

②知情同意：知情同意书应有样本库赋予的唯一性标识，受试者应在采集实施前签订《知情同意书》，该《知情同意书》签署时应有第三人在场，以确保签字的真实性及准确性，并确保受试者已经了解知情同意的各项内容。

③采集样本

● 采集过程

○ 准备好干净的洁净纸、信封、指甲刀、镊子和标签纸等物品。

○ 用指甲刀剪下受试者的 10 个指甲（指甲游离缘）。

○ 用洁净纸包好并装进干净的信封内。在信封外侧规范贴好标签纸并做好标记（采集日期、样本身份代码等）。

● 注意事项

○ 为保证样本质量，不用脱落下来的指甲，或剪下来放置很久的指甲。

○ 必须使用洁净纸包裹指甲样本，以免影响 DNA 的提取。

○ 指甲刀用前及用后均需严格消毒，不要用手触碰指甲样本。

④采集信息

将采样时间、人员、地点、采样量等信息录入生物样本库信息管理系统或填写《样本库指甲样本采集登记表》。

### 11.6.6 指甲样本采集流程图

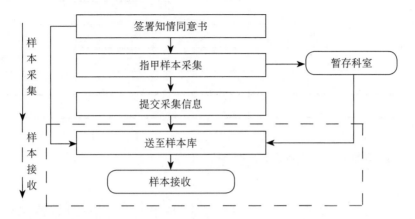

### 11.6.7 偏差处理及报告

按 XMPB/Q-C-020《样本库偏差管理控制程序》操作。

### 11.6.8 参考文件

《中华人民共和国人类遗传资源管理条例》

《中华人民共和国人类遗传资源管理条例实施细则》

GB/T 37864-2019《生物样本库质量和能力通用要求》

ISO/IEC 17025：2017《检测和校准实验室能力认可准则》

GB/T 19001-2016《质量管理体系要求》

### 11.6.9 附件　XMPB/Q-R-128《样本库指甲样本采集登记表》

#### 样本库指甲样本采集登记表

项目编号：XMPB-_____

| 操作规范 | XMPB/Q-SOP-020《样本库指甲样本采集标准操作流程》 | | | | | |
|---|---|---|---|---|---|---|
| 物　料 | 指甲刀、镊子、牛皮信封、洁净纸、标签纸、无菌手套、口罩、实验防护服 | | | | | |
| 采集过程 | 1. 准备好干净的洁净纸、信封、指甲刀、镊子和标签纸等物品<br>2. 用指甲刀剪下受试者的 10 个指甲（指甲游离缘）<br>3. 用洁净纸包好并装进干净的信封内<br>4. 在信封外侧规范贴好标签纸并做好标记（采集日期、样本身份代码等）<br>5. 注意事项<br>5.1 为保证样本质量，不用脱落下来的指甲，或剪下来放置很久的指甲<br>5.2 必须使用洁净纸包裹指甲样本，以免影响 DNA 的提取<br>5.3 指甲刀用前及用后均需严格消毒，不要用手触碰指甲样本 | | | | | |
| 采样日期 | | | 采集地点 | | | |
| 环境温度 | ℃ | | 环境湿度 | | % | |
| 采集时间 | 姓名 | 性别（打√） | 年龄 | 住院号/门诊号 | 疾病代码 | 偏差 |
| | | □男　□女 | | | | |
| | | □男　□女 | | | | |

☆★☆☆

| | | □男　□女 | | | | |
|---|---|---|---|---|---|---|
| | | □男　□女 | | | | |
| | | □男　□女 | | | | |
| | | □男　□女 | | | | |
| 临床专员 | | | 日　　期 | | | |

## 11.7　样本库唾液样本采集标准操作流程

### 11.7.1 目的

本文件旨在规范及确定样本库唾液样本采集的标准操作流程，为唾液样本采集标准化管理提供支持。

### 11.7.2 范围

本文件适用于精神病医院生物样本库内所有唾液样本的采集。

### 11.7.3 定义和术语

①基因组：是生物体所有遗传物质的总和。一个基因组中包含一整套基因。在分子生物学和遗传学领域，基因组指生物体所有遗传物质的总和。这些遗传物质包括 DNA 或 RNA（病毒 RNA）。

②脱氧核糖核酸（Deoxyribonucleic Acid，DNA）：是生物细胞内携带有合成 RNA 和蛋白质所必需的遗传信息的一种核酸，是生物体发育和正常运作必不可少的生物大分子。基因组 DNA 包括编码 DNA 和非编码 DNA、线粒体 DNA 和叶绿体 DNA。

### 11.7.4 职责

①委员会：负责对样本库唾液样本采集活动相关体系文件进行年度审查。

②样本库

- 临床专员：负责唾液样本采集、运输的标准操作。
- 样本部门人员：负责样本处理、存储的标准操作。
- 质量主管：负责定期核查样本采集过程，保证样本质量。
- 文件控制责任岗：负责收集、整理、回收、归档和销毁唾液样本采集活动的所有文件及记录。

### 11.7.5 实施过程

①试剂耗材

- 个人防护装备：手套、口罩、实验防护服、护目镜及其他相关防护装备。
- 耗材：唾液收集器。

②操作步骤

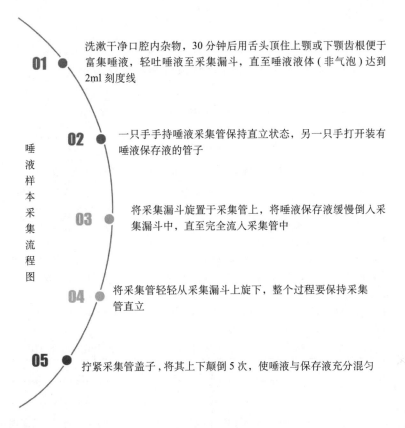

唾液样本采集流程图

**01** 洗漱干净口腔内杂物，30 分钟后用舌头顶住上颚或下颚齿根便于富集唾液，轻吐唾液至采集漏斗，直至唾液液体（非气泡）达到 2ml 刻度线

**02** 一只手手持唾液采集管保持直立状态，另一只手打开装有唾液保存液的管子

**03** 将采集漏斗旋置于采集管上，将唾液保存液缓慢倒入采集漏斗中，直至完全流入采集管中

**04** 将采集管轻轻从采集漏斗上旋下，整个过程要保持采集管直立

**05** 拧紧采集管盖子，将其上下颠倒 5 次，使唾液与保存液充分混匀

● 前期准备：在提取唾液样本前的 30 分钟内，请勿进食、饮水、吸烟或嚼口香糖。请勿撕去漏斗盖上的塑料膜，在吐唾液之前，放松脸颊，轻揉 30 秒以产生唾液。

● 向唾液收集器的椭圆形收集口中轻轻吐入口腔内分泌的唾液，收集唾液时应注意尽量避免出现过多的泡沫。

● 收集唾液直至收集管中的唾液与上层泡沫之间的分层界面达到 2ml 所示的刻度线。

● 将装有保存液的收集器盖子均匀的扣到椭圆形收集口上，扣下时有轻微的咔哒声，同时保存液均匀的流入收集管，则表明盖子已扣好，否则，需要轻轻地打开收集器的盖子，然后再次均匀的扣上，直至保存液均匀流入收集管。

● 轻轻甩动唾液收集器，使保存液更加完全的流入收集管。

● 确认收集管中液体与上层泡沫之间的分层界面达到 4ml 所示的刻度线。

● 收集管内唾液 DNA 样本可常温保存两年。

③采集信息：将采集时间、人员、地点、采样量等信息录入生物样本库信息管理系统或填写《样本库唾液样本采集登记表》。

**11.7.6 安全**

遵循 XMPB/Q-C-004《样本库风险和机遇应对控制程序》。

**11.7.7 偏差处理及报告**

遵循 XMPB/Q-C-020《样本库偏差管理控制程序》。

☆ ★ ☆ ☆

### 11.7.8 保密

遵循 XMPB/Q-C-003《样本库信息保护控制程序》。

### 11.7.9 附件 XMPB/Q-R-131《样本库唾液样本采集登记表》

**唾液样本采集登记表**

项目编号：XMPB-_____

| 操作规范 | XMPB/Q-SOP-021《唾液样本采集标准操作流程》 | | | | | | | |
|---|---|---|---|---|---|---|---|---|
| 物　　料 | 唾液 DNA 样本采集管、无菌手套、口罩、实验防护服、护目镜 | | | | | | | |
| 采集过程 | 1. 在提取唾液样本前的 30 分钟内，请勿进食、饮水、吸烟或嚼口香糖。请勿撕去漏斗盖上的塑料膜，在吐唾液之前，放松脸颊，轻揉 30 秒以产生唾液<br>2. 向唾液收集器的椭圆形收集口中轻轻吐入口腔内分泌的唾液，收集唾液时应注意尽量避免出现过多的泡沫<br>3. 收集唾液直至收集管中的唾液与上层泡沫之间的分层界面达到 2ml 所示的刻度线<br>4. 将装有保存液的收集器盖子均匀的扣到椭圆形收集口上，扣下时有轻微的喀塔声，同时保存液均匀的流入收集管，则表明盖子已扣好，否则，需要轻轻地打开收集器的盖子，然后再次均匀的扣上，直至保存液均匀流入收集管<br>5. 轻轻甩动唾液收集器，使保存液更加完全的流入收集管<br>6. 确认收集管中液体与上层泡沫之间的分层界面达到 4ml 所示的刻度线，常温保存 | | | | | | | |
| 采样日期 | | | | 采集地点 | | | | |
| 环境温度 | ℃ | | | 环境湿度 | | % | | |
| 样本号码 | 采样次数 | 姓名 | 性别 | 年龄 | 住院号/门诊号 | 疾病代码 | 采集时间 | 偏差 |
| | | | | | | | | |
| | | | | | | | | |
| | | | | | | | | |
| | | | | | | | | |
| | | | | | | | | |
| 临床专员 | | | | 签字日期 | | | | |

## 11.8 样本库粪便样本采集标准操作流程

### 11.8.1 目的

本文件旨在规范及确定精神病医院生物样本库采集人体粪便样本的活动，为采集粪便样本的标准化操作提供支持。

### 11.8.2 范围

本文件适用于精神病医院生物样本库开展的所有采集人体粪便样本的活动过程。

### 11.8.3 定义和术语

①知情同意：保证受试者了解并理解研究的目的和内容，并自愿同意参加试验的原则。知情同意具有国际性，是对所有进行人体研究或人体取样调查的研究人员的伦理要求。在以人为研究/试验对象的科研领域，样本库必须获得研究对象/参与者的知情同意，保护受试者合法权益的同时保护样本库免于诉讼。

②知情同意书：是每位受试者表示自愿参加某一项试验而签署的文件。知情同意的具体体现是知情同意书的签署。知情同意书由样本库和受试者共同签署，一式两份，双方各执一份。

### 11.8.4 职责

①委员会：负责对样本库粪便样本采集活动体系文件进行年度审查。

②样本库

● 采样人员：根据医嘱按照标准操作规程采集粪便。

● 临床专员：根据临床采集方案下达医嘱，指定人员采集粪便样本，暂时保管粪便样本，将粪便样本送至样本库入库。

● 样本部门员工岗：与临床专员交接粪便样本，按照《样本库样本存储标准操作流程》实施。

● 质量主管：负责定期核查粪便样本采集过程，保证样本质量。

● 文件控制责任岗：负责收集、整理、回收、归档和销毁粪便样本采集活动的所有文件及记录。

### 11.8.5 实施过程

①设备和器材

● 个人防护装备：手套、口罩、手消液、实验防护服、护目镜及其他相关防护装备。

● 设备：粪便样本运输箱。

● 采集容器：清洁便盆。

● 样本容器：粪便标本容器。

②知情同意

● 受试者应在采集前签订《知情同意书》，该《知情同意书》签署时应有第三人在场，确保签字的真实，确信受试者已经了解知情同意的内容。

● 知情同意书应有样本库赋予的唯一性标识。

③粪便采集

● 评估并核对受试者身份。

○ 评估受试者病情、意识、生活自理能力、排便情况及配合程度。向受试者及其家属解释留取粪便标本的目的、方法和配合要点。

● 准备

○ 标签：包括受试者姓名、唯一性标识、收集时间。

○ 物品：一次性手套、手消液、清洁便盆、粪便标本容器。

○ 环境：清洁、安静、安全、隐蔽。

● 采集

○ 将一次性手套、清洁便盆提供给受试者。

○ 给受试者提供采样环境，受试者排便于清洁便盆中。

○ 受试者、其家属或护理人员用检便匙取中央部分或黏液脓血部分约5g，置于粪便标本容器内。

○ 处理物品，洗手消毒，再次核对信息。

☆★☆☆

- 登录生物样本库信息管理系统录入采集信息或填写《样本库粪便样本采集登记表》。
- 注意事项
○ 采集隐血标本时，叮嘱受试者检查前 3 天禁食肉类、动物肝脏、血类食物和含铁丰富的药物，3 天后采集标本，以免造成假阳性。
○ 粪便标本应新鲜，不可混入尿液及其他杂物。

### 11.8.6 粪便样本采集流程图

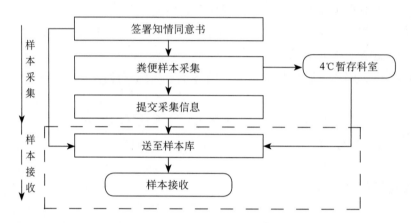

### 11.8.7 偏差处理及报告

遵循 XMPB/Q-C-020《样本库偏差管理控制程序》操作。

### 11.8.8 参考文件

《中华人民共和国人类遗传资源管理条例》
《中华人民共和国人类遗传资源管理条例实施细则》
CNAS-CL01《检测和校准实验室能力认可准则》（ISO/IEC 17025：2017）
GB/T 19001-2016《质量管理体系要求》

### 11.8.9 附件　XMPB/Q–R–089《样本库粪便样本采集登记表》

**样本库粪便样本采集登记表**

项目编号：XMPB-_____

| 操作规范 | XMPB-Q-SOP-022《样本库粪便样本采集标准操作流程》 | | | | | | |
|---|---|---|---|---|---|---|---|
| 物　　料 | 手套、口罩、手消液、实验防护服、护目镜、粪便样本运输箱、清洁便盆、粪便标本容器 | | | | | | |
| 采集过程 | 1. 将一次性手套、清洁便盆提供给受试者<br>2. 给受试者提供采样环境，受试者排便于清洁便盆中<br>3. 受试者、其家属或护理人员用检便匙取中央部分或黏液脓血部分约 5g，置于粪便标本容器内<br>4. 处理物品，洗手消毒，再次核对信息 | | | | | | |
| 采样日期 | | | 采集地点 | | | | |
| 环境温度 | ℃ | | 环境湿度 | | % | | |
| 样本号码 | 姓名 | 性别 | 年龄 | 住院号/门诊号 | 疾病代码 | 采集时间 | 偏差 |
| | | | | | | | |

| | | | | | | |
|---|---|---|---|---|---|---|
| | | | | | | |
| | | | | | | |
| | | | | | | |
| | | | | | | |
| 临床专员 | | | 签字日期 | | | |

## 11.9 样本库尿液样本采集标准操作流程

### 11.9.1 目的

本文件旨在规范及确定精神病医院生物样本库采集人体尿液样本的活动，为采集尿液样本的标准化操作提供支持。

### 11.9.2 范围

本文件适用于精神病医院生物样本库开展的采集人体尿液样本的活动过程。

### 11.9.3 定义和术语

①知情同意：保证受试者了解并理解研究的目的和内容，并自愿同意参加试验的原则。知情同意具有国际性，是对所有进行人体研究或人体取样调查的研究人员的伦理要求。在以人为研究/试验对象的科研领域，样本库必须获得研究对象/参与者的知情同意，保护受试者合法权益的同时保护样本库免于诉讼。

②知情同意书：是每位受试者表示自愿参加某一项试验而签署的文件。知情同意的具体体现是知情同意书的签署。知情同意书由样本库和受试者共同签署，一式两份，双方各执一份。

③晨尿：指清晨起床，未进食和运动前排出的尿液。通常晨尿在膀胱中的存留时间达6～8小时，各种成分较为浓缩，已达检测或培养所需浓度。可用于肾浓缩能力的评价、绒毛膜促性腺激素测定及血细胞、上皮细胞、管型、细胞病理学等有形成分分析。

④随机尿：指受试者无须任何准备，不受时间限制，随时排出的尿液标本。用于常规筛查、细胞学研究等。

⑤计时尿：指采集规定时间内的尿液标本，如收集治疗后、餐后、白天或卧床休息后3小时、12小时、24小时内的全部尿液。主要用于物质的定量测定、肌酐清除率和细胞学研究。

● 3小时尿：一般是收集上午6：00～9：00时的尿液，多用于检测尿液的有形成分，如1小时尿排泄率检查，衣原体、支原体培养等。

● 餐后尿：通常收集餐后2～4小时的尿液，有利于检测病理性尿胆原、糖尿、蛋白尿等。

● 12小时尿：即从晚上八时到次日凌晨八时的12小时内的所有尿液。女性采集前须清洁外阴，夏季须添加1ml 40%多聚甲醛。检测当天除正常饮食外不再饮水，以利于尿液浓缩。主要用于微量清蛋白、球蛋白的排泄率检测。

● 24小时尿：通常清晨某一时刻（如早晨7：00）排尿一次，此次排尿不收集。从此

☆ ☆ ☆ ☆

刻后至次日早晨 7：00 的 24 小时排出的所有尿液全部收集于容器内，并要求每次需将容器内尿液混匀。

⑥中段尿：指临床上尿液培养中，在采集尿液时，当开始的尿液将尿道冲洗干净后，截取中间尿液。用于常规筛查、细胞学研究、微生物培养。

⑦导管尿：是由导尿管经由尿道 / 输尿管插入膀胱引导出的尿液。导管尿（经尿道）用于常规筛查、微生物培养。导管尿（经输尿管）用于鉴别肾脏和膀胱感染。

⑧耻骨上穿刺尿：指于耻骨上穿刺针，直接从膀胱抽取的尿液。用于微生物（尤其厌氧菌）培养、常规筛查、细胞学研究。

### 11.9.4 职责

①委员会：负责对样本库尿液样本采集活动体系文件进行年度审查。

②样本库

● 采样人员：根据医嘱按照标准操作规程采集尿液。

● 临床专员：根据临床采集方案下达医嘱，指定人员采集尿液样本，暂时保管尿液样本，将尿液样本送至样本库入库。

● 样本部门员工岗：与临床专员交接尿液样本，按照《样本库样本储存标准操作流程》实施。

● 质量主管：负责定期核查尿液样本采集过程，保证样本质量。

● 文件控制责任岗：负责收集、整理、回收、归档和销毁尿液样本采集活动的所有文件及记录。

### 11.9.5 实施过程

①设备和器材

● 个人防护装备：手套、口罩、实验防护服、护目镜及其他相关防护装备。

● 设备：尿液样本运输箱。

● 采集容器：尿杯。

● 样本容器：试管。

②防腐剂

● 甲醛：每 100ml 尿液样本加 400g/L 甲醛 0.5ml。用于管型、细胞检查。

● 硼酸：每 1L 尿液样本加硼酸约 10g。用于蛋白质、尿酸、5- 羟吲哚乙酸、羟脯氨酸、皮质醇、雌激素、类固醇等检查。

● 甲苯：每 100ml 尿液样本加甲苯 0.5ml。用于尿糖、尿蛋白检查。

● 盐酸：每 1L 尿液样本加浓盐酸 10ml。用于钙、磷酸盐、草酸盐、尿 17 酮类固醇、17 羟类固醇、肾上腺素、儿茶酚胺等检查。

● 碳酸钠：24 小时尿液样本加碳酸钠约 4g。用于卟啉、尿胆原检查。

● 麝香草酚：每 100ml 尿液样本加 0.1g 麝香草酚。用于有形成分检查。

③知情同意

● 受试者应在采集前签订《知情同意书》，该《知情同意书》签署时应有第三人在场，确保签字的真实性和准确性，确信受试者已经了解知情同意的内容。

● 知情同意书应有样本库赋予的唯一性标识。

④尿液采集

● 确认并核对受试者身份。

● 在尿液采集过程中应当加强与受试者的沟通，尤其是进行每一项主要操作之前，应当与受试者沟通并取得配合。

● 标签：包括受试者姓名、唯一性标识、收集时间、防腐剂名称。若防腐剂溢出可对人体造成伤害，应在标签上添加警示内容，并口头告知受试者。

● 收集：受试者收集样本前，临床专员应对受试者进行指导，介绍样本的正确采集方法及有关注意事项，指导内容如下：

○ 交给受试者的样本收集容器应贴有标签，并要求核对姓名；

○ 告知受试者收集的最小样本量；

○ 指导受试者收集样本时如何避免污染；

○ 收集后，将容器盖好，防止样本外溢，并记录样本收集时间。

● 采尿：根据研究目的收集所需尿液样本类型。需临床专员参与或指导收集，步骤如下：

○ 收集样本前要用肥皂洗手或消毒湿巾擦手；

○ 指导未行包皮环切术的男性受试者退上包皮露出尿道口（女性受试者无须此步骤）；

○ 用消毒湿巾清洁尿道口及周围皮肤；

○ 告知受试者将开始部分的尿液排出，仅收集中段尿液于采集容器中；

○ 若受试者无能力自主采集，临床专员或医护人员应给予帮助，操作时应戴口罩和无菌手套。

● 临床专员负责登录生物样本库信息管理系统提交尿液样本信息或者填写《样本库尿液样本采集登记表》，并确保样本信息准确无误。

● 注意事项

○ 容器不洁净、接触水或操作不慎等可引起尿液样本污染，应避免；

○ 不应从集尿袋中采集尿液样本；

○ 若受试者采集尿液样本前曾使用药物，需记录在案，包括药物名称和服用时间；

○ 不接受女性受试者经期内的尿液样本；

○ 运输时，避免气泡产生，以避免细胞溶解。

### 11.9.6 尿液样本采集流程图

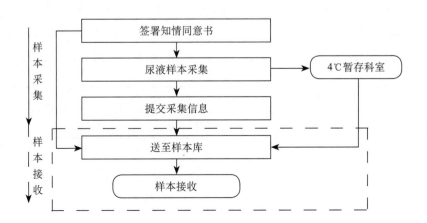

☆ ☆ ☆ ☆

### 11.9.7 偏差处理及报告

遵循 XMPB/Q-C-020《样本库偏差管理控制程序》操作。

### 11.9.8 参考文件

《中华人民共和国人类遗传资源管理条例》

《中华人民共和国人类遗传资源管理条例实施细则》

CNAS-CL01《检测和校准实验室能力认可准则》(ISO/IEC 17025:2017)

GB/T 19001-2016《质量管理体系要求》

WS/T348-2011《尿液标本的收集及处理指南》

### 11.9.9 附件 XMPB/Q-R-044《样本库尿液样本采集登记表》

**样本库尿液样本采集登记表**

项目编号：XMPB-_____

| 操作规范 | XMPB/Q-SOP-023《样本库尿液样本采集标准操作流程》 | | | | | | | |
|---|---|---|---|---|---|---|---|---|
| 物　料 | 护目镜、无菌手套、口罩、试管、尿杯、标签纸 | | | | | | | |
| 采集过程 | 1. 收集样本前要用肥皂洗手或用消毒湿巾擦手<br>2. 指导未行包皮环切术的男性受试者退上包皮露出尿道口（女性受试者无须此步骤）<br>3. 用消毒湿巾清洁尿道口及周围皮肤<br>4. 受试者将开始部分的尿液排出，收集中段尿于采集容器中<br>5. 若受试者无能力自主采集，临床专员或医护人员应给予帮助，操作时应戴口罩、无菌手套<br>6. 写好标签纸（身份代码等），并将标签纸贴在相应的容器外侧 | | | | | | | |
| 采样日期 | | | | 采集地点 | | | | |
| 环境温度 | ℃ | | | 环境湿度 | | % | | |
| 样本号码 | 姓名 | 性别 | 年龄 | 住院号 / 门诊号 | 疾病代码 | 采集时间 | | 偏差 |
| | | | | | | | | |
| | | | | | | | | |
| | | | | | | | | |
| | | | | | | | | |
| | | | | | | | | |
| | | | | | | | | |
| | | | | | | | | |
| 临床专员 | | | | 签字日期 | | | | |

# 12 信息采集标准操作流程

## 12.1 样本库一般临床信息采集标准操作流程

### 12.1.1 目的

本文件旨在规范及确定精神病医院样本库受试者的一般临床信息采集标准操作流程，为样本库数据采集的标准化操作提供支持。

### 12.1.2 范围及用途

本文件适用于精神病医院生物样本库内所有受试者一般临床信息采集操作。

### 12.1.3 定义和术语

①知情同意书：是每位受试者表示自愿参加某一项试验而签署的文件。知情同意的具体体现是知情同意书的签署。知情同意书由样本库和受试者共同签署，一式两份，双方各执一份。

②一般临床信息：收集主要包括性别、年龄、受教育程度、职业、家庭经济状况、婚姻状况等一般信息。

③病例报告表（case report form，CRF）：一种记录实验方案中对受试者要求的所有信息，并向申请者报告的文件。其文件形式可以是印刷的、可视的或者是电子版的。

④临床专员：经过样本库样本采集和量表评估一致性培训，培训合格后上岗的临床医师和样本库员工。

### 12.1.4 职责

①委员会：负责对样本库一般临床信息采集活动体系文件进行年度审查。

②样本库

● 临床专员：执行样本采集方案；获取知情同意书；指定临床医师和护士协助采集工作；填写并提交样本采集阶段所需信息；负责随访管理和精神疾病相关量表的评定；会同数据部门建立随访档案，如期、保质地完成受试者的随访问卷调查。

● 主管医师：明确受试者入排标准；推荐所需受试者；参与样本采集部分工作；配合临床专员完成临床信息采集。

● 样本部门员工：负责接收 CRF 数据，并转交至数据部门管理人员进行数据备份。

● 质量控制责任岗：负责制订本环节的质控节点并严格把控。

● 文件控制责任岗：负责对数据信息管理产生的文件进行收集、整理、回收、归档和销毁。

☆★☆　☆

**12.1.5 内容**

①受试者一般临床信息采集流程

● 制订信息采集计划

○ 根据项目需求，项目部门制订项目采集方案，明确受试者一般临床信息内容，并拟定 CRF。

○ 根据项目采集方案，临床部门将采集方案和 CRF 上传至临床数据与样本资源库管理系统并设定项目参数，通知临床专员开始进行样本（含样本信息）和受试者的一般临床信息采集。

● 执行信息采集计划

○ 临床专员在线查看项目信息，选择性加入样本采集。

○ 受试者或其法定代理人须签署知情同意书。

○ 临床专员负责在线填写并核对受试者的一般临床信息。

○ 若在一般临床信息采集过程中发现不符合项，临床专员须及时记录并提交《偏差记录表》。

○ 临床专员在线填写 CRF。

②一般临床信息采集要求

● 真实性：确保的信息数据采集结果与客观事实相符，不弄虚作假，且只有经过培训的人员才能进行信息处理，确保数据的真实有效。

● 实时性：信息自发生到被采集的时间间隔，间隔越短越及时有效，信息的填写时限必须严格遵循《样本库临床专员工作手册》。

**12.1.6 样本库信息采集流程图**

**12.1.7 安全**

遵循 XMPB/Q-C-004《样本库风险应急控制程序》。

**12.1.8 偏差处理及报告**

遵循 XMPB/Q-C-020《样本库偏差管理控制程序》。

**12.1.9 保密**

遵循 XMPB/Q-C-003《样本库信息保护控制程序》。

**12.1.10 参考文献**

《中华人民共和国人类遗传资源管理条例》

《中华人民共和国人类遗传资源管理条例实施细则》

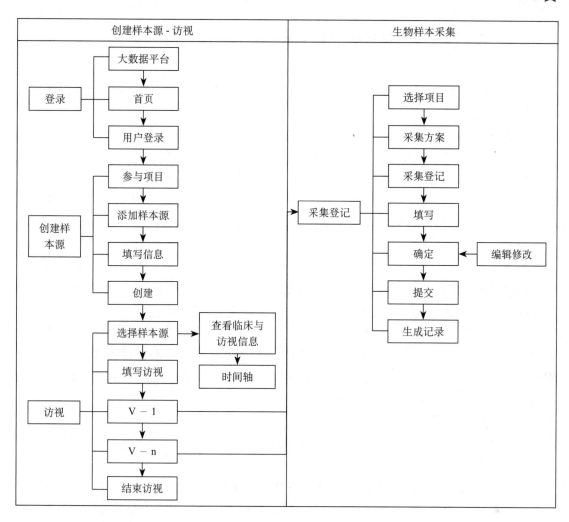

## 12.1.11 附件

附件　**XMPB/Q-R-066《样本库偏差记录表》**

**样本库偏差记录表**

流水号：_____

| 情况描述 | | | |
|---|---|---|---|
| （时间、地点、人物、事件、结果） <br> 2023年04月13日，接收样本时，发现受试者韩某（样本源I20230413003）1管EDTAK2采血管血液样本、<br>　　2管普通采血管血液样本（即A2I1）。护士未按XMPB-0029采集方案（A1I2）采集该受试者血液样本 | | | |
| 偏差种类 | □环境　□设备　□物料　□人员　□方法/工艺　□文件记录 <br> □其他_____ | | |
| 偏差部门 | 临床部门 | 偏差岗位/责任人 | 护士 |
| 受影响样本质量（含数据信息） | □无 | | |
| | 注：涉及样本时，应注明样本编号 <br> □有： | | |
| 记录人 | WQ/KN | 日期 | 年　月　日 |

☆ ☆ ☆ ☆

## 12.2 样本库影像数据采集标准操作流程

### 12.2.1 目的

本文件旨在规范及确定生物样本库影像数据采集的活动，为样本库数据采集的标准化操作提供支持。

### 12.2.2 范围

本文件适用于精神病医院生物样本库影像数据采集的活动过程。

### 12.2.3 定义和术语

①知情同意书：是每位受试者表示自愿参加某一项试验而签署的文件。知情同意的具体体现是知情同意书的签署。知情同意书由样本库和受试者共同签署，一式两份，双方各执一份。

②磁共振成像（Magnetic Resonance Imaging，MRI)：是把人体放置在一个强大的磁场中，通过射频脉冲激发人体内氢质子，发生磁共振，然后接受质子发出的磁共振信号，经过梯度场 3 个方向的定位，再经过计算机的运算，构成各方位的图像。

③磁共振成像检查：由于对软组织滑膜、血管、神经、肌肉、肌腱、韧带和透明软骨的分辨率高，此技术可用于滑膜、血管和肌肉、筋膜的炎症、滑膜囊肿和透明软骨变性、剥脱及骨糜烂破坏与缺血性坏死、颈椎和髓核病变、膝关节半月板和十字韧带损伤、类风湿的神经并发症及骨髓炎等的临床检查。

### 12.2.4 职责

①委员会：负责对样本库影像数据采集活动进行年度审查。

②样本库

● 医学影像医师：根据医嘱按照样本库标准操作规程进行受试者脑部功能 MRI 检测。

● 临床专员：根据临床采集方案下达医嘱，若受试者为住院病人，需安排医护人员陪同受试者进行检测。

● 样本部门员工：负责影像数据 CD 光盘接收，并转交至数据部门管理人员进行数据备份。

● 质量主管：负责定期核查影像数据采集过程，保证样本质量。

● 文件控制责任岗：负责影像数据采集活动的所有文件及记录进行收集、整理、回收、归档和销毁。

### 12.2.5 实施过程

①设备和器材

● 个人防护装备：手套、口罩、实验防护服、护目镜及其他相关防护装备。

● CD 光盘。

②知情同意

● 受试者应在采集前签订知情同意书，该知情同意书签署时应有第三人在场，确保签字的真实，确信受试者已经了解知情同意的内容。

● 知情同意书应有样本库赋予的唯一性标识。

● 警告

○保证受试者了解并理解研究的目的和内容，并自愿同意参加试验的原则。

○知情同意具有国际性，是对所有进行人体研究或人体取样调查的研究人员的伦理要求。在以人为研究/试验对象的科研领域，样本库必须获得受试者的知情同意，保护受试者合法权益的同时保护样本库免于诉讼。

③影像数据采集

● 确认并核对受试者身份，填写《影像数据检测登记表》。

● 在影像数据采集前应当加强与受试者的沟通，尤其是进行每一项主要操作之前，应当与受试者沟通并取得配合。

● MRI检测申请：填写《精神病医院检查申请单》，包括受试者姓名、性别、年龄、病历摘要、检查项目及部位、受试者唯一性标识。审批流程：申请医师、医学影像科主任、磁共振负责人。

● 影像检查预约：预约检查时间，并通知受试者检查。

● 影像检查：根据项目研究目的，选择指定序列，对受试者进行脑部功能MRI检测。

● 及时数据拷贝，CD光盘标签：包括受试者姓名、唯一性标识、收集时间。

● 数据入库：影像数据交由文件控制责任岗统一管理，遵循《样本库数据信息控制程序》《生物样本库信息管理系统数备份与恢复标准操作流程》。

**12.2.6 影像数据采集流程图**

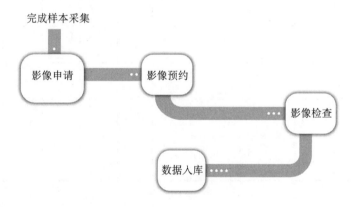

**12.2.7 偏差处理及报告**

遵循XMPB/Q-C-020《样本库偏差管理控制程序》操作。

**12.2.8 参考文件**

《中华人民共和国人类遗传资源管理条例》

《中华人民共和国人类遗传资源管理条例实施细则》

CNAS-CL01《检测和校准实验室能力认可准则》（ISO/IEC 17025：2017）

GB/T 19001-2016《质量管理体系要求》

☆ ☆ ☆ ☆

### 12.2.9 附件
#### 附件 1 XMPB/Q-R-084《样本库影像检测登记表》

**样本库影像检测登记表**

项目编号：XMPB-

| 样本号码 | 姓名 | 性别 | 年龄 | 联系方式 | 家庭地址 | 量表 | 采血 | 知情同意 | 检测日期 | 数据拷贝 | 检测负责人 | 备注 |
|---|---|---|---|---|---|---|---|---|---|---|---|---|
| | | | | | | | | | | | | |
| | | | | | | | | | | | | |
| | | | | | | | | | | | | |
| | | | | | | | | | | | | |
| | | | | | | | | | | | | |
| | | | | | | | | | | | | |
| | | | | | | | | | | | | |
| | | | | | | | | | | | | |
| | | | | | | | | | | | | |
| | | | | | | | | | | | | |
| | | | | | | | | | | | | |

## 附件 2　精神病医院检查申请单

＿＿＿＿＿＿＿＿＿＿＿检查申请单

检查号＿＿＿＿＿

| 姓名 | | 性别 | | 年龄 | | 住院号 | | 床号 | |
|---|---|---|---|---|---|---|---|---|---|
| 科别 | | | | | 日期 | | 年　月　日 | | |

病历摘要（包括病史、体检及辅助检查）：

<br><br><br><br><br><br><br><br><br><br><br>

查 MR 时请临床医师注明：

1. 有无安装心脏起搏器　　　　　　　　　　　　　　有＿＿＿＿＿无＿＿＿＿＿

2. 体内有无含铁血管金属夹（如动脉瘤夹）　　　　有＿＿＿＿＿无＿＿＿＿＿

3. 体内有无其他金属物（如金属假体、弹片及义齿等）　有＿＿＿＿＿无＿＿＿＿＿

临床诊断

检查项目及部位

申请医师

备注

<br><br><br><br><br><br><br><br>

注：注意事项及告知书见背面

☆ ☆ ☆ ☆

# 注 意 事 项

一、彩超检查注意事项：

（一）腹部检查时：请您检查前至少禁食 8 小时。

（二）膀胱、子宫、卵巢、前列腺以及早期妊娠检查时：请您于检查前饮水 500 ～ 1000ml，使膀胱适度充盈。

（三）颈部血管、脏器检查时：请您穿低领衣服。

（四）检查下肢血管时：请您穿紧身短裤。

二、CT/MRI 检查注意事项：

（一）心脏安装起搏器及放置支架的患者不能进行 MRI 检查。

（二）腹部检查时：请您检查前至少禁食 8 小时。

（三）复查的患者请携带原片以便于对照。

（四）不合作患者检查时：有可能需进行镇静处理。

三、脑电图、诱发电位检查注意事项：检查前请先清洗头发。

（附肌电图 / 诱发电位项目）：

1. 神经肌电图（EMG）　　　2. 神经传导速度测定（NCV）　　　3. 听性脑干反应（ABR）

4. 体感诱发电位（SEP）　　　5. 事件相关电位（ERP）　　　6. 交感神经皮肤反应（SSR）

7. 视觉诱发电位（ERP）　　　8. 神经重复电刺激（RNS）　　　9. 反射电图

---

## CT 增强知情同意书

CT 造影增强需使用碘剂药物，部分患者可有过敏反应，甚至较重或可危及生命，需检查、救治。若同意增强，需要做碘过敏试验，并签字同意后进行。

患者及家属签字：＿＿＿＿＿＿＿＿＿＿　　　护师签字：＿＿＿＿＿＿＿＿＿＿

---

## 联 系 电 话

门诊咨询　　　　　　　　　　　　　　　CT/ 磁共振预约

动态脑电监测预约　　　　　　　　　　　视频脑电图预约

## 12.3 样本库医学检验数据采集标准操作流程

### 12.3.1 目的

本文件旨在规范精神病医院生物样本库医学检验数据采集的流程，为样本库数据采集的标准化操作提供支持。

### 12.3.2 范围

本文件适用于精神疾病生物样本库医学检验数据采集过程，包括血常规、血生化和免疫检测。

### 12.3.3 定义和术语

①知情同意书：是每位受试者表示自愿参加某一项试验而签署的文件。知情同意的具体体现是知情同意书的签署。知情同意书由样本库和受试者共同签署，一式两份，双方各

执一份。

②血常规：是指通过观察血细胞的数量变化及形态分布从而判断血液状况及疾病的检查，通常可分为红细胞系统、白细胞系统和血小板系统的检查，如有红细胞计数、血红蛋白、白细胞和血小板等。

③血生化：主要是测定体内新陈代谢、各种生物化学反应、相关的代谢指标，主要包括肝功能指标、肾功能指标、血糖、超敏 C 反应蛋白等。

④免疫检测：包括甲状腺激素、垂体泌乳素等指标。

### 12.3.4 职责

①委员会：负责对样本库医学检验数据采集活动体系文件进行年度审查。

②样本库

● 检验科医师：根据医嘱按照样本库标准操作规程进行血液样本的神经生化检测。

● 主管医师：根据血液样本采集方案下达医嘱。

● 护士：根据血液样本采集方案执行医嘱，进行抽血。

● 样本部门员工：负责医学检验数据收集，并转交至文件控制责任岗进行数据备份。

● 质量主管：负责定期核查医学检验数据采集过程，保证样本质量。

● 文件控制岗：负责医学检验数据采集活动的所有文件及记录收集、整理、回收、归档和销毁。

### 12.3.5 实施过程

①设备和器材

● 个人防护装备：手套、口罩、实验防护服及其他相关防护装备。

②知情同意

● 受试者应在采集前签订知情同意书，该知情同意书签署时应有第三人在场，确保签字的真实，确信受试者已经了解知情同意的内容。

● 知情同意书应有样本库赋予的唯一性标识。

● 警告

○ 保证受试者了解并理解研究的目的和内容，并自愿同意参加试验的原则。

○ 知情同意具有国际性，是对所有进行人体研究或人体取样调查的研究人员的伦理要求。在以人为研究 / 试验对象的科研领域，样本库必须获得受试者的知情同意，保护受试者合法权益的同时保护样本库免于诉讼。

③医学检验数据采集

● 确认并核对受试者身份，填写《样本库血液样本实验室检查登记表》。

● 检测申请：填写检查申请单，包括受试者姓名、性别、年龄、病历摘要、检查项目及部位、受试者唯一性标识。

● 及时数据收集：包括受试者姓名、唯一性标识、检查结果、收集时间。

● 数据入库：医学检验数据交由文件控制责任岗统一管理，遵循《样本库数据信息控制程序》《生物样本库数据管理系统信息备份与恢复标准操作流程》。

### 12.3.6 偏差处理及报告

遵循 XMPB/Q-C-020《样本库偏差管理控制程序》操作。

☆ ☆ ☆ ☆

### 12.3.7 参考文件

《中华人民共和国人类遗传资源管理条例》

《中华人民共和国人类遗传资源管理条例实施细则》

CNAS-CL01《检测和校准实验室能力认可准则》（ISO/IEC 17025：2017）

GB/T 19001-2016《质量管理体系要求》

### 12.3.8 附件

附件　XMPB/Q-R-149《样本库血液样本实验室检查登记表》

样本库血液样本实验室检测登记表

项目编号：XMPB-_____

| 样本源 ID | 受试者姓名 | 性别 | 年龄 | 联系方式 | 家庭地址 | 采血日期 | 是否签署知情同意 | 检测日期 | 数据获取日期 | 检测负责人 | 备注 |
|---|---|---|---|---|---|---|---|---|---|---|---|
|  |  |  |  |  |  |  |  |  |  |  |  |
|  |  |  |  |  |  |  |  |  |  |  |  |
|  |  |  |  |  |  |  |  |  |  |  |  |
|  |  |  |  |  |  |  |  |  |  |  |  |
|  |  |  |  |  |  |  |  |  |  |  |  |
|  |  |  |  |  |  |  |  |  |  |  |  |
|  |  |  |  |  |  |  |  |  |  |  |  |
|  |  |  |  |  |  |  |  |  |  |  |  |
|  |  |  |  |  |  |  |  |  |  |  |  |

## 12.4　样本库神经电生理数据采集标准操作流程

### 12.4.1 目的

本文件旨在规范精神病医院生物样本库神经电生理数据采集的流程，为样本库数据采集的标准化操作提供支持。

### 12.4.2 范围

本文件适用于精神病医院生物样本库神经电生理数据采集过程，包括诱发电位（P300、失匹配负波 MMN）、脑电图、近红外检查。

### 12.4.3 定义和术语

①知情同意书：是每位受试者表示自愿参加某一项试验而签署的文件。知情同意的具体体现是知情同意书的签署。知情同意书由样本库和受试者共同签署，一式两份，双方各执一份。

②诱发电位：指中枢神经系统在多次重复刺激后产生的生物电活动，中枢神经系统经平均或叠加获得与刺激有关的电位，其中 P300 反映了基本认知功能相联系的神经电生理活动，失匹配负波（mismatch negative，MMN）是听觉事件相关电位的重要成分。

③脑电图：是经过电极将脑部的自发性生物电位加以放大记录而获得的图形。

④近红外：即近红外脑功能成像技术，是通过测量射入大脑的近红外光的衰减变化，推断出大脑认知神经活动脑区中，氧合血红蛋白和脱氧血红蛋白的浓度变化，进而获取大脑认知神经活动的机制。

**12.4.4 职责**

①委员会：负责对样本库神经电生理数据采集活动体系文件进行年度审查。

②样本库

● 神经电生理医师：根据医嘱按照样本库标准操作规程进行受试者脑部功能神经电生理检测。

● 临床专员：根据临床采集方案下达医嘱，若受试者为住院病人，需安排医护人员陪同受试者进行检测。

● 样本部门员工：负责神经电生理数据收集，并转交至文件控制责任岗进行数据备份。

● 质量主管：负责定期核查神经电生理数据采集过程，保证样本质量。

● 文件控制责任岗：负责神经电生理数据归档，保管。

**12.4.5 实施过程**

①设备和器材

● 个人防护装备：手套、口罩、实验防护服及其他相关防护装备。

②知情同意

● 受试者应在采集前签订知情同意书，该知情同意书签署时应有第三人在场，确保签字的真实，确信受试者已经了解知情同意的内容。

● 知情同意书应有样本库赋予的唯一性标识。

● 警告

○ 保证受试者了解并理解研究的目的和内容，并自愿同意参加试验的原则。

○ 知情同意具有国际性，是对所有进行人体研究或人体取样调查的研究人员的伦理要求。在以人为研究／试验对象的科研领域，样本库必须获得受试者的知情同意，保护受试者合法权益的同时保护样本库免于诉讼。

③神经电生理数据采集

● 确认并核对受试者身份，填写《样本库神经电生理检测登记表》。

● 在神经电生理数据采集前应当加强与受试者的沟通，尤其是进行每一项主要操作之前，应当与受试者沟通并取得配合。

● 神经电生理检测申请：填写检查申请单，包括受试者姓名、性别、年龄、病历摘要、检查项目及部位、受试者唯一性标识。

● 预约：预约检查时间，并通知受试者检查。

● 检查：根据项目研究目的，选择指定序列，对受试者进行脑部功能检测。

● 及时数据收集、拷贝：包括受试者姓名、唯一性标识、收集时间。

● 数据入库：神经电生理数据交由文件控制责任岗管理，遵循《样本库信息控制程序》《生物样本库数据管理系统信息备份与恢复标准操作流程》。

☆★☆☆

### 12.4.6 神经电生理数据采集流程图

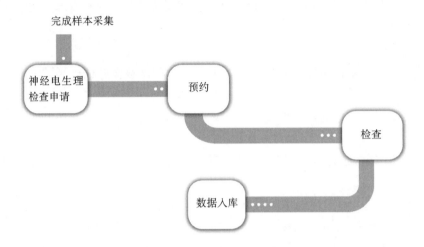

### 12.4.7 偏差处理及报告

遵循 XMPB/Q-C-020《样本库偏差管理控制程序操作》。

### 12.4.8 参考文件

《中华人民共和国人类遗传资源管理条例》

《中华人民共和国人类遗传资源管理条例实施细则》

CNAS-CL01《检测和校准实验室能力认可准则》（ISO/IEC 17025：2017）

GB/T 19001-2016《质量管理体系要求》

### 12.4.9 附件　XMPB/Q-R-148《样本库神经电生理数据检测登记表》

**样本库神经电生理检测登记表**

项目编号：XMPB-_____

| 样本源 ID | 受试者姓名 | 性别 | 年龄 | 联系方式 | 家庭地址 | 是否签署知情同意 | 检测日期 | 数据拷贝日期 | 检测负责人 | 备注 |
|---|---|---|---|---|---|---|---|---|---|---|
|  |  |  |  |  |  |  |  |  |  |  |
|  |  |  |  |  |  |  |  |  |  |  |
|  |  |  |  |  |  |  |  |  |  |  |
|  |  |  |  |  |  |  |  |  |  |  |
|  |  |  |  |  |  |  |  |  |  |  |
|  |  |  |  |  |  |  |  |  |  |  |
|  |  |  |  |  |  |  |  |  |  |  |
|  |  |  |  |  |  |  |  |  |  |  |
|  |  |  |  |  |  |  |  |  |  |  |
|  |  |  |  |  |  |  |  |  |  |  |
|  |  |  |  |  |  |  |  |  |  |  |

☆ ☆ ☆ ✩

## 12.5 样本库受试者随访标准操作流程

### 12.5.1 目的

本文件旨在规范及确定样本库受试者进行临床随访的标准化流程，为随访工作标准化管理提供支持。

### 12.5.2 范围

本文件适用于精神病医院生物样本库内所有受试者临床随访过程中的标准化操作过程。

### 12.5.3 职责

①委员会：负责对样本库受试者随访活动体系文件进行年度审查。

②样本库

● 质量主管：对制订的评估体系进行审核及完善。

● 临床医师/临床专员：按照制订的随访流程，对包括临床诊断、症状判定、认知检测、不良反应及预后等评估内容按时进行随访评估。

● 临床部门责任岗：跟踪临床专员随访进度，并负责收集知情同意书、采集信息、CRF 表等相关采集资料。

● 文件控制责任岗：负责文件分发、复印、归档、收回及销毁。

● 项目部门责任岗：制订申请项目的随访计划。

### 12.5.4 实施过程

①随访计划：根据样本库发展规划，质量主管制订精神分裂症、抑郁症、焦虑症、双相障碍等精神疾病随访计划，用于评估受试者症状改善、治疗效果等。此类随访计划仅适用于样本库前瞻性样本采集项目。

预试验样本申请项目和课题合作项目的随访计划，由项目负责人负责制订该项目随访计划，并须经质量主管审核后方可执行。

②随访时间点

● 根据不同疾病类型确定随访节点：如精神分裂症按照基线、4 周、8 周、3 个月、6 个月、1 年、2 年等；抑郁症按照基线、4 周、8 周、3 个月、6 个月、1 年等。双相障碍按照基线、4 周、8 周、3 个月、6 个月、1 年、2 年等。

● 根据科研项目研究方案确定随访节点。

③随访内容

● 按照不同疾病的评估体系（见附件）进行，采用多维度随访模式，进行临床症状、外周血标记物筛选、治疗疗效、不良反应、认知评估和脑影像学变化等评估或检测。

● 根据科研项目研究方案确定随访内容。

④随访人员：一般要求临床医师或临床专员进行，根据制订的随访计划，按时联系受试进行相应时间节点的评估工作。样本库员工配合临床专员完成相应辅助工作。

⑤随访方式：对于急性期及初始治疗阶段，一般采集现场评估随访模式；若受试者为住院病人，按照随访节点进行随访，若受试者为出院病人应在门诊进行现场随访；对于病情稳定的受试者，可采用电话随访或者发送评估问卷的形式进行。

☆★☆☆

⑥确保随访完成率的措施

● 临床医师或临床专员与受试者及家属建立良好的医患关系，保持紧密的联系，需要至少有两种不同的联系方式，确保受试者能够及时进行随访。

● 建立随访指导体系，随访过程中给予不同时间节点的病情评估、分析结果，并且提供有效的治疗措施。

⑦随访结束：随访结束后，临床医师或临床专员负责完成并提交随访量表。经临床管理员审核无误后，由文件控制责任岗管理归档。

### 12.5.5 偏差处理及报告

遵循 XMPB/Q-C-020《样本库偏差管理控制程序》。

### 12.5.6 参考文件

《中华人民共和国人类遗传资源管理条例》

《中华人民共和国人类遗传资源管理条例实施细则》

《精神病学》第 8 版，人民卫生出版社，主编：郝伟，陆林

### 12.5.7 附件

附件 1　XMPB/Q-R-102《精神分裂症评估体系》

附件 2　XMPB/Q-R-103《抑郁症评估体系》

附件 3　XMPB/Q-R-104《双相障碍评估体系》

附件 4　XMPB/Q-R-105《强迫症评估体系》

附件 5　XMPB/Q-R-106《酒依赖评估体系》

附件 6　XMPB/Q-R-109《卒中后抑郁评估体系》

附件 7　XMPB/Q-R-110《焦虑症评估体系》

附件 8　XMPB/Q-R-111《健康正常人评估体系》

具体内容请扫描二维码：

# 13 样本处理标准操作流程

## 13.1 样本库样本接收标准操作流程

### 13.1.1 目的

本文件旨在规范及确定精神病医院生物样本库样本入库的相关要求,规范样本接收入库。

### 13.1.2 范围及用途

本文件适用于精神病医院生物样本库内样本的接收、入库。

### 13.1.3 职责

①委员会:负责对样本库样本接收活动体系文件进行年度审查。

②样本库

●样本库员工:负责确认收到的样本有完整的样本信息单,根据样本清单核对实际收到的样本情况;检查样本外包装,确保无裂管、松盖、开盖泄漏,样本外溢、长霉、溶血,标签不明等情况。

●质量内审员:负责检查样本量及样本质量符合样本库相关要求后,由样本部门执行样本的接收入库。

●质量主管:负责监督和审核该阶段样本的准确性。

●样本库主任:负责定期对样本库所有样本的接收操作进行现场审核。

●文件控制责任岗:负责收集、整理、回收、归档和销毁样本接收活动的所有文件及记录。

### 13.1.4 设备和耗材

①仪器:标签打印机、高速读码仪。

②耗材:试管架、冻存盒、泡沫板、冷冻剂、泡沫箱、冰箱等。

### 13.1.5 实施过程

①外来样本的接收入库

●样本接收前检查

○收到样本,拆开样本外包装;若发现样本散乱,将其放在合适规格的样本板上;查看样本整体情况是否符合要求,如箱内冷冻剂剩余情况、样本状态、样本是否泄漏、样本排列是否有序。

○查看完毕后将样本放于暂存区,并在样本箱上标记日期,若有项目编号亦标记;当项目不明确时,标明日期和送样人姓名、电话号码。

☆☆☆☆

○在查看样本情况过程中，若样本泄漏，将泄漏样本取出单独存放于孔板中，并做好标记存放于暂存区；泄漏样本处理及造成的污染处理遵循《样本库生物安全控制程序》。

○拍照记录：样本整体情况应拍照记录。包括收到样品时的样品外包装、拆开外包装后的样本包装；泄漏样本应在暂存前拍照，照片中样本编号应清晰可见。

●样本信息确认

○包括样本类型、数目、所属项目及项目编号、是否有样本清单（纸质版或电子版）、是否有备份样本；样本采集相关信息；样本清单应有备份，纸质版需至少复印 1 份，电子版需至少打印 2 份，清点样本时使用复印 / 打印出来的清单，任何人不可在原始清单上做任何标记或涂改。

○若无样本清单，应说明是否按照实际样本管上的编号进行清点，并形成样本清单。

●样本清点及核对：清点时根据样本清单类型、样本管上原始编号是否可扫描而采取不同的方式。不同情况采用的清点方式见下表。

**不同情况清点方式**

| 样本清单 | 样本管上原始编号 | 样本顺序与清单一致性 | 清点方式 | 清点顺序 |
| --- | --- | --- | --- | --- |
| 不提供清单 | 可扫描 | 无 | 扫描样本编号 | 无序 |
| 不提供清单 | 不可扫描 | 无 | 手动输入编号 | 无序 |
| 纸质版清单 | 可 / 不可扫描 | 一致 / 不一致 | 人工核对后扫描 / 输入编号 | 按照清单上样本顺序 |
| 电子版清单 | 可 / 不可扫描 | 要求按清单顺序 | 人工核对 | 按照清单上样本顺序 |
| 电子版清单 | 可 / 不可扫描 | 一致 / 不一致，无要求 | 扫描 / 输入编号后利用 Excel 核对 | 无序 |

○人工核对：取出一板样本，准备两个合适规格的样本板，按照原始样本在样本板上的顺序依次核对，从左到右，从上到下，一人读出样本管上的原始编号（第二复核人），另一人核对清单上编号与所读条码是否完全相同（第一复核人），实际样本与样本清单相同时在清单上该样本处画"√"，并将该样本转移至新的样本板中，样本板上应标明板号及方向。

核对过程中若发现有破管裂管、标识不明的情况，应将样本存放于"不合格"样本板中，并在样本清单上注明并拍照记录，照片中编号应清晰。核对完毕后，核对人在复印 / 打印的样本清单上按照第一核对人、第二复核人顺序签名。

○扫描核对：电脑 USB 连接扫描枪或高速读码仪，新建 Excel 工作簿，依次扫描样本条码或二维码，已扫描的样本摆放于另一样本板的相同位置。扫描结束后将电子版清单列入同一工作表中进行核对。核对完毕后，扫描核对人员在清单上签名。

核对中若有编号不一致或不合格的样本，样本库员工应及时向样本库主任反馈，样本库主任与该项目负责人沟通后，根据沟通结果对样本进行处理。

○ 对整理清点过程中由于样本泄漏造成的污染，包括桌面、地面、实验服、样本板等，均应做好生物安全消毒。处理遵循《样本库生物安全控制程序》。

● 样本交接：送样人与接收人填写《样本库样本接收登记表》，写明项目编号、样本类型、接收时间及样本信息，并附上样本清单及样本采集相关信息，如《样本库（各类）样本采集登记表》，样本采集相关信息可参考《样本库受试者信息采集标准操作流程》、相关样本采集标准操作流程。

②院内样本接收入库。临床专员将样本送至样本库，样本库员工须核对：样本运输条件是否符合要求；样本是否完整；样本类型、样本数量是否正确。核对无误后，方可确认接收。

③入库文件管理

● 遵循 XMPB/Q-C-001《样本库文件管理控制程序》。

● 遵循 XMPB/Q-C-007《样本库过程记录控制程序》。

● 遵循 XMPB/Q-C-012《样本库文字签字签章控制程序》。

### 13.1.6 质量控制

①过程中的质量控制

● 双人复核，签字。

● 遵循 XMPB/Q-SOP-15《样本库存核实标准操作规程》。

● 遵循 XMPB/Q-C-010《样本库质量评价标准控制程序》。

②质量控制结果不符合预期：进入 XMPB/Q-C-020《样本库偏差管理控制程序》，并遵循 XMPB/Q-C-008《样本库纠正预防控制程序》。

### 13.1.7 保密

遵循 XMPB/Q-C-003《样本库信息保护控制程序》。

### 13.1.8 偏差处理及报告

遵循 XMPB/Q-C-020《样本库偏差管理控制程序》。

### 13.1.9 参考文件

《中华人民共和国人类遗传资源管理条例》

《中华人民共和国人类遗传资源管理条例实施细则》

XMPB/Q-C-010《样本库质量评价标准控制程序》

XMPB/Q-C-008《样本库纠正预防控制程序》

**13.1.10 附件**

附件 1 XMPB/Q-R-068《样本库样本接收登记表—血液》

样本库样本接收登记表 – 血液

日期：____ 年__月__日

| 采集时间 | 接收时间 | 科室 | 项目编号 | 课题来源 | 样本号码 | 采血次数 | 受试者姓名 | 性别 | 年龄 | 住院号/门诊号 | 疾病代码 | 采血管代码 | 数量 | 知情同意 | 运输条件 | 视检 外包装 | 视检 内容物 | 送样人 | 接收人 | 偏差 |
|---|---|---|---|---|---|---|---|---|---|---|---|---|---|---|---|---|---|---|---|---|
|  |  |  |  |  |  |  |  |  |  |  |  |  |  |  |  |  |  |  |  |  |
|  |  |  |  |  |  |  |  |  |  |  |  |  |  |  |  |  |  |  |  |  |
|  |  |  |  |  |  |  |  |  |  |  |  |  |  |  |  |  |  |  |  |  |
|  |  |  |  |  |  |  |  |  |  |  |  |  |  |  |  |  |  |  |  |  |

视检：1. 外包装的检查项：①密封性、是否漏液，是否破损；②管体标记清晰；③交叉污染；2. 内容物的检查：①抗凝管是否凝血；②是否有杂物。

附件 2 XMPB/Q-R-114《样本库样本接收登记表—粪便》

日期: ____年__月__日

样本库样本接收登记表 – 粪便

| 采集时间 | 接收时间 | 科室 | 项目编号 | 课题来源 | 样本号码 | 受试者姓名 | 性别 | 年龄 | 住院号/门诊号 | 疾病代码 | 容器代码 | 数量 | 知情同意 | 运输条件 | 视检 | | 送样人 | 接收人 | 偏差 |
|---|---|---|---|---|---|---|---|---|---|---|---|---|---|---|---|---|---|---|---|
| | | | | | | | | | | | | | | | 外包装 | 内容物 | | | |
| | | | | | | | | | | | | | | | | | | | |
| | | | | | | | | | | | | | | | | | | | |
| | | | | | | | | | | | | | | | | | | | |
| | | | | | | | | | | | | | | | | | | | |
| | | | | | | | | | | | | | | | | | | | |
| | | | | | | | | | | | | | | | | | | | |
| | | | | | | | | | | | | | | | | | | | |

视检: 1. 外包装的检查项: ①密封性, 是否漏液, 是否破损; ②管体标记记清晰; ③交叉污染。 2. 内容物的检查: 是否有杂物

☆ ☆ ☆ ☆

附件 3 XMPB/Q-R-115《样本库样本接收登记表—尿液》

样本库样本接收登记表 – 尿液

日期：____年__月__日

| 采集时间 | 接收时间 | 科室 | 项目编号 | 课题来源 | 样本号码 | 受试者姓名 | 性别 | 年龄 | 住院号/门诊号 | 疾病代码 | 尿杯代码 | 数量 | 知情同意 | 运输条件 | 视检 外包装 | 视检 内容物 | 送样人 | 接收人 | 偏差 |
|---|---|---|---|---|---|---|---|---|---|---|---|---|---|---|---|---|---|---|---|
| | | | | | | | | | | | | | | | | | | | |
| | | | | | | | | | | | | | | | | | | | |
| | | | | | | | | | | | | | | | | | | | |
| | | | | | | | | | | | | | | | | | | | |
| | | | | | | | | | | | | | | | | | | | |
| | | | | | | | | | | | | | | | | | | | |
| | | | | | | | | | | | | | | | | | | | |
| | | | | | | | | | | | | | | | | | | | |

视检：1. 外包装的检查项：①密封性，是否漏液，是否破损；②管体标记清晰；③交叉污染。 2. 内容物的检查：是否有杂物

附件 4 XMPB/Q-R-127 《样本库样本接收登记表—毛发》

样本库样本接收登记表－毛发

日期：___年___月___日

| 采集时间 | 接收时间 | 送样科室 | 项目编号 XMPB- | 采样方法 | 课题来源 | 样本号码 | 采样次数 | 受试者姓名 | 性别(打√) | 年龄 | 住院号/门诊号 | 疾病代码 | 采样袋代码 | 数量(袋) | 知情同意 | 运输条件 | 视检* 1 | 视检* 2 | 送样人 | 接收人 | 偏差 |
|---|---|---|---|---|---|---|---|---|---|---|---|---|---|---|---|---|---|---|---|---|---|
| | | | | □剪发 □拔发 | | | | | □男 □女 | | | | | | | | | | | | |
| | | | | □剪发 □拔发 | | | | | □男 □女 | | | | | | | | | | | | |
| | | | | □剪发 □拔发 | | | | | □男 □女 | | | | | | | | | | | | |
| | | | | □剪发 □拔发 | | | | | □男 □女 | | | | | | | | | | | | |
| | | | | □剪发 □拔发 | | | | | □男 □女 | | | | | | | | | | | | |
| | | | | □剪发 □拔发 | | | | | □男 □女 | | | | | | | | | | | | |

视检：1. 外包装的检查项：①密封性，封口是否开启过；②袋上标记是否清晰；③是否存在交叉污染。2. 内容物的检查：①毛发毛囊（拔发）是否完好；②是否有杂物

附件 5　XMPB/Q-R-129《样本库样本接收登记表—指甲》

样本库样本接收登记表–指甲

日期：___年__月__日

| 采集时间 | 接收时间 | 送样科室 | 项目编号 XMPB- | 课题来源 | 样本号码 | 采样次数 | 受试者姓名 | 性别 (打√) | 年龄 | 住院号/门诊号 | 疾病代码 | 采样袋代码 | 数量 (个) | 知情同意 | 运输条件 | 视检* 1 | 视检* 2 | 送样人 | 接收人 | 偏差 |
|---|---|---|---|---|---|---|---|---|---|---|---|---|---|---|---|---|---|---|---|---|
| | | | | | | | | □男 □女 | | | | | | | | | | | | |
| | | | | | | | | □男 □女 | | | | | | | | | | | | |
| | | | | | | | | □男 □女 | | | | | | | | | | | | |
| | | | | | | | | □男 □女 | | | | | | | | | | | | |
| | | | | | | | | □男 □女 | | | | | | | | | | | | |
| | | | | | | | | □男 □女 | | | | | | | | | | | | |

视检：1. 外包装的检查项：①密封性，封口是否开启过；②袋上标记是否清晰；③是否存在交叉污染。2. 内容物的检查：①指甲数量是否足够；②是否有杂物

附件6　XMPB/Q-R-147《样本库样本接收登记表—唾液》

日期：___年___月___日

样本库样本接收登记表－唾液

| 采集时间 | 接收时间 | 科室 | 项目编号 | 课题来源 | 样本号码 | 受试者姓名 | 性别 | 年龄 | 住院号/门诊号 | 疾病代码 | 采集管代码 | 数量 | 知情同意 | 运输条件 | 视检 外包装 | 视检 内容物 | 送样人 | 接收人 | 偏差 |
|---|---|---|---|---|---|---|---|---|---|---|---|---|---|---|---|---|---|---|---|
| | | | | | | | | | | | | | | | | | | | |
| | | | | | | | | | | | | | | | | | | | |
| | | | | | | | | | | | | | | | | | | | |
| | | | | | | | | | | | | | | | | | | | |
| | | | | | | | | | | | | | | | | | | | |
| | | | | | | | | | | | | | | | | | | | |
| | | | | | | | | | | | | | | | | | | | |

视检：1. 外包装的检查项：①密封性，是否漏液，是否破损；②管体标记清晰；③交叉污染。2. 内容物的检查：是否有杂物

☆☆☆☆

## 13.2　样本库血液样本前处理标准操作流程

### 13.2.1 目的

本文件旨在规范及确定精神病医院生物样本库内血液样本的前处理操作，包括血清、血浆、血凝块、白膜层细胞分离的标准操作流程。

### 13.2.2 范围及用途

本文件适用于精神病医院生物样本库所获得的所有非抗凝全血中分离血清和血凝块，抗凝血中分离血浆和白膜层细胞。

### 13.2.3 职责

①委员会：负责对样本库血液样本前处理活动体系文件进行年度审查。

②样本库

● 样本部门员工按照本流程执行血液样本前处理的具体操作。

● 质量主管负责对岗位工作人员进行培训和考核，监管血液样本前处理各项操作，定期组织对分离出血清、血浆、血凝块、白膜层细胞样本的质量检查；行政主管负责核准岗位工作人员上岗，定期对岗位工作人员进行工作量统计。

● 样本库主任在样本库质量管理评审中考核本流程实施情况。

● 文件控制责任岗负责血液样本前处理标准操作流程和过程表格的分发、复印、归档、收回、存储及过期文档的销毁。

### 13.2.4 定义和术语

①血清和血凝块：指在凝血过程中，血浆中的纤维蛋白原转变为不溶的血纤维。血纤维交织成网，将很多血细胞网罗在内，形成血凝块。血液凝固后，血凝块又发生回缩，并释放出淡黄色液体，称为血清，其中已无纤维蛋白原。

②血浆：是指离开血管的全血经抗凝处理后，通过离心沉淀，所获得的不含细胞成分的液体，其中含有纤维蛋白原。

③白细胞：是血液中的一类细胞，人体血液及组织中的无色细胞，有细胞核。根据形态特征可分为粒细胞、单核细胞和淋巴细胞。

④ RNAlater：是一种样品储存液，采样后将样品浸入这种溶液中，RNAlater 可以迅速渗透到组织或其他生物样本中，稳定并保护 RNA 完整而不被降解。

### 13.2.5 设备和器材

①个人防护装备：手套、口罩、一次性防护帽、实验防护服；利器盒。

②试剂耗材

● 红细胞裂解液、PBS、RNAlater。

● 预置二维码冻存管、冻存管、无酶无菌枪头、无菌离心管、巴氏吸管。

③仪器设备：高速冷冻离心机、移液器、自动旋盖仪、生物安全柜、涡旋混匀仪。

### 13.2.6 实施过程

①血清和血凝块分离

● 首先将采血管进行分类排序，并进行处理编号。

● 离心：将采集至非抗凝真空采血管的 5ml 全血在室温下直立放置 30 分钟左右凝血，

☆☆☆☆

凝血结束后，将真空采血管置于高速冷冻离心机中离心，离心条件为：4℃下3000rmp离心10分钟。

- 将采血管从离心机取出，按照处理编号顺序排放在试管架上。
- 血清分装：离心后的上清液为血清，用移液器吸取并小心分装至洁净的无菌预置二维码冻存管中，每支300μl，注意不要吸入血丝或血凝块。剩余部分用于分离血凝块。注意：同一个样本的多个复份应该安排储存在不同的储存设备中，且尽量保证同一样本在不同存储容器的复份体积和数量相同。
- 血凝块分装：剩余的血凝块使用无菌光滑玻璃棒轻轻混匀，然后要用药匙小心分装至预置二维码冻存管中，每支血凝块体积约为1cm³。
- 填写《样本库血液样本前处理记录表》，记录样本处理过程及位置信息，准备入库，信息录入过程参见《生物样本库信息管理系统标准操作流程》。
- 将采血管扣紧管盖，丢弃至黄色医疗垃圾袋中。
- 储存：血清、血凝块转运至－80℃冰箱中储存。

②血浆分离

- 首先将采血管进行分类排序，并进行处理编号。
- 离心：将采集至抗凝真空采血管的5ml全血置于高速冷冻离心机中离心，离心条件为：4℃，3000rmp，10分钟，升速7，降速2。
- 将采血管从离心机取出，按照处理编号顺序排放在试管架上。
- 分装：离心后抗凝采血管内可以分为3层：上层清液为血浆，中间层为白膜层，下层为红细胞。用移液器吸取上层清液即血浆，注意移液器枪头不要触碰到白膜层，分装至洁净的无菌预置二维码冻存管中，每只300μl，剩余部分保留用作分离白膜层细胞；若需要保存血细胞，则不吸取白膜层，将剩余部分混匀后，用移液器吸取并分装至洁净的无菌预置二维码冻存管中，每支350μl。同一个样本的多个复份应该安排储存在不同的储存设备中，且尽量保证同一样本在不同存储容器中的复份体积和数量相同。
- 填写《样本库血液样本前处理记录表》，记录样本处理过程及位置信息，准备入库，信息录入过程参见《生物样本库信息管理系统标准操作流程》。
- 将采血管扣紧管盖，丢弃至黄色医疗垃圾袋中。

③白膜层细胞分离

- 取洁净无菌离心管摆放在试管架上，用记号笔进行标记处理编号。
- 分离血浆后，使用无菌巴氏吸管，每支抗凝采血管中吸取白膜层约1.0ml转移至离心管中，相应加入3倍体积的红细胞裂解液，轻轻涡旋或颠倒混匀。冰上放置15分钟，其间轻轻涡旋混匀两次，红细胞裂解后，溶液应该是清亮透明的（一般情况下同一样本源会使用两只抗凝采血管采集血样，以下步骤的试剂用量是基于两支抗凝采血管同一时间提取白细胞）。
- 裂解结束后离心：4℃，450g离心10分钟，以沉淀白细胞，弃上清。
- 顺管壁加入2ml无菌水，裂解吹打30秒，立即加入6ml PBS，重悬后450g离心10分钟，去除上清。加入5ml PBS重悬，450g离心10分钟，去除上清，残留的上清用移液枪吸除干净。

☆★☆☆

- 加入 80μl PBS 重悬,分别吸出 20μl 到 4 支预置二维码冻存管中,其中 2 支各加入 300μl RNALater 混匀,4℃渗透 1 小时。同一个样本的多个复份应该安排储存在不同的储存设备中,且尽量保证同一样本在不同存储容器中的复份体积和数量相同。

- 登录样本库软件,记录制备过程,具体操作详见《生物样本库信息管理系统标准操作流程》。如若系统临时故障,应填写《样本库血液样本前处理记录表》,记录样本处理过程及位置信息。待系统修复后,及时录入制备信息,并打印制备记录。

- 储存:白膜层细胞转运至 -80℃冰箱或液氮罐中储存。

④血细胞分离

- 取洁净无菌离心管摆放在试管架上,用记号笔进行标记处理编号。

- 分离血浆后,充分混匀中间层(白膜层)和下层细胞(红细胞)。

- 分装至洁净的无菌预置二维码冻存管中,每只 350μl 血细胞。同一个样本的多个复份应该安排储存在不同的储存设备中,且尽量保证同一样本在不同存储容器中的复份体积和数量相同。

⑤注意事项

- 凝血后应尽快离心分离,若不能立即分离,从凝血后到离心分离的时间不应超过 3 小时,应在低温条件下保存和转运,并做好时间和温度的记录。

- 全血采集到抗凝管后,应尽快离心分离,从采集到分离的时间不应超过 3 小时。若不能立即分离,应在低温条件下保存和转运,并做好时间和温度的记录。

- 使用离心机时注意安全,保持离心机的平衡。

- 离心后的采血管都要轻拿轻放,避免晃动。

- 枪头和冻存管必须消毒并保持洁净,避免污染。

- 若无特殊要求按上述操作进行血清、血凝块、血浆、白膜层细胞的分离,若项目负责人有特殊需求,每支冻存管所分样本量可有变动。

### 13.2.7 偏差处理及报告

遵循 XMPB/Q-C-020《样本库偏差管理控制程序》。

### 13.2.8 参考文件

《中华人民共和国人类遗传资源管理条例》

《中华人民共和国人类遗传资源管理条例实施细则》

GB/T 19001-2016《质量管理体系要求》

GB/T 37864-2019《生物样本库质量和能力通用要求》

ISO/IEC 17025:2017《检测和校准实验室能力认可准则》

XMPB/Q-C-016《样本库设备管理控制程序》

XMPB/Q-C-005《样本库生物安全控制程序》

### 13.2.9 附件 XMPB/Q-R-043 样本库血液样本前处理记录表

**样本库血液样本前处理记录表**

项目编号:_____

一、基本信息

| 实验室 | | 日期 | | 温度 | ℃ | 湿度 | % |
|---|---|---|---|---|---|---|---|

续表

## 二、物料信息

| 名称 | 品牌 | 规格 | 批号（Lot） | 数量 |
|---|---|---|---|---|
| 红细胞裂解液 | | | | |
| RNA later | | | | |
| PBS 缓冲液 | | | | |
| 预置二维码冻存管 | | | | |
| 无酶无菌枪头 | | | | |
| 巴氏吸管 | | | | |
| 无菌离心管 | | | | |

## 三、仪器信息

| 名称 | 品牌 | 型号 | 编号 | 状态 |
|---|---|---|---|---|
| 高速冷冻离心机 | | | PB-E- | □正常　□异常 |
| | | | PB-E- | □正常　□异常 |
| 移液器 | | | PB-E- | □正常　□异常 |
| | | | PB-E- | □正常　□异常 |
| 8 道自动旋盖仪 | | | PB-E- | □正常　□异常 |
| | | | PB-E- | □正常　□异常 |
| 生物安全柜 | | | PB-E- | □正常　□异常 |
| 低温操作台 | | | PB-E- | □正常　□异常 |
| 垂直摇床 | | | PB-E- | □正常　□异常 |
| 涡旋混匀仪 | | | PB-E- | □正常　□异常 |

## 四、处理方法

| 处理选择 | 样本类型 | 参照文件（XMPB/Q-SOP-025《血液样本前处理标准操作流程》） |
|---|---|---|
| □ | 血清<br>BS | 1. 室温下直立放置 30 分钟左右凝血，凝血结束后，离心：4℃，3000rmp，10 分钟<br>2. 离心后的上清液为血清，用移液器吸取并小心分装至洁净的无菌预置二维码冻存管中，每支 300µl |
| □<br>□ | 血浆<br>BP<br>血细胞<br>BC | 1. 将采集至抗凝真空采血管的 5ml 全血置于高速冷冻离心机中离心，离心条件为：4℃，3000rmp，10 分钟，升速 7，降速 2<br>2. 分装：离心后抗凝采血管内可以分为 3 层：上层清液为血浆，中间层为白膜层，下层为红细胞。用移液器吸取上层清液即血浆，注意移液器枪头不要触碰到白膜层，分装至洁净的无菌预置二维码冻存管中，每支 300µl，剩余部分保留用作分离白细胞；若需要保存血细胞，则不吸取白膜层，剩余部分混匀后，将其分装至洁净的无菌预置二维码冻存管中，每支 350µl |

☆ ☆ ☆ ☆

续表

| | | |
|---|---|---|
| ☐ | 白膜层<br>细胞<br>BW | 1. 使用无菌巴氏吸管，每只抗凝采血管中吸取白膜层约 1ml 转移至离心管中，相应加入 3 倍体积的红细胞裂解液，轻轻涡旋或颠倒混匀。冰上放置 15 分钟，其间轻轻涡旋混匀两次（一般情况下同一样本源会使用 2 只抗凝采血管采集血样，以下步骤的试剂用量是基于两只抗凝采血管同一时间提取白膜层细胞）<br>2. 裂解结束后离心：4℃，450g，10 分钟，以沉淀白膜层细胞，弃上清。<br>3. 顺管壁加入 2ml 无菌水裂解吹打 30 秒，立即加入 6ml PBS，重悬后 450g 离心 10 分钟，去除上清。加入 5ml PBS 重悬，450g 离心 10 分钟，去除上清，残留的上清用移液枪吸除干净<br>4. 加入 80μl PBS 重悬，分别吸出 20μl 到 4 支预置二维码冻存管中，其中两支冻存管各加入 300μl RNALater 混匀，4℃渗透 1 小时 |

若无特殊要求按上述操作进行血清、血浆、血细胞、白膜层细胞的分离，根据项目需求，可调整样本量

## 五、处理过程

| 离心开始时间 [1] | | | | | 离心结束时间 | | |
|---|---|---|---|---|---|---|---|
| 处理开始时间 | | | | | | | 处理结果 [2] |
| A | ○○○○○○○○○○○ | | | | | | |
| B | ○○○○○○○○○○○ | | | | | | |
| C | ○○○○○○○○○○○ | | | | | | |
| D | ○○○○○○○○○○○ | | | | | | |
| E | ○○○○○○○○○○○ | | | | | | |
| F | ○○○○○○○○○○○ | | | | | | |
| G | ○○○○○○○○○○○ | | | | | | |
| H | ○○○○○○○○○○○ | | | | | | |
| 处理结束时间 | | | | 处理样本持续时间 | | | |
| 项目编号 | | | | | | | |

☆ ☆ ☆ ☆

续表

| 板架位置[3] | | 冰箱 | | 层 | | 架 | | 行 | | 盒 |
|---|---|---|---|---|---|---|---|---|---|---|
| | | 冰箱 | | 层 | | 架 | | 行 | | 盒 |

注：

1. 离心开始 / 结束时间、处理开始 / 结束时间固定写法为 hh：mm，采用 24 小时制；处理样本持续时间固定写法为小时或分钟

2. 处理结果填处理后样本类型 [ 血清 BS、血浆 BP、白细胞（PBS）BW1、白细胞（RNA later）BW2、血细胞 BC、红细胞 BE] 和数量

3. 板架位置填写本次分装的两个 96 孔预置二维码管架分配的实际入库位置

六、签字及复核

| 操作人员 | | 日 期 | |
|---|---|---|---|
| 复核人员 | | 日 期 | |

## 13.3　样本库毛发样本 DNA 提取标准操作流程

### 13.3.1 目的

本文件旨在规范及确定生物样本库对毛发样本提取 DNA 的活动，为其标准化操作提供支持。

### 13.3.2 范围

本文件适用于精神病医院生物样本库开展的所有提取毛发样本 DNA 的活动过程。

### 13.3.3 职责

①委员会：负责对样本库毛发样本 DNA 提取活动体系文件进行年度审查。

②样本库

● 样本部门员工：对毛发的 DNA 进行提取，并填写过程记录和其他文件。

● 质量主管：负责定期核查毛发样本 DNA 提取过程，保证 DNA 质量。

● 文件控制责任岗：负责收集、整理、回收、归档和销毁所有记录或其他文件。

### 13.3.4 准备

①个人防护装备：一次性帽子、一次性手套、一次性医用口罩、实验防护服和其他相关防护装备。

②设备及物料

● 离心管、离心管架、记号笔、镊子。

● 涡旋混匀仪、台式离心机、4℃冰箱、恒温振荡器或恒温混匀仪。

● 磁珠纯化仪，配套五连管及五孔磁套。

③试剂：无水乙醇。全血 DNA 磁珠法提取试剂盒，品牌：***。

试剂盒组成如下：

| 包装规格 | BK-BTCD-100T | BK-BTCD-400T |
|---|---|---|
| 磁珠 BC | 1.5ml × 2 | 12.5ml × 1 |
| 蛋白酶 K | 1ml × 2 | 8.2ml × 1 |

☆★☆ ☆

续表

| 包装规格 | BK-BTCD-100T | BK-BTCD-400T |
|---|---|---|
| 裂解液 BL | 20ml × 1 | 88ml × 1 |
| 洗涤液 BW1 | 36ml × 2 | 99ml × 3 |
| 洗脱液 CE | 10ml × 1 | 50ml × 1 |

试剂盒裂解液 BL 和洗涤液 BW1 中含有胍盐，操作时须戴手套。

磁珠 BC 和洗脱液 CE 于 18 ～ 28℃保存，如开封后 3 个月内不再使用，建议于 2 ～ 8℃保存。

裂解液 BL、洗涤液 BW1 于 18 ～ 28℃保存，如使用前 24 小时内存放环境低于 18℃，使用前请置于 50℃温浴中预热 10 ～ 20 分钟，并充分混匀。

洗涤液 BW1 加醇后无须预热。

蛋白酶 K 于 -20℃冻存，每次使用后立即放回 −20℃冻存。

试剂盒有效期 1 年。

### 13.3.5 步骤

①将毛发样本充分化冻（室温化冻 2 小时以上，或 4℃冰箱中化冻过夜）。

②取 10mg 毛发样品置于 1.5ml 离心管中，加入 200μl 裂解液 BL 及 20μl 蛋白酶 K，充分涡旋振荡混匀。

③ 70℃ 1500rpm 持续振荡温育 15 分钟。

④温育结束后，将离心管瞬离，于 4℃冰箱中冰浴 10 分钟。

⑤按下表向五连管中加入相应的试剂；向机器中加入磁套。

| 板位 | 板孔名称 | 试剂名称 | 体积（μl） |
|---|---|---|---|
| 1 | Binding | 裂解后样品 | 400 |
| | | 无水乙醇 | 350 |
| 2 | Wash1 | 洗涤液 BW | 700 |
| | | 磁珠 BC | 30 |
| 3 | Wash2 | 洗涤液 BW | 800 |
| 4 | Wash3 | 80% 乙醇 | 800 |
| 5 | Elution | 洗脱液 CE | 50 ～ 80 |

⑥运行程序 BK_BTCD_ML_20180612，程序结束后五连管最后一孔中即为获得的 DNA 溶液。

上述操作记录于《样本库毛发样本 DNA 提取记录》。

⑦ DNA 的定量：用紫外线分光光度计分析核酸纯度和含量，所得到的 DNA 溶液可能会含有微量磁珠，磁珠在 320nm 处具有光吸收，会影响核酸含量及纯度测定，但是不会影响下游实验，因此测定时所有的吸收值都应减去 320nm 处的吸收值。

A260/A280 值为 1.7 ～ 1.9，样品纯度较高。

将结果记录于 XMPB/Q-R-086《样本库毛发样本 DNA 提取记录》。

### 13.3.6 偏差处理及报告

按 XMPB/Q-C-020《样本库偏差管理控制程序》操作。

### 13.3.7 参考文件

《中华人民共和国人类遗传资源管理条例》

《中华人民共和国人类遗传资源管理条例实施细则》

GB/T 37864-2019《生物样本库质量和能力通用要求》

ISO/IEC 17025：2017《检测和校准实验室能力认可准则》

GB/T 19001-2016《质量管理体系要求》

### 13.3.8 附件　XMPB/Q-R-086《样本库毛发样本 DNA 提取记录》

**样本库毛发样本 DNA 提取记录**

一、基本信息

| 实验室 | | 温度 | ℃ | 湿度 | % | 日期 | |
|---|---|---|---|---|---|---|---|

二、物料信息

| 名称 | 品牌 | 规格 / 单位 | 批号 | 有效期限 | 数量 |
|---|---|---|---|---|---|
| DNA 磁珠法提取试剂盒（BK-BTCD） | | | | | 盒 |
| 无水乙醇 | | | | | ml |
| 五连管及五孔磁套 | | | | | 套 |
| 无酶无菌枪头 | | | | | 盒 |
| 无菌离心管 | | | | | 个 |
| 预置二维码冻存管 | | | | | 个 |
| 超纯水 | | | | | ml |

三、仪器信息

| 名称 | 品牌 | 型号 | 编号 | 状态 | |
|---|---|---|---|---|---|
| 离心机 | | | PB-E- | □正常 | □异常 |
| 移液器 | | | PB-E- | □正常 | □异常 |
| | | | PB-E- | □正常 | □异常 |
| | | | PB-E- | □正常 | □异常 |
| 涡旋混匀仪 | | | PB-E- | □正常 | □异常 |
| 生物安全柜 | | | PB-E- | □正常 | □异常 |
| 恒温混匀仪 | | | PB-E- | □正常 | □异常 |
| 磁珠纯化仪 | | | PB-E- | □正常 | □异常 |
| 电子天平 | | | PB-E- | □正常 | □异常 |
| 超纯水仪 | | | PB-E- | □正常 | □异常 |

☆☆☆☆

四、处理方法

按照 XMPB/Q-SOP-028《样本库毛发样本 DNA 提取标准操作流程》执行。

五、处理过程

1. 确认洗涤液 BW1 已按照 3∶4（V∶V）比例加入无水乙醇。　　□ 已加入

2. 配制 80% 乙醇。　□ 已配制

3. 确认裂解液 BL 已用高纯水按照 1∶1（V∶V）的比例稀释。　□ 已稀释

4. 确认金属浴温度调至 70℃。　□ 已升温

5. 确认样本编号，给每个样本赋予序号。

| 序号 | 样本编号 | 序号 | 样本编号 | 序号 | 样本编号 |
|---|---|---|---|---|---|
| 1 | | 6 | | 11 | |
| 2 | | 7 | | 12 | |
| 3 | | 8 | | 13 | |
| 4 | | 9 | | 14 | |
| 5 | | 10 | | 15 | |

6. 将毛发样本裂解。取 10mg 毛发样品置于 1.5ml 离心管中，加入 200 μl 裂解液 BL 及 20 μl 蛋白酶 K，充分涡旋振荡混匀。

7. 70℃ 1500 rpm 持续振荡温育 15 分钟。

8. 温育结束后，将离心管瞬离，于 4℃ 冰箱中冰浴 10 分钟。

9. 在五连管中添加样本及试剂：

| 板位 | 板孔名称 | 试剂名称 | 体积（μl） |
|---|---|---|---|
| A | Binding | 裂解后样品 | 400 |
| | | 无水乙醇 | 350 |
| B | Wash1 | 洗涤液 BW | 700 |
| | | 磁珠 BC | 30 |
| C | Wash2 | 洗涤液 BW | 800 |
| D | Wash3 | 80% 乙醇 | 800 |
| E | Elution | 洗脱液 CE | 50～80 |

| 五连管（15 个样本量） | | |
|---|---|---|
| A B C D E | A B C D E | A B C D E |
| 1 ○○○○○ | 6 ○○○○○ | 11 ○○○○○ |
| 2 ○○○○○ | 7 ○○○○○ | 12 ○○○○○ |
| 3 ○○○○○ | 8 ○○○○○ | 13 ○○○○○ |
| 4 ○○○○○ | 9 ○○○○○ | 14 ○○○○○ |
| 5 ○○○○○ | 10 ○○○○○ | 15 ○○○○○ |

续表

10. 运行程序 BK_BTCD_ML_20180612 程序结束后五连管最后一孔中即为获得的 DNA 溶液。

六、DNA 测量

| 序号 | A260/A280 | 浓度<br>(ng/μl) | 序号 | A260/A280 | 浓度<br>(ng/μl) | 序号 | A260/A280 | 浓度<br>(ng/μl) |
|---|---|---|---|---|---|---|---|---|
| 1 | | | 6 | | | 11 | | |
| 2 | | | 7 | | | 12 | | |
| 3 | | | 8 | | | 13 | | |
| 4 | | | 9 | | | 14 | | |
| 5 | | | 10 | | | 15 | | |

七、签字及复核

| 操作人员一 | | 日期 | |
|---|---|---|---|
| 操作人员二 | | 日期 | |
| 复核人员 | | 日期 | |

## 13.4 样本库指甲样本 DNA 提取标准操作流程

### 13.4.1 目的

本文件旨在规范及确定生物样本库人体指甲样本 DNA 提取的活动，为指甲样本 DNA 提取的标准化操作提供支持。

### 13.4.2 范围

本文件适用于精神病医院生物样本库开展的所有与人体指甲样本 DNA 提取有关的活动过程。

### 13.4.3 职责

①委员会：负责对样本库指甲样本 NDA 提取活动体系文件进行年度审查。

②样本库

● 样本部门员工：负责对指甲样本进行 DNA 提取，并填写过程记录及其他文件。

● 质量主管：负责定期核查指甲样本 DNA 提取过程，保证样本质量。

● 文件控制责任岗：负责收集、整理、回收、归档和销毁与指甲样本 DNA 提取活动有关的所有文件及记录。

### 13.4.4 指甲样本处理流程

①防护用品及设备器材

● 个人防护装备：一次性帽子、一次性手套、一次性医用口罩、护目镜、实验防护服和其他相关防护装备。

● 器材：研砵、研磨棒、小挖勺、保温瓶（存放液氮）、1.5ml 离心管、离心管架、标签纸、记号笔。

● 设备：涡旋混匀仪、台式离心机、4℃冰箱、恒温振荡器或恒温混匀仪。磁珠纯化仪，

☆ ☆ ☆ ☆

配套五连管及五孔磁套。

②处理

● 方法选择：样本库选用组织 DNA 磁珠法提取试剂盒（品牌：＊＊＊）进行人体指甲样本的 DNA 提取。

● 样本准备：根据各项目对人体指甲样本的 DNA 提取要求确定提取时间，若取样后立即提取 DNA，则不需要对指甲样本进行低温存储；若在一段时间后提取 DNA，应先将指甲样本置于－80℃的超低温冰箱内储存。对于不易消化的人体指甲样本，在提取 DNA 之前应先置于液氮中研磨后再消化。

● 试剂准备：无水乙醇；DNA 磁珠法提取试剂盒（GO-BTCD），品牌：＊＊＊。

试剂盒组成如下：

| 包装规格 | BK-BTCD-100T | BK-BTCD-400T |
| --- | --- | --- |
| 磁珠 BC | 1.5ml × 2 | 12.5ml × 1 |
| 蛋白酶 K | 1ml × 2 | 8.2ml × 1 |
| 裂解液 BL | 20ml × 1 | 88ml × 1 |
| 洗涤液 BW1 | 36ml × 2 | 99ml × 3 |
| 洗脱液 CE | 10ml × 1 | 50ml × 1 |

试剂盒裂解液 BL 和洗涤液 BW1 中含有胍盐，操作时须戴手套。

磁珠 BC 和洗脱液 CE 于 18 ～ 28℃保存，如开封后 3 个月内不再使用建议于 2 ～ 8℃保存。

裂解液 BL、洗涤液 BW1 于 18 ～ 28℃保存，如使用前 24 小时内存放环境低于 18℃，使用前请置于 50℃温浴中预热 10 ～ 20 分钟，并充分混匀。

洗涤液 BW1 加醇后无须预热。

蛋白酶 K 于－20℃冻存，每次使用后立即放回－20℃冻存。

试剂盒有效期 1 年。

● 操作步骤

○ 将指甲样本取出充分解冻（室温解冻 2 小时以上，或 4℃冰箱中解冻过夜）。

○ 将解冻好的样本放置于研钵中，倒入适量液氮，用研磨棒迅速研磨成细腻的粉末。

○ 用小挖勺取 10mg 指甲样品置于 1.5ml 离心管中，加入 200μl 裂解液 BL 及 20μl 蛋白酶 K，充分涡旋振荡混匀。

○ 70℃ 1500rpm 持续振荡温育 15 分钟。

○ 温育结束后，将离心管瞬离，于 4℃冰箱中冰浴 10 分钟。

○ 按下表向五连管中加入相应的试剂；向机器中加入磁套。

| 板位 | 板孔名称 | 试剂名称 | 体积（μl） |
|---|---|---|---|
| 1 | Binding | 裂解后样品 | 400 |
| | | 无水乙醇 | 350 |
| 2 | Wash1 | 洗涤液 BW | 700 |
| | | 磁珠 BC | 30 |
| 3 | Wash2 | 洗涤液 BW | 800 |
| 4 | Wash3 | 80% 乙醇 | 800 |
| 5 | Elution | 洗脱液 CE | 50～80 |

○ 运行程序 BK_BTCD_ML_20180612，程序结束后五连管最后一孔中即为获得的 DNA 溶液。

上述操作记录于《样本库指甲样本 DNA 提取记录》。

### 13.4.5 DNA 的定量

用紫外分光光度计分析核酸纯度和含量，所得到的 DNA 溶液可能会含有微量磁珠，磁珠在 320nm 处具有光吸收，会影响核酸含量及纯度测定，但是不会影响下游实验。因此，测定时所有的吸收值都应减去 320nm 处的吸收值。

A260/A280 值为 1.7～1.9，样品纯度较高。

将结果记录于《样本库指甲样本 DNA 提取记录》。

### 13.4.6 偏差处理及报告

按 XMPB/Q-C-020《样本库偏差管理控制程序》操作。

### 13.4.7 参考文件

《中华人民共和国人类遗传资源管理条例》

《中华人民共和国人类遗传资源管理条例实施细则》

GB/T 37864-2019《生物样本库质量和能力通用要求》

ISO/IEC 17025：2017《检测和校准实验室能力认可准则》

GB/T 19001-2016《质量管理体系要求》

### 13.4.8 附件　XMPB/Q-R-088《样本库指甲样本 DNA 提取记录》

**样本库指甲样本 DNA 提取记录**

一、基本信息

| 实验室 | | 温度 | ℃ | 湿度 | % | 日期 | |
|---|---|---|---|---|---|---|---|

二、物料信息

| 名称 | 品牌 | 规格 / 单位 | 批号 | 有效期限 | 数量 |
|---|---|---|---|---|---|
| DNA 磁珠法提取试剂盒（BK-BTCD） | | | | | 盒 |
| 无水乙醇 | | | | | ml |
| 五连管及五孔瓷套 | | | | | 套 |

☆ ☆ ☆ ☆

续表

| 名称 | 品牌 | 规格 / 单位 | 批号 | 有效期限 | 数量 |
|---|---|---|---|---|---|
| 无酶无菌枪头 | | | | | 盒 |
| 无菌离心管 | | | | | 个 |
| 预置二维码冻存管 | | | | | 个 |
| 超纯水 | | | | | ml |
| 液氮 | | | | | L |

三、仪器信息

| 名称 | 品牌 | 型号 | 编号 | 状态 |
|---|---|---|---|---|
| 离心机 | | | PB-E- | □正常　□异常 |
| 移液器 | | | PB-E- | □正常　□异常 |
| | | | PB-E- | □正常　□异常 |
| | | | PB-E- | □正常　□异常 |
| 涡旋混匀仪 | | | PB-E- | □正常　□异常 |
| 生物安全柜 | | | PB-E- | □正常　□异常 |
| 恒温混匀仪 | | | PB-E- | □正常　□异常 |
| 磁珠纯化仪 | | | PB-E- | □正常　□异常 |
| 电子天平 | | | PB-E- | □正常　□异常 |
| 超纯水仪 | | | PB-E- | □正常　□异常 |
| 保温瓶 | | | PB-E- | □正常　□异常 |
| 研砵（配套研磨棒） | | | PB-E- | □正常　□异常 |
| 小型挖勺 | | | PB-E- | □正常　□异常 |
| 护目镜 | | | PB-E- | □正常　□异常 |

四、处理方法

按照 XMPB/Q-SOP-029《样本库指甲样本 DNA 提取标准操作流程》执行。

五、处理过程

1. 确认洗涤液 BW1 已按照 3：4（V：V）比例加入无水乙醇。　　□ 已加入

2. 配制 80% 乙醇。　　□ 已配制

3. 确认裂解液 BL 已用高纯水按照 1：1（V：V）的比例稀释。　　□ 已稀释

4. 确认金属浴温度调至 70℃。　　□ 已升温

5. 确认样本编号，给每个样本赋予序号。

| 序号 | 样本编号 | 序号 | 样本编号 | 序号 | 样本编号 |
|---|---|---|---|---|---|
| 1 | | 6 | | 11 | |
| 2 | | 7 | | 12 | |
| 3 | | 8 | | 13 | |
| 4 | | 9 | | 14 | |
| 5 | | 10 | | 15 | |

6. 将指甲样本充分研磨后裂解。取 10mg 指甲样品置于 1.5ml 离心管中，加入 200μl 裂解液 BL 及 20μl 蛋白酶 K，充分涡旋振荡混匀。

7. 70℃ 1500rpm 持续振荡温育 15 分钟。

8. 温育结束后，将离心管瞬离，于 4℃ 冰箱中冰浴 10 分钟。

9. 在五连管中添加样本及试剂：

| 板位 | 板孔名称 | 试剂名称 | 体积（μl） |
|---|---|---|---|
| A | Binding | 裂解后样品 | 400 |
| | | 无水乙醇 | 350 |
| B | Wash1 | 洗涤液 BW | 700 |
| | | 磁珠 BC | 30 |
| C | Wash2 | 洗涤液 BW | 800 |
| D | Wash3 | 80% 乙醇 | 800 |
| E | Elution | 洗脱液 CE | 50～80 |

| 五连管（15 个样本量） | | | | | |
|---|---|---|---|---|---|
| | A B C D E | | A B C D E | | A B C D E |
| 1 | ○○○○○ | 6 | ○○○○○ | 11 | ○○○○○ |
| 2 | ○○○○○ | 7 | ○○○○○ | 12 | ○○○○○ |
| 3 | ○○○○○ | 8 | ○○○○○ | 13 | ○○○○○ |
| 4 | ○○○○○ | 9 | ○○○○○ | 14 | ○○○○○ |
| 5 | ○○○○○ | 10 | ○○○○○ | 15 | ○○○○○ |

10. 运行程序 BK_BTCD_ML_20180612 程序结束后五连管最后一孔中即为获得的 DNA 溶液。

### 六、DNA 测量

| 序号 | A260/A280 | 浓度 (ng/μl) | 序号 | A260/A280 | 浓度 (ng/μl) | 序号 | A260/A280 | 浓度 (ng/μl) |
|---|---|---|---|---|---|---|---|---|
| 1 | | | 6 | | | 11 | | |
| 2 | | | 7 | | | 12 | | |
| 3 | | | 8 | | | 13 | | |
| 4 | | | 9 | | | 14 | | |
| 5 | | | 10 | | | 15 | | |

### 七、签字及复核

| 操作人员一 | | 日期 | |
|---|---|---|---|
| 操作人员二 | | 日期 | |
| 复核人员 | | 日期 | |

☆☆☆☆

## 13.5　样本白膜层 DNA 提取标准操作流程

### 13.5.1 目的

本文件旨在规范及确定样本库白膜层 DNA 提取的活动，为提取白膜层 DNA 的标准化操作提供支持。

### 13.5.2 范围

本文件适用于精神病医院生物样本库开展的利用血液 / 组织 DNA 磁珠法提取试剂盒开展 DNA 提取的活动过程。

### 13.5.3 定义和术语

①白膜层：全血在一定条件下离心后形成的介于红细胞与血浆层之间的乳白色细胞层，该层富含血小板和白细胞。

②脱氧核糖核酸（Deoxyribonucleic Acid，DNA）：是染色体的主要化学成分，同时也是组成基因的材料。

③蛋白酶 K：一种从白念珠菌分离出来的强力蛋白溶解酶，具有很高的比活性，是 DNA 提取的关键试剂。该酶在较广的 pH 范围（4～12.5）内及高温（50～70℃）均有活性，用于质粒或基因组 DNA、RNA 的分离。在 DNA 提取中，主要作用是酶解与核酸结合的组蛋白，使 DNA 游离在溶液中，随后用不同方法进行抽提，除去杂质，收集 DNA。

④裂解液：一种红细胞裂解液，它是一种用于从人或鼠等的血液或组织样品中裂解并去除无细胞核红细胞的溶液。经过优化配方，在裂解红细胞的同时几乎不损伤淋巴细胞或其他有细胞核的细胞。主要有效成分为氯化铵。

⑤磁珠：通过在微观界面上与核酸分子特异性地识别和高效结合，从血液、组织或细胞等生物样本中分离出 DNA。

⑥洗涤液：能够去除在 DNA 提取过程中的多糖等污染，充分提高 DNA 的浓度和纯度。

⑦洗脱液：能够充分溶解核酸，将 DNA 从磁珠上洗脱。

### 13.5.4 职责

①委员会：负责对样本库白膜层 DNA 提取活动进行年度审查。

②样本库

● 样本部门员工：负责白膜层 DNA 提取的标准操作。

● 质量控制责任岗：负责定期核查白膜层 DNA 提取过程，保证样本质量。

● 文件控制责任岗：负责对样本库白膜层 DNA 提取活动过程记录的收集、整理、归档和销毁。

### 13.5.5 实施过程

①实验前准备

● 仪器准备

➢ 瞬时离心机

➢ 移液枪

➢ 生物安全柜

➢ 低温操作台

> 垂直摇床
> 磁珠纯化仪
> 涡旋混匀仪
> 恒温混匀仪：调至 70℃
> 超纯水仪

● 试剂耗材准备
> 80% 乙醇和无水乙醇
> 五联管及五孔磁套
> 洗涤液 BW1：将洗涤液按照 3∶4（V∶V）添加无水乙醇。
> 裂解液 BL：检查裂解液中是否有固体析出，如有析出，置其于 50℃温浴中，将固体溶解并充分混匀。将于 2～8℃保存的试剂平衡至室温。
> 磷酸盐缓冲液（PBS）
> 1.5ml 无菌无酶离心管
> 洗脱液 CE
> 蛋白酶 K
> 磁珠 BC
> 各规格无酶枪头

②操作过程
● 取 20μl 蛋白酶 K，加入至 1.5ml 离心管底部。将白膜层样品加入 PBS 定容至 200μl 充分混匀后加入离心管中，涡旋混匀仪涡旋振荡混匀 30 秒，再加入 200μl 裂解液，旋涡振荡混匀 30 秒，70℃孵育 15 分钟，第 7 分钟旋涡振荡 30 秒。

此步操作流程需要注意以下两点：
○ 蛋白酶可以加入样品中，但不要直接加入裂解液 BL 中，以免失活。也可先加裂解液 BL 和样品，旋涡振荡混匀 30 秒之后再加蛋白酶 K，再次旋涡振荡 30 秒。
○ 白膜层样品在 −20℃ 及此温度以下可长期保存，2～8℃保存时间不宜超过 10 天。如使用于 2～8℃长期保存的样品，可延长孵育时间至 20 分钟。如使用 −20℃ 及以下长期保存的白膜层样品，可于 70℃恒温混匀仪上 1500rpm 持续振荡 15 分钟。

● 孵育结束后瞬时离心，2～8℃冰箱中放置 10 分钟。
● 将混合溶液全部吸入五联管第一孔，然后加入 350μl 无水乙醇。
● 五联管第二孔依次加入 30μl 磁珠 BC 和 700μl 洗涤液 BW1。
● 将五联管第三孔加入 800μl 洗涤液 BW1。
● 将五联管第四孔加入 800μl 80% 乙醇。
● 将五联管第五孔加入 60μl 洗脱液 CE。
● 打开磁珠纯化仪，按照《磁珠纯化仪标准操作流程》，选择程序 BK-BTCD-ML-20180612 进行 DNA 提取。
③ DNA 测定：按照《生物分析仪标准操作流程》进行 DNA 浓度、纯度和 DIN 值检测。
④操作过程记录：遵循《样本库白膜层 DNA 提取处理记录》。

☆☆☆☆

### 13.5.6 偏差处理及报告

遵循 XMPB/Q-C-020《样本库偏差管理控制程序》。

### 13.5.7 保密

遵循 XMPB/Q-C-003《样本库信息保护控制程序》。

### 13.5.8 参考文件

《中华人民共和国人类遗传资源管理条例》

《中华人民共和国人类遗传资源管理条例实施细则》

《血液 / 组织 DNA 磁珠法提取试剂盒说明书》

### 13.5.9 附件　XMPB/Q-R-016《样本库白膜层 DNA 提取处理记录》

**样本库白膜层 DNA 提取处理记录**

一、基本信息

| 实验室 | | 温度 | ℃ | 湿度 | % | 日期 | |
|---|---|---|---|---|---|---|---|

二、物料信息

| 名称 | 品牌 | 规格 / 单位 | 批号 | 有效期限 | 数量 |
|---|---|---|---|---|---|
| DNA 磁珠法提取试剂盒（GO-BTCD） | | | | | 盒 |
| 无水乙醇 | | | | | ml |
| 磷酸盐缓冲液（PBS） | | | | | 瓶 |
| 五联管及五孔磁套 | | | | | 套 |
| 无菌无酶枪头 | | | | | 盒 |
| 无菌无酶离心管 | | | | | 个 |
| 超纯水 | | | | | ml |

三、仪器信息

| 名称 | 品牌 | 型号 | 编号 | 状态 |
|---|---|---|---|---|
| 瞬时离心机 | | | PB-E- | □正常 □异常 |
| 移液器 | | | PB-E- | □正常 □异常 |
| | | | PB-E- | □正常 □异常 |
| | | | PB-E- | □正常 □异常 |
| | | | PB-E- | □正常 □异常 |
| 涡旋混匀仪 | | | PB-E- | □正常 □异常 |
| 生物安全柜 | | | PB-E- | □正常 □异常 |
| 恒温混匀仪 | | | PB-E- | □正常 □异常 |
| 磁珠纯化仪 | | | PB-E- | □正常 □异常 |
| 垂直摇床 | | | PB-E- | □正常 □异常 |
| 超纯水仪 | | | PB-E- | □正常 □异常 |

四、处理方法

按照 XMPB/Q-SOP-034《样本库白膜层 DNA 提取标准操作流程》执行。

续表

**五、处理过程**

1. 确认洗涤液 BW1 已按照 3∶4（V∶V）比例加入无水乙醇。　□ 已加入

2. 配制 80% 乙醇。　□ 已配制

3. 确认裂解液 BL 内固体是否溶解。　□ 已溶解

4. 确认金属浴温度调至 70℃。　□ 已升温

5. 确认样本编号，给每个样本赋予序号。

| 序号 | 样本编号 | 序号 | 样本编号 | 序号 | 样本编号 |
|---|---|---|---|---|---|
| 1 | | 6 | | 11 | |
| 2 | | 7 | | 12 | |
| 3 | | 8 | | 13 | |
| 4 | | 9 | | 14 | |
| 5 | | 10 | | 15 | |

6. 取 20μl 蛋白酶 K，加入至 1.5ml 离心管底部。将白膜层样品加入 PBS 定容至 200μl 充分混匀后加入离心管中，涡旋混匀仪涡旋振荡混匀 30 秒，再加入 200μl 裂解液，旋涡振荡混匀 30 秒。

7. 70℃ 1500 rpm 持续振荡温育 15 分钟，第 7 分钟旋涡振荡 30 秒。

8. 在五联管中添加样本及试剂：

| 板位 | 板孔名称 | 试剂名称 | 体积（μl） |
|---|---|---|---|
| A | Binding | 裂解后样品 | 420 |
| | | 无水乙醇 | 350 |
| B | Wash1 | 洗涤液 BW1 | 700 |
| | | 磁珠 BC | 30 |
| C | Wash2 | 洗涤液 BW1 | 800 |
| D | Wash3 | 80% 乙醇 | 800 |
| E | Elution | 洗脱液 CE | 60 |

| 五联管（15 个样本量） | | | | | |
|---|---|---|---|---|---|
| | A B C D E | | A B C D E | | A B C D E |
| 1 | ○○○○○ | 6 | ○○○○○ | 11 | ○○○○○ |
| 2 | ○○○○○ | 7 | ○○○○○ | 12 | ○○○○○ |
| 3 | ○○○○○ | 8 | ○○○○○ | 13 | ○○○○○ |
| 4 | ○○○○○ | 9 | ○○○○○ | 14 | ○○○○○ |
| 5 | ○○○○○ | 10 | ○○○○○ | 15 | ○○○○○ |

9. 运行程序 BK_BTCD_ML_20180612，程序结束后五联管最后一孔中即为获得的 DNA 溶液。

☆ ☆ ☆ ☆

续表

六、DNA 测量

| 序号 | A260/A280 | 浓度(ng/μl) | DIN值 | 序号 | A260/A280 | DIN值 | 浓度(ng/μl) | 序号 | A260/A280 | 浓度(ng/μl) | DIN值 |
|---|---|---|---|---|---|---|---|---|---|---|---|
| 1 | | | | 6 | | | | 11 | | | |
| 2 | | | | 7 | | | | 122 | | | |
| 3 | | | | 8 | | | | 13 | | | |
| 4 | | | | 9 | | | | 14 | | | |
| 5 | | | | 100 | | | | 15 | | | |

七、签字及复核

| 操作人员一 | | 日期 | |
|---|---|---|---|
| 操作人员二 | | 日期 | |
| 复核人员 | | 日期 | |

# 14　样本储存标准操作流程

## 14.1　样本库样本储存标准操作流程

### 14.1.1　目的
本文件旨在规范精神病医院生物样本库内样本的保存活动，保证样本质量。

### 14.1.2　范围及用途
本规程适用于在精神病医院生物样本库内长期保存的各种人类生物样本。

### 14.1.3　定义和术语
①低温冰箱：冰箱内最低温度可以长期稳定维持在 $-50\sim-18℃$ 的冰箱称为低温冰箱。

②超低温冰箱：冰箱内最低温度可以长期稳定保持在 $-150\sim-50℃$ 的冰箱称为超低温冰箱。

③液氮：氮气的液化状态，温度维持在 $-210\sim-196℃$，可作制冷剂，用来迅速冷冻或长期保存生物组织，防止组织被破坏。

### 14.1.4　职责
①委员会：负责对样本库样本保藏活动进行年度审查。

②样本库

● 样本部门员工：负责样本的储存和入库管理，并对保存样本的容器和设备进行监督管理。

● 质量控制责任岗：负责定期核查样本储存情况，保证样本质量。

● 文件控制责任岗：负责将本流程产生的文件分发、复印、归档、收回及销毁。

### 14.1.5　设备和器材
①个人防护装备：手套、口罩、实验防护服、护目镜及其他相关防护装备。

②样本储存设备：液氮罐（含液氮）、冰箱、低温冰箱、超低温冰箱。

### 14.1.6　储存概况
①储存空间和设施

● 样本储存室内应配备通风设备和空调，控制室内的温、湿度，并设置温湿、度的监测装置，以保证储存设备的正常运行。

● 样本储存室内应保持空气流通，避免液氮、干冰等挥发造成有害气体的聚集，设置氧含量监测报警装置，保障样本库员工的安全。

● 样本储存室内应具有良好的照明条件，满足需要避光或者有特殊照明要求样本的转运和储存。

● 室内环境清洁干燥，不应有灰尘积累，以抑制霉菌生长和防虫害鼠害。

☆☆☆☆

- 室内应配备适当的消防设施，满足国家和地方对消防安全的要求。
- 室温保存样本的场所不应放置低温储存设备。
- 用电设施完善，备有应急电路，保证断电情况下设备仍能正常工作一段时间。

②冰箱

- −80℃超低温冰箱距离墙壁应保证大于20cm，冰箱与冰箱之间的距离应保证大于40cm；−20℃和4℃冰箱距离墙壁应保证大于20cm，冰箱与冰箱之间的距离应保证大于30cm。
- 储存设备发生故障或除霜时，应有足够的备用储存设备保证样本的储存，每种类型的储存设备应保证至少一台相同的设备作为备用设备。
- 冰箱内应有温度监控装置，可自动传输信号到样本信息管理系统，记录冰箱的温度状态，设置冰箱或冰柜的工作温度和报警温度，并可以在温度超出限定温度范围时报警。
- 使用冰箱时应减少冰箱开启的次数和持续开启的时间。
- 冰箱不应是自动除霜的，自动化的冻融循环会使生物样本降解，但每次除霜间隔最多不能超过24个月。样本从需要除霜的冰箱内取出后迅速放入干冰中，然后转移到备用的冰箱内。除霜时应让冰箱内的霜冰缓慢融化，不得使用金属硬铲强行剥离冰箱内壁的霜冰。除霜完成后到再次使用前，应确保箱体内壁温度降低到目标温度并达到平衡状态。
- 冰箱损坏应立即将冰箱内样本转移到没有损坏的备用冰箱内。损坏的冰箱应该由专人负责维修，并如实记录维修的情况、更换部件和维修时间等信息。出现故障的冰箱在维修前一定要确认内部已无样本存在。
- 应有设备损坏或者停电时紧急处置预案。设置24小时紧急联系人清单，联系方式应公示，在设备运行异常或报警时立刻通知紧急联系人采取措施，保证设备和样本的安全。

③液氮设备

- 液氮罐应置于避光处，且远离其他冰箱等热源处。
- 液氮储存装置应符合GB/T 5458-1997《液氮生物容器》的要求。
- 液氮每天的用量和剩余量应通过监控装置自动或用手动的方法来记录，液氮供应需要保证至少额外3天正常使用和正常供应周期情况下的液氮供应量。
- 选择合适在液氮中使用的容器，尽量不使用玻璃、金属和不适合深低温环境使用的塑料容器，防止发生爆炸。
- 在操作液氮时，应佩戴专用的个人保护装备。

### 14.1.7　样本保存

①概况

- 应将不同样本保存在要求的温度条件下，选择合适的容器和储存设备。储存容器必须稳定，应能承受骤然降温到超低温，在低温下可以密封并长时间储存。
- 来自同一样本的多个复份样本应尽量安排储存在不同的储存设备中，有条件的可以异地分散储存，以保证当某个设备出现问题时，能将样本的损失减少到最小。
- 样本的标签和标签上的标识应能在不同温、湿度条件下长期保存，不会发生标签脱落和字迹模糊的情况。
- 样本储存的设备、设备中储存样本的每一级冻存架或容器都应该有唯一的编号，确保样本储存位置的唯一性和可追溯性。与生物样本库信息管理系统建立联系，记录每个样本的储存位置信息。

● 通过生物样本库信息管理系统，能实时反映出样本储存的位置信息和出入库信息，并能合理地分配样本储存的位置。

● 在一定周期内执行一次库存核实，应保证至少每年1次。

②血液样本的保存

● 分装好全血的冻存管应置于-80℃超低温冰箱中长期保存。

● 分离好的血清和血浆，分离血浆后的剩余血细胞，应分装在冻存管中，置于-80℃超低温冰箱长期保存。分离好的血浆和血清必须在2小时内冻存。

● 血凝块应分装在冻存管中，置于-80℃超低温冰箱长期保存。分装好的血凝块必须在1小时内冻存。

● 白膜层样本置于-80℃超低温冰箱中长期保存。

③毛发样本的保存：毛发样本储存于-20℃冰箱中，密封干燥保存（如条件不允许，亦可室温密封干燥暂存）。

④指甲样本的存储

● 采集指甲后，如无须处理，应存储于-80℃超低温冰箱内；如须处理，可暂存于室温阴凉干燥处。

● 经处理获得的指甲DNA样本应长时间储存于-80℃超低温水箱中保存。如立即进行后续实验研究，可暂存于-20℃低温冰箱中保存。

⑤唾液样本的保存：收集管内唾液DNA样本可常温保存2年。

⑥粪便样本的保存：粪便样本只采集不处理，采集后2小时内液氮保存。

⑦尿液样本的保存

● 防腐保存法：尿中少量的葡萄糖、蛋白质、氨基酸等有利于细菌的增殖，尿液保存的重点是抑制细菌的繁殖。因防腐剂对尿成分有影响，所以需根据项目需求选择不同的防腐剂进行尿液的保存。

○ 苯、二甲苯：100ml尿添加量一般为0.5ml，因其比重小，覆盖在尿液表面，防止细菌与尿液直接接触。其对细菌的被膜有损伤作用而抑制细菌增殖，主要用于尿糖和尿蛋白测定。

○ 福尔马林（40%甲醛溶液）：可抑制细菌生长，并可固定尿中的细胞、管型等有形成分，因醛剂具有还原性，此种防腐尿不适于氧化还原法实验（如尿糖班氏定性假阳性），适用于同时要防止蛋白质凝固，应先留足样本再加入适量的甲醛。每100毫升尿样添加量为0.25～0.3ml。

○ 氯仿：加入少许使其饱和，并沉淀至瓶底，但干扰尿糖测定和尿沉渣镜检。

○ 麝香草酚：常用于尿浓缩结核杆菌检查，能抑制细菌生长，但可影响尿液中有形成分的检查，过重时可导致蛋白定性出现假阳性。100ml尿液中加小于100mg为有效量。

● 低温保存法

○ 冷暗处保存：远离热源、避光，用于常规检查和病房24小时留检查。

○ 冷藏保存：温度一般在4℃，适用于多种检查。但由于温度低，常有磷酸盐、尿

☆★☆☆

酸盐析出，对镜检和无磷酸盐有影响。无磷酸盐沉淀可通过加酸、尿酸盐沉淀通过加热去除。

○ 冷冻保存：适用于 1 天以上的保存，其尿液的多种成分保持不变，此方法对细胞有破坏作用，不适用尿沉渣和细胞学诊断。冻结复温时应在 37℃ 恒温箱缓慢溶解。

### 14.1.8 偏差处理及报告

遵循 XMPB/Q-C-020《样本库偏差管理控制程序》。

### 14.1.9 保密

遵循 XMPB/Q-C-003《样本库信息保护控制程序》。

### 14.1.10 参考文件

《中华人民共和国人类遗传资源管理条例》

《中华人民共和国人类遗传资源管理条例实施细则》

GB/T5458-1997《液氮生物容器》

## 14.2 样本库库存核实标准操作流程

### 14.2.1 目的

本文件旨在保证精神病医院生物样本库样本保藏的安全性、准确性，确保信息系统的保藏信息记录与实际库存一致。

### 14.2.2 范围

本文件适用于精神病医院生物样本库内所有保藏样本的盘库工作。

### 14.2.3 定义和术语

盘库：是核对生物样本库信息管理系统中记录的样本编号、样本保藏位置、样本量等信息是否与库中的信息相一致的过程。

库存核实：是为了确保样本保藏在正确的位置，是样本保藏质量保证的重要组成部分。

### 14.2.4 职责

①数据部门责任岗：负责提供用于盘库的样本保藏信息，并修正错误储存信息。

②样本部门员工：负责按照提供的样本保藏信息核对实际样本库存，发现并纠正错误的样本保藏。

③质量控制责任岗：负责监督和审核该阶段的准确性。

④质量主管：负责定期对样本库所有样本进行审核。

### 14.2.5 实施过程

①盘库计划

- 盘库人员：具备系统信息访问权限的样本库员工。
- 盘库范围：样本库所有样本（含样本信息）。
- 盘库方式：信息核查、随机抽查、库存核实。
- 盘库频率：每 2 周一次信息核查；每 3 个月一次随机抽查；每年一次库存核实。

②定期信息核查

- 要求每 2 周核查一次，由第 2 个周五值班人员负责核查样本信息。
- 核查样本信息（生物样本库信息管理系统和纸质版记录）是否完整、准确。核查要点如下。

核查知情同意书信息是否完整：

○ 流水号是否填写；

○ 受试者信息（姓名、联系电话）、日期是否填写；

○ 研究者信息（姓名、联系电话）、日期是否填写；

○ 若法定代理人签署知情同意书，法定代理人信息（姓名、联系电话）、日期、代签原因是否填写；

○ 是否按照项目要求特殊标识（如粘贴条形码）。

核查样本接收记录信息（纸质版、电子版）是否完整、准确：

○ 临床医师、临床专员、护士等信息是否完整；

○ 采集次数是否正确；

○ 采集日期是否正确；

○ 受试者病案号是否正确；

○ 是否生成样本源 ID、样本源 ID 是否正确。

核查样本制备记录信息（纸质版、电子版）是否完整、准确：

○ 是否按照制备方案分装样本；

○ 耗材、试剂批号是否正确；

○ 样本是否给位、给位是否准确；

○ 二维码信息是否扫描。

核查样本存储信息是否正确：根据纸质版接收、制备记录，核对"容器"对应位置的样本信息是否正确（受试者姓名、样本类型、样本数量）。

● 根据核查情况，核查人员填写《样本库样本部门工作质量核查表》，须明确时间、项目、问题详情并在相应纸质记录上用铅笔标记，以便提醒相关操作人员（如 2021.09.01，XMPB-0001，受试者张三样本二维码丢失，1/2-1-1-1-1 A7-A9）。

● 要求其在 3 个工作日内完成修改，签字并确认。如有问题需及时反馈修改情况。

● 核查人员应及时检查修改情况。质量控制责任岗应及时评判是否需要走偏差纠正预防流程。

③随机抽查

● 要求每 3 个月核查一次。从生物样本库信息管理系统随机抽取样本进行盘库。应至少选取上次库存核实后新入库样本的 1%。

● 根据生物样本库信息管理系统，核查筛选出的样本信息是否完整、准确。核查要点：

○ 冻存管二维码 / 条形码是否与系统一致；

○ 样本位置是否与系统显示一致；

○ 样本信息（样本编号、样本源 ID、样本类型）是否准确、完整。

● 随机抽查时，从保藏设施中取出和处理样本时，核查人员应做好安全防护措施。应尽量缩短样本从保藏设备中取出和处理的时间。如取出和处理样本的时间较长，应使用干冰临时保存。

● 从保藏设施中取出样本后，识别其二维码 / 条形码，与生物样本库信息管理系统的

☆☆☆☆

样本二维码/条形码进行逐一核对，并检查样本信息及其位置是否与系统记录一致。步骤：

　　○利用单管扫描仪/扫码枪，获取样本二维码/条形码信息；

　　○核对样本样本二维码/条形码是否与信息一致；

　　○登录生物样本库信息管理系统，在"生物样本管理"-"样本"中，输入样本二维码/条形码，搜索该样本信息；

　　○核对样本位置是否正确；

　　○核对样本信息是否与系统记录一致。

　　●核对无误后，及时将样本放回指定保藏的位置，并保证保藏条件符合要求。

　　●核查人员应详细记录核对的结果，填写《样本库库存核实记录表》。

　　●在核对过程中发现样本保藏位置错误或发生样本丢失，应更正保藏位置或更正系统中的数据。如有差错进入《样本库偏差管理和纠正预防程序》。

　　④库存核实

　　●要求每年核查一次。核查样本库保藏的全部样本。

　　●核查样本信息并核查样本是否在其指定位置。核查要点：

　　○信息核查：登录系统，核查样本信息（样本编号、样本源ID、样本类型）是否完整、准确。

　　○样本核查：核查存储设备，检查样本所在冻存板架是否放置于指定位置；

　　●利用生物样本库信息管理系统，样本部门责任岗统计入库、在库、出库样本情况（即统计样本类型、样本数量、样本信息及出库样本检测所得衍生数据），计算存储设备剩余承载量，并出具样本统计年度报表。

　　●核查数据库：根据纸质版制备记录，核对"容器"对应位置的样本信息是否正确（样本库ID受试者姓名、样本类型、样本数量、存储位置）。

　　若发现信息错误，核查人员应根据核查情况如实填写《样本部门工作质量核查表》，须明确时间、项目、问题详情。要求相关操作人员在3个工作日完成问题核实并修改。核查人员应及时检查修改情况。如有需要，质量控制责任岗应及时评判是否需要走《偏差纠正预防流程》。

　　●核查实体库：a.根据"容器"显示样本存储情况，核对制备记录（纸质版）。b.根据冻存板架编号，核查其是否放置于存储设备指定位置。若发现样本存储位置错误，应立即核实样本并更正其位置。

**14.2.6　偏差处理及报告**

遵循XMPB/Q-C-020《样本库偏差管理控制程序》。

**14.2.7　保密**

遵循XMPB/Q-C-003《样本库信息保护控制程序》。

**14.2.8　参考文件**

《中华人民共和国人类遗传资源管理条例》

《中华人民共和国人类遗传资源管理条例实施细则》

XMPB/Q-C-008《样本库纠正预防控制程序》

XMPB/Q-C-011《样本库内部审核控制程序》

XMPB/Q-C-005《样本库生物安全控制程序》

**14.2.9 附件**

**附件 1　XMPM/Q-R-020《样本库样本部门工作质量核查表》**

**样本库样本部门工作质量核查表**

| 核实项 | 内容填写 |
|---|---|
| 核查文件日期 | _____年____月____日至_____年____月____日 |
| 样本采集有无异常 | □无　□有：__处，需要处理：□是　□否<br>见问题描述 第_____条 |
| 样本接收有无异常 | □无　□有：__处，需要处理：□是　□否<br>见问题描述 第_____条 |
| 样本制备有无异常 | □无　□有：__处，需要处理：□是　□否<br>见问题描述 第_____条 |
| 样本存储有无异常 | □无　□有：__处，需要处理：□是　□否<br>见问题描述 第_____条 |
| 样本分发有无异常 | □无　□有：__处，需要处理：□是　□否<br>见问题描述 第_____条 |
| 样本销毁有无异常 | □无　□有：__处，需要处理：□是　□否<br>见问题描述 第_____条 |

| 核查人员 | | 核查日期 | |
|---|---|---|---|

| 核查详情 | | | | |
|---|---|---|---|---|
| 序号 | 问题描述 * | 值班人员 | 是否修改 | 修改日期 |
| | | | □是　□否 | |
| | | | □是　□否 | |
| | | | □是　□否 | |
| | | | □是　□否 | |
| | | | □是　□否 | |
| | | | □是　□否 | |

　＊：①要求核查人员须明确时间、项目、问题详情并在相应纸质记录上用铅笔标记，以便提醒值班人员（如2021.09.01，XMPB-0001，受试者张三样本二维码丢失，1/2-1-1-1-1 A7-A9）。②要求值班人员须 3 个工作日完成修改，并反馈修改情况。③核查人应及时检查修改情况，质控负责人应及时评判是否需要走《偏差纠正预防流程》

☆☆☆☆

附件2 XMPM/Q-R-070《样本库库存核实记录表》

**样本库库存核实记录表**

| 核查日期 | | 实验室 | | 温度 | | 湿度 | | |
|---|---|---|---|---|---|---|---|---|
| 开始时间 | | | | | | | | |
| | 计划核对样本信息 | | | | 核对结果（✓或 ×） | | | 纠正措施 |
| 序号 | 样本编号 | 样本类型 | 存放位置 | 二维码/条码 | 二维码/条码 | 位置 | 类型 | 样本编号 | |
| 1 | | | | | | | | | |
| 2 | | | | | | | | | |
| 3 | | | | | | | | | |
| 4 | | | | | | | | | |
| 5 | | | | | | | | | |
| 6 | | | | | | | | | |
| 7 | | | | | | | | | |
| …… | | | | | | | | | |
| 结束时间 | | 总计时长 | | | | | | | |
| 操作人员 | | 日期 | | 复核人员 | | 日期 | | |

注意：样本信息可续表

1. 样本从储存设施中取出后，将二维码数据与信息系统中的样本记录进行核对；或将条形码数据与信息系统中的样本记录进行核对

2. 尽量缩短样本从存储设备中取出和处理的时间，整个处理过程保持低温操作

3. 在核对过程中发现样本储存位置错误或发生样本丢失，应更正储存位置或更正信息系统中的数据

4. 核实完毕的样本及时放回指定存储的位置

5. 开始/结束时间固定写法为××：××，采用24小时制；总计时长固定写法为小时或分钟

## 14.3 样本库样本销毁标准操作流程

### 14.3.1 目的

本文件旨在规范精神病医院生物样本库中生物样本的销毁，使样本的销毁符合样本库的规定，伦理法律的要求，并按照标准操作流程进行。

### 14.3.2 范围

①本文件适用于精神病医院生物样本库内样本的质量已确实无法保证其有实际的应用价值，且样本获得途径广泛、供体数量巨大、非稀缺难搜集样本，为不占用储存空间，需要销毁样本。

②适用于受试者提出撤回意见，要求销毁所捐赠的样本。

### 14.3.3 职责

①委员会：负责对样本库样本销毁活动进行年度审查。

②样本库

● 样本部门责任岗：负责提交样本销毁申请，样本库员工按照申请销毁样本并做记录。

● 质量主管：负责审核并批准样本的销毁。

● 样本库主任：负责定期审核样本销毁活动。

● 文件控制责任岗：负责过程中文件分发、复印、归档、收回及销毁。

### 14.3.4 实施过程

①样本销毁计划

● 样本库内部销毁：对没有利用价值或者受试者要求销毁的样本进行转移和清理，可以节约存储空间及能源、降低样本库运行成本。决定样本销毁的因素：

○ 样本来源受试者的身份信息丢失或不完全；

○ 设备故障导致样本质量受影响；

○ 样本使用次数过多、反复冻融造成生物大分子结构被破坏；

○ 受试者要求销毁样本；

○ 样本使用率极低，利用价值与高额的存储费用不符等。

根据样本库内部质量抽查，质量控制责任岗提出样本销毁，并指定样本部门责任岗提交样本销毁申请，通过质量主管批准，按照销毁流程实施。

● 合作方申请销毁：申请单位须在提交样本销毁申请的同时，提供样本的质量检测报告，并由样本库委托第三方，随机抽取申报样本中的一部分进行质量检测。确定样本质量确实不再有科研价值后，样本库给予书面批准。按照本控制程序实施。

● 受试者申请销毁：申请人须提交退出申请书，由样本库委托第三方监督样本的销毁。

不论何种情况，申请单位申请人须如实填写《样本库样本销毁记录表》。

②销毁流程

● 质量主管批准样本的销毁后，开始执行销毁的流程。

● 人类样本是具有生物危险性的，须按照标准操作程序安全地进行销毁。

● 根据样本销毁清单，在信息系统中核对需要销毁的样本，确定其储存位置。

● 根据信息系统显示的储存位置，从储存设备和容器中取出样本。

● 核对样本信息，确认后去掉或毁坏所有的标签。

● 将待销毁的样本和直接接触样本的容器进行高压灭菌（高压灭菌条件：121℃、30分钟），按医疗废弃物要求对其进行封扎并交由具有危险废弃物经营许可证的机构处理。

● 在《样本库样本销毁记录表》中记录样本信息（含样本编号、项目编号、二维码/条形码、样本类型、存放位置）、销毁日期、操作人员和复核人员。

● 撤销知情同意书而被销毁的样本，其所有相关信息和数据应从信息系统中删除，相关的文本记录也应销毁，仅保留撤销同意的申请和样本销毁的记录。

### 14.3.5 偏差处理及报告

遵循 XMPB/Q-C-020《样本库偏差管理控制程序》。

☆ ☆ ☆ ☆

### 14.3.6 保密

遵循 XMPB/Q-C-003《样本库信息保护控制程序》。

### 14.3.7 参考文件

《中华人民共和国人类遗传资源管理条例》

《中华人民共和国人类遗传资源管理条例实施细则》

《药品生产质量管理规范（2010 年）》

GB/T 19001-2016《质量管理体系要求》

GB 18469-2012《全血及成分血质量要求》

GB19489-2008《实验室生物安全通用要求》

### 14.3.8 附件

**附件 1　XMPB/Q-R-073《样本库样本销毁申请表》**

#### 样本库样本销毁申请表

| 样本详细信息 | | | | | | |
|---|---|---|---|---|---|---|
| 序号 | 项目编号 | 样本编号 | 二维码 / 条形码 | 样本类型 | 存放位置 | 申请销毁理由 |
| 1 | | | | | | |
| 2 | | | | | | |
| 3 | | | | | | |
| 4 | | | | | | |
| 5 | | | | | | |
| 6 | | | | | | |
| 7 | | | | | | |
| 8 | | | | | | |
| 9 | | | | | | |
| 10 | | | | | | |
| 11 | | | | | | |
| 12 | | | | | | |
| …… | | | | | | |
| 销毁理由 | | | | | | |

1. 受试者退出捐赠。
2. 受试者信息缺失。
3. 样本质量问题。
4. 其他理由：_____

| 申请人（签名） | | 申请日期 | |
|---|---|---|---|
| 批准人（签名） | | 批准日期 | |

## 附件 2　XMPB/Q-R-074《样本库样本销毁记录表》

### 样本库样本销毁记录表

| 序号 | 样本编号 | 项目编号 | 二维码/条形码 | 样本类型 | 存放位置 | 操作人 | 复核人 | 销毁日期 |
|------|----------|----------|----------------|----------|----------|--------|--------|----------|
| 1 | | | | | | | | |
| 2 | | | | | | | | |
| 3 | | | | | | | | |
| 4 | | | | | | | | |
| 5 | | | | | | | | |
| 6 | | | | | | | | |
| 7 | | | | | | | | |
| 8 | | | | | | | | |
| 9 | | | | | | | | |
| 10 | | | | | | | | |
| 11 | | | | | | | | |
| 12 | | | | | | | | |
| 13 | | | | | | | | |
| 14 | | | | | | | | |

# 15　样本运输分发标准操作流程

## 15.1　样本库样本出库标准操作流程

### 15.1.1 目的
本文件旨在规范及确定精神病医院生物样本库内样本出库的操作。

### 15.1.2 范围及用途
本文件适用于精神病医院生物样本库内所有样本的出库。

### 15.1.3 职责
①委员会：负责对样本库样本出库活动进行年度审查。

②样本库

● 样本部门员工：负责样本的出库。

● 质量主管：负责监督和审核该阶段样本的准确性。

● 样本库主任：负责定期对样本库所有样本的出库操作进行现场审核，并负责样本库样本的使用管理。

● 文件控制责任岗：负责对样本出库过程记录的收集、整理、归档及销毁。

### 15.1.4 设备和耗材
①仪器：标签打印机、高速读码仪、低温操作台、条码枪。

②耗材：试管架、冻存盒、泡沫板、冷冻剂等。

### 15.1.5 实施过程
①样本出库

● 出库申请：申请人提交申请人简历、项目申请书、伦理批件和《样本库样本出库申请表》，明确样本需求（样本类型、数量、年龄／性别限制等）。

● 出库审批：经样本库主任审核后，方可出库。

● 样本预出库：依据《样本库样本出库申请表》，样本部门员工在信息管理系统中进行预出库，导出并打印《出库单据》。《出库单据》显示样本编号、二维码信息、样本位置、样本类型、样本量等相关信息。

● 取出样本：根据《出库单据》显示的样本位置，样本部门员工逐一取出相应位置上的样本，即根据《出库单据》，按照冰箱→架子→孔板→孔号→样本的顺序找到样本。

出库样本较多时，可分批将孔板从超低温冰箱中取出。取完样本后，将孔板放回超低温冰箱中，再从超低温冰箱取出剩余样本所在孔板，避免样本频繁冻融。

● 样本放置：样本出库时至少由两人进行，将已取出样本按《出库单据》的样本顺序摆放于冻存管架或冻存盒上，按从左到右、从上到下的顺序放置。

- ○ 采用冻存管架放置二维码冻存管。
- ○ 采用 12×8 或 9×9 冻存盒放置普通冻存管。
- ○ 若《出库单据》的样本不存在或样本量少而放弃出库，在孔板上空出对应孔位。
- ○ 出库样本较多时，须标明冻存管架或冻存盒序号，如"板1""板2"等。
- 样本核对：待出库样本全部取出后，清点样本数量，并核对二维码信息是否正确（即使用整版扫描仪或条码枪，核对待出库样本二维码信息与《出库单据》显示的二维码信息是否一致）。样本确认无误后，员工在《出库单据》上签名。
- 样本交接：样本、《出库单据》交接。
- 样本验收
- ○ 样本是否符合申请需求；
- ○ 样本二维码是否准确；
- ○ 样本信息是否完整；

待验收无误后，申请人填写《样本库样本交接单》，并确认接收。

- 出库确认：样本部门员工在信息管理系统中确认《出库单据》。
- 在出库过程中，若发生样本管破裂、样本外溅的情况，应及时处理，以免造成污染。先对破裂的样本进行拍照留底，照片中样本底部二维码或粘贴条码应清晰可见，然后将破裂管里的残留样本转移到新的样本管中，转移后的新样本管关联上新的二维码或贴上原样本管上的标签。泄漏样本处理及造成的污染处理遵循《样本库生物安全控制程序》。

② 出库文件管理：出库过程中涉及的文件应规范填写，并遵循以下相关内容。

- 遵循《样本库文件管理控制程序》。
- 遵循《样本库过程记录控制程序》。
- 遵循《样本库文字签字签章控制程序》。

### 15.1.6 质量控制

① 过程中的质量控制

- 双人复核，签字。
- 发现所取样本与《出库单据》上位置不一致时，及时纠正错误，取出正确样本。
- 每取出 12 个样本，核对已出库样本数量是否正确，以防漏掉样本。
- 遵循《样本库库存核实标准操作流程》。

② 质量控制结果不符合预期：进入《样本库偏差管理控制程序》，并遵循《样本库纠正预防控制程序》。

### 15.1.7 偏差处理及报告

遵循 XMPB/Q-C-020《样本库偏差管理控制程序》。

### 15.1.8 保密

遵循 XMPB/Q-C-003《样本库信息保护控制程序》。

### 15.1.9 参考文件

《中华人民共和国人类遗传资源管理条例》
《中华人民共和国人类遗传资源管理条例实施细则》

☆☆☆ ☆

XMPB/Q-C-008《样本库纠正预防控制程序》

XMPB/Q-C-001《样本库文件管理控制程序》

XMPB/Q-C-007《样本库过程记录控制程序》

XMPB/Q-C-012《样本库文字签字签章控制程序》

XMPB/Q-C-005《样本库生物安全控制程序》

**15.1.10 附件**

**附件 1 XMPB/Q-R-116《样本库样本出库申请表》**

### 样本库样本出库申请表

流水号：＿＿＿＿＿＿＿

| 申请人姓名 | | | 单位 | | |
|---|---|---|---|---|---|
| 职称 | | | 联系电话 | | |
| 是否为<br>样本入库者 | □是，项目编号：＿＿＿＿＿＿＿＿<br>□否 | | | | |
| 检测手段 | | | 检测公司 | | |
| 是否提供<br>境外使用 | □否<br>□是，境外机构/个人名称：＿＿＿＿ 备案号：＿＿＿＿＿ | | | | |

| 申请<br>出库<br>样本<br>信息<br>（可添加） | 疾病<br>代码 | 性别 | 年龄 | 例数 | 样本 | | 信息类型 |
|---|---|---|---|---|---|---|---|
| | | | | | 管数 | 类型 | |
| | | | | | | | □人口学：＿＿＿＿＿＿＿<br>□CRF：＿＿＿＿＿＿＿<br>□生物学：＿＿＿＿＿＿＿<br>□其他：＿＿＿＿＿＿＿ |
| | | | | | | | □人口学：＿＿＿＿＿＿＿<br>□CRF：＿＿＿＿＿＿＿<br>□生物学：＿＿＿＿＿＿＿<br>□其他：＿＿＿＿＿＿＿ |
| | | | | | | | □人口学：＿＿＿＿＿＿＿<br>□CRF：＿＿＿＿＿＿＿<br>□生物学：＿＿＿＿＿＿＿<br>□其他：＿＿＿＿＿＿＿ |

| 申请出库时间 | | 传输方式 | □U盘拷贝 □冷链 □其他＿＿＿＿＿ |
|---|---|---|---|
| 申请人签字 | | 签字时间 | |
| 样本库<br>主任签字 | | 签字时间 | |
| 备注：（请在此处补充申请出库样本其他信息，可加页） | | | |

## 附件 2　XMPB/Q-R-045《样本库样本交接单》

### 样本库样本交接单

流水号：＿＿＿＿＿＿＿＿

| 样本信息 | | | | | |
|---|---|---|---|---|---|
| 序号 | 项目编号 | 样本源 ID | 样本编号 | 样本类型 | 粘贴码 |
|  |  |  |  |  |  |
|  |  |  |  |  |  |
|  |  |  |  |  |  |
|  |  |  |  |  |  |
|  |  |  |  |  |  |
|  |  |  |  |  |  |
|  |  |  |  |  |  |

| 交接信息 | | | | | |
|---|---|---|---|---|---|
| 出库人 |  | 出库时间 |  | 呈交时间 |  |
| 接收人 |  | 接收单位 |  | 接收时间 |  |

申请方是否在场核查：□否　□是，确认签字：　　　　　　　日期：

| 样本用途 |  | 样本保存条件 |  | 样本运输条件 |  |
|---|---|---|---|---|---|
| 剩余样本 | □无<br>□有，剩余样本是否返还：□否，接收单位须销毁样本<br>□是，接收单位按样本保存要求寄回 | | | | |

| 注意事项 |
|---|
| 1.《样本库样本交接单》一式两份，样本库和申请人各保存一份<br>2. 本表后附《出库单据》，一式两份，样本库和申请人各保存一份<br>3. 根据样本数量，可增减样本信息行数<br>4. 为便于信息识别，建议打印样本信息 |

## 15.2　样本库样本运输分发标准操作流程

### 15.2.1 目的

本文件旨在规范在样本库样本运输中的程序交接和质量保证问题，包括设备要求、容器要求、样本运输过程中的记录管理和注意事项及运输安全要求。

### 15.2.2 范围及用途

本规程适用于在精神病医院生物样本库内对以下情况的样本转移：将在科室暂存的样本转移至样本库库区；在参与单位内部转移样本进行 DNA/RNA 的提取等样本处理；作为证据核查研究结果，在研究结果公布前，将研究中使用的样本集中到指定单位存放；降低存储压力；在仪器故障、动力故障或其他危及样本安全紧急情况下将样本转移到安全的单位妥善保存；转移到第三方进行质量检验。

### 15.2.3 定义和术语

① DNA/RNA：即脱氧核糖核苷酸 / 核糖核酸，是生物体重要的遗传物质。

②干冰：气体二氧化碳的凝固状态，表面温度为 $-78℃$。随着干冰的升华，它会吸收热量，并发挥冷冻作用。

③液氮：在常压条件下，氮气液化后的产物，其温度为 $-196℃$。

④低温冰袋：又名胶体冰，用高分子材料制造的胶体聚合物。它们用于保持产品温度在 $-1℃\sim16℃$。

⑤冷链：是指根据物品特性，为保持其品质而采用的从生产到消费的过程中始终处于低温状态的物流网络。

⑥样本容器：在本规范内的容器仅指直接盛放样本的瓶子、管子等小型容器。为了运输需要将这些容器进行再次包装的盛放容器不在本概念范畴内。

### 15.2.4 职责

①委员会：负责对样本库样本运输分发活动进行年度审查。

②样本库

● 临床专员：负责将院内科室采集的样本送至样本库。

● 样本部门员工：负责与临床专员交接院内样本、负责清点核查待接收的院外样本；当样本库为发送方时，负责联系第三方有资质的公司运输样本。

● 质量主管：负责定期核查样本运输过程，保证样本质量。

● 文件控制责任岗：负责对本流程产生的文件分发、复印、归档、收回及销毁。

### 15.2.5 设备和器材

低温转运箱、液氮罐、冰箱、干冰存储箱、温度计、计时器。

### 15.2.6 实施过程

①样本分发

● 申请方填写《样本库样本出库申请表》，并提交至样本库主任处进行审核批准。

● 如在参与单位之间转移样本，单位之间需要签订《样本库管理协议》和《样本库保密协议》。

● 获得批准后，根据需要运输样本的具体情况，按照规定的包装要求和注意事项，选择合适的再包装方法和样本运输方式。

● 填写《样本库样本运输记录表》，一式两份，一份装入防水塑料袋中，随样本一起运输；一份由发送方保留原件存档备查。发送方应附样本清单，以便接收方核对样本。

● 发送方应选择可靠或经认可的运输公司，了解货运所需大体时间，避免到货时间为周末或者重大节假日。同时应向货运方了解并准备好运送样本需要开具的必需证明文件，如：液氮运输，需办理有关证明材料；跨国运输，需要向海关和动植物检验检疫局提前提出申请。

● 生物冷链物流的资质要求：

○ 专业资质：可按照样本库计划分批调拨样本，提高临时调拨的灵活度，有各种尺寸的冷链包装箱，也可以定制专业冷链箱，所有冷链箱都做过温控安全测试，提供签单拍照反馈。另外：根据需求还提供协助编码和贴标签服务。物流能提供的服务包括有严格时间和温度要求的冷链运输，全程温度数据记录监控，专业化包装和药品临时储存。能提供全国范围内 24～48 小时送达的门对门服务。

　　○ 运输服务：

大规模的专用冷藏车运输。

中等规模的组合式保温箱运输。

小规模的专业保温箱运输。

紧急手提件。

　　○ 服务温度

常温运输。

冷藏运输（2～8℃）。

冷冻运输（－80～－20℃）。

　　○ 其他：熟悉物流相关的法律、法规，精通冷链管理和包装方案。

　　● 运输过程中应记录快递货单号，保持与快递公司的联系，随时跟踪货物的情况。样本运输启运后，应通知接收方样本预计抵达时间，并告知接收方接收样本所必须做的准备。

　　② 样本运输

　　● 液氮运输

　　○ 液氮运输在人员监护下进行，使用符合规范要求的运输容器。

　　○ 应保证液氮充足，以免运输过程中液氮溢出或挥发后，降低低温保存的效果。

　　○ 液氮为危险品，移动时应有固定基座并有一定的防震功能，能耐受常规的运输颠簸不会倾倒，使液氮泄漏。

　　○ 放置液氮内的样本容器应在液氮条件下保持良好的机械强度和密闭性，以免取出时发生炸裂伤人。

　　○ 不使用纱布、纸张直接包裹样本，而使用铝箔或冻存管包裹样本后再装入液氮容器中，使用的冻存管盖子必须拧紧。

　　○ 不要把标签纸或其他纸制的说明性文件放入样本袋内，因为纸张在液氮中是易碎的。不要用玻璃容器在液氮中保存样本；样本包装中不要使用透明胶带。不要在一只样本袋中放入过多的样本，以防无法放入液氮罐或无法从液氮罐中取出。

　　● 干冰运输：根据经验值，在常温条件下，2kg 的干冰可以支持不超过 6 小时的运输；5kg 的干冰可以支持不超过 24 小时的运输；8kg 的干冰可以支持不超过 48 小时的运输。

　　● 普通低温运输

　　○ 普通低温冰箱依靠低温冰袋将箱内温度在一定时间内维持在 0～8℃。

　　○ 沉淀在 70% 乙醇或 50% 异丙醇中的 RNA，可使用普通低温冰箱运输，但在 0～8℃温度下不能超过 24 小时。

　　○ 生物样本经液氮研磨粉碎后加入 Trizol 中后，可通过普通低温运输，在 0～8℃温度下不能超过 48 小时。

　　○ 经 RNA 固定液固定后，样本可以放在普通低温冰箱内运输。在 4℃时，样品中的

☆ ☆ ☆ ☆

RNA 可以保持 1 周不降解。

　　○ 沉淀在 70% 乙醇中的 DNA 可以通过普通低温冰箱运输。在 4℃ 时，这种状态的 DNA 可以保持 1 周不降解。

　　③样本接收

　　●样本接收时，要首先观察样本容器的外观，检查有无破损，并将状态记录下来。

　　●样本开箱前，应准备好接收容器，并准备适量的液氮或干冰，以保证样本清点时温度维持的需要。

　　●打开样本运输容器的外包装，获取《样本库样本运输记录表》，核对样本数量及运输状态。

　　●如箱内有温度记录设备，应优先取出核对箱内温度记录。

　　●样本取出后，逐一登记入库。

　　④设备和条件要求

　　●液氮运输容器要求：运输中使用的液氮容器设备要符合 GB/TO 5458-1997《液氮生物容器》的相关规定和要求，应有质量合格证，且确认容器在使用寿命内。此外，运输使用的液氮容器和储存使用的液氮容器有所区别：

　　第一：这类产品应配有专门的固定基座，可以保证容器在运输过程中避免倾倒；

　　第二：这类产品应在内胆中设置液氮吸附体，当容器盛装液氮后，在运输过程中如遇意外情况发生倾倒，可以吸附和保存容器中的液氮，避免液氮流出。

　　●干冰运输容器的要求

　　○干冰运输容器的材料必须是化学惰性材料制成，对人体皮肤无刺激。箱体材料不易燃，箱体表面应耐酸碱和强有机溶剂腐蚀。

　　○干冰运输容器内必须有内部支撑物，在干冰消耗掉以后，仍可将装有样本的容器固定在原位置上。

　　○干冰运输容器必须要有良好的物理性能：能有效地隔绝热量的传导；包装不透水；能排出干冰升华过程中产生的二氧化碳气体，运输容器在广泛的温度条件下保持良好的强度特性，不论在加满干冰还是干冰消耗完以后，都应能承受运输中的温度和压力。

　　○如有条件，干冰运输容器内应安放温度记录设备。

　　●普通低温运输要求

　　参考干冰运输容器要求，可适当放宽。

　　●包装要求

　　○必须是不透水、防泄漏的主容器，保证完全密封。

　　○如需要辅助包装，则辅助包装须满足上一条的规定。

　　○必须在主容器和辅助包装之间填充吸附材料。吸附材料必须充足，能够吸收所有的内装物。多个主容器装入一个辅助包装时，必须将它们分别包装。

　　○主容器的表面贴上标签，应有样本类别、编号、名称和数量等信息。

　　○样本容器表面应有耐低温的标签或标记，这些标签或标记能帮助区分容器内的样本。这些标记或标签在低温条件或者冷藏剂状态变化的情况下保持稳定的使用状态。

　　○相关文件，例如样本鉴定资料、发送者和接收者的信息等应当放入一个防水的袋中，

☆ ☆ ☆ ☆

并贴在辅助包装的外面。

### 15.2.7 偏差处理及报告

遵循 XMPB/Q-C-020《样本库偏差管理控制程序》。

### 15.2.8 保密

遵循 XMPB/Q-C-003《样本库信息保护控制程序》。

### 15.2.9 参考文件

《中华人民共和国人类遗传资源管理条例》

《中华人民共和国人类遗传资源管理条例实施细则》

GB/T18354-2006《物流术语》

GB/T5458-1997《液氮生物容器》

GB19489-2004《生物安全通用要求》

### 15.2.10 附件　XMPB/Q-R-072《样本库样本运输记录表》

**样本库样本运输记录表**

| 提供方填写 | | | |
|---|---|---|---|
| 样本运输日期 | | 出发时间 | |
| 运输负责人 | | 联系方式 | |
| 运输方式 | □常温运输　□低温运输　□干冰运输　□液氮运输 | | |
| 运输货单号 | | | |
| 样本类型 | □全血　□血清　□血浆　□DNA　□RNA　□尿液　□组织<br>□冰冻组织切片　□其他：____ | | |
| 样本数量 | □箱　□管 | | |
| 出发地 | | | |
| 目的地 | | | |
| 发送人（签名） | | 核对人（签名） | |
| 接收方填写（请以传真或邮寄的方式返回给提供方） | | | |
| 到达日期 | | 接收时间 | |
| 接收人（签名） | | 核对人（签名） | |
| 接收样本数量 | □箱　□管 | | |
| 运输箱到达时内 / 外部情况评估 | | | |
| 1. 运输箱外部是否有破损？　□是　□否<br>　具体描述： | | | |
| 2. 运输箱内是否仍有足量的冷冻剂？　□是　□否<br>　具体描述： | | | |

☆ ☆ ☆ ☆

续表

| | |
|---|---|
| 3. 运输箱内的样本盒是否有任何破损? □是 □否<br>　　具体描述: | |
| 4. 运输箱开箱时内部的实测温度: ＿＿＿＿＿＿℃ | |
| 5. 样本盒内样本管是否有任何破损? □是 □否<br>　　具体描述: | |
| 样本详细信息: (如空间不够, 可补充附页) | |

注意: 出发 / 接收时间固定写法为 ××: ××, 采用 24 小时制

# 16　样本应用标准操作流程

## 16.1　样本库样本返还标准操作流程

**16.1.1 目的**

本文件旨在规范及确定精神病医院生物样本库内样本返还的操作。

**16.1.2 范围及用途**

本文件适用于精神病医院生物样本库的样本返还。

**16.1.3 职责**

①委员会：负责对样本库样本返还活动进行年度审查。

②样本库

● 样本部门员工：负责样本返还环节涉及的各项工作。

● 质量主管：负责监督和审核该阶段样本的准确性和质量。

● 样本库主任：负责定期对样本库所有样本的返还操作进行审核。

● 文件控制责任岗：负责对样本返还过程记录的收集、整理、归档和销毁。

**16.1.4 设备和耗材**

①仪器：生物样本库信息管理系统、二维码扫描仪、低温操作台。

②耗材：试管架、冻存盒、冷冻剂等。

**16.1.5 实施过程**

①样本返还

● 样本返还申请：样本申请人提交《样本库样本返还申请表》，明确返还的样本信息（样本编号、冻存管二维码、样本类型、数量等）。

● 入库审批：经样本库主任审核后，方可接收入库。

● 样本接收：按照《样本库样本接收标准操作流程》接收样本，逐一进行样本核对，确保样本信息的准确性和真实性。

○ 样本检查：冻存管是否破裂；样本是否撒漏；样本是否污染等。

○ 信息核查：扫描冻存管的二维码，生物样本库信息管理系统中核查二维码绑定的信息与申请人提交的样本返还信息是否一致。

● 样本入库：待样本核对无误后，将《样本库样本返还申请表》的样本信息添加到存储，样本重新给位，确认入库，并打印《入库记录》。

②样本返还文件管理：返还样本在入库过程中涉及的《样本库样本交接单》应规范填写，并遵循以下相关内容。

- 遵循《样本库文件管理控制程序》。
- 遵循《样本库过程记录控制程序》。
- 遵循《样本库文字签字签章控制程序》。

### 16.1.6 质量控制

①过程中的质量控制

- 要求至少两人操作，并签字确认。
- 发现返还样本与系统信息不一致时，及时核查并确定样本。
- 遵循《样本库库存核实标准操作流程》。

②质量控制结果不符合预期：进入《样本库偏差管理控制程序》，并遵循《样本库纠正预防控制程序》。

### 16.1.7 偏差处理及报告

遵循 XMPB/Q-C-020《样本库偏差管理控制程序》。

### 16.1.8 保密

遵循 XMPB/Q-C-003《样本库信息保护控制程序》。

### 16.1.9 参考文件

《中华人民共和国数据安全法》

《中华人民共和国人类遗传资源管理条例》

《中华人民共和国人类遗传资源管理条例实施细则》

### 16.1.10 附件

**附件　XMPB-Q-R-019《样本库样本返还申请表》**

样本库样本返还申请表

| 样本详细信息 | | | | | | |
|---|---|---|---|---|---|---|
| 序号 | 项目编号 | 样本编号 | 二维码/条形码 | 样本类型 | 存放位置 | 剩余量 |
| 1 | | | | | | |
| 2 | | | | | | |
| 3 | | | | | | |
| 4 | | | | | | |
| 5 | | | | | | |
| 6 | | | | | | |
| 7 | | | | | | |
| 8 | | | | | | |
| 9 | | | | | | |
| …… | | | | | | |
| 出库时间 | | | 出库单流水号 | | | |
| 申请人（签名） | | | 申请日期 | | | |
| 批准人（签名） | | | 批准日期 | | | |

## 16.2 样本库样本衍生数据管理标准操作流程

### 16.2.1 目的

本文件旨在规范及确定精神病医院生物样本库内样本衍生数据的管理。

### 16.2.2 范围及用途

本文件适用于精神病医院生物样本库内所有出库样本涉及的衍生数据。

### 16.2.3 职责

①委员会：负责对样本库样本衍生数据管理活动进行年度审查。

②样本库

- 数据部门责任岗：负责样本衍生数据的管理。
- 质量主管：负责监督和审核该阶段样本衍生数据的准确性。
- 样本库主任：负责定期对样本衍生数据管理的审核。
- 文件控制责任岗：负责对样本衍生数据管理过程记录的收集、整理、归档及销毁。

### 16.2.4 软件

生物样本库信息管理系统

### 16.2.5 实施过程

①返还要求：要求申请人返还出库样本所涉及的全部衍生数据，包括但不限于基因数据、蛋白数据等生物信息和临床分析数据。填写《样本库样本衍生数据交接单》，标明内容如下。

- 检测信息：检测方、检测方法、检测指标等；
- 样本信息：样本编号、冻存管二维码、样本源 ID 等；
- 文件名：要求明确清晰，方便查找。

②接收：根据交接单，数据部门员工逐一核查样本衍生数据是否完整，文件命名是否准确。核查无误后，确认交接单并签字。

③入库：根据样本信息，数据部门员工负责确认上传衍生数据至生物样本库信息管理系统，打印数据入库单。

### 16.2.6 偏差处理及报告

遵循 XMPB/Q-C-020《样本库偏差管理控制程序》。

### 16.2.7 保密

遵循 XMPB/Q-C-003《样本库信息保护控制程序》。

### 16.2.8 参考文件

《中华人民共和国数据安全法》

《中华人民共和国人类遗传资源管理条例》

《中华人民共和国人类遗传资源管理条例实施细则》

☆☆☆☆

### 16.2.9 附件　XMPB/Q-R-052《样本库样本衍生数据交接单》

**样本库样本衍生数据交接单**

| 样本衍生数据信息 | | | | | | |
|---|---|---|---|---|---|---|
| 序号 | 项目编号 | 样本编号 | 二维码/条形码 | 样本类型 | 检测方式 | 数据大小 |
| 1 | | | | | | |
| 2 | | | | | | |
| 3 | | | | | | |
| 4 | | | | | | |
| 5 | | | | | | |
| 6 | | | | | | |
| 7 | | | | | | |
| 8 | | | | | | |
| 9 | | | | | | |
| …… | | | | | | |
| 出库时间 | | | 出库单流水号 | | | |
| 申请人（签名） | | | 申请日期 | | | |
| 批准人（签名） | | | 批准日期 | | | |

## 16.3　样本库科研成果管理标准操作流程

### 16.3.1 目的
本文件旨在规范及确定精神病医院生物样本库内科研成果的管理。

### 16.3.2 范围及用途
本文件适用于精神病医院生物样本库内所有科研成果的管理。

### 16.3.3 职责
①委员会：负责对样本库活动产生的科研成果进行年度审查。

②样本库

● 数据部门责任岗：负责科研成果的收集、汇总。

● 质量主管：负责监督和审核该阶段样本的准确性。

● 样本库主任：负责定期对科研成果审核。

● 文件控制责任岗：负责对科研成果管理过程记录的归档及销毁。

### 16.3.4 软件
生物样本库信息管理系统

### 16.3.5 实施过程
①要求：凡由样本库出库样本产生的科研成果，包括但不限于论文、专利、专著、科

研获奖等，均须提交样本库备案。

②登记：登记成果所属项目、成果类型等成果信息，数据部门员工核查申请人是否履行协议。

③归档：纸质版或电子版资料交于文件控制责任岗统一归档，保管。

### 16.3.6 保密

遵循 XMPB/Q-C-003《样本库信息保护控制程序》。

### 16.3.7 参考文件

《中华人民共和国数据安全法》

《中华人民共和国人类遗传资源管理条例》

《中华人民共和国人类遗传资源管理条例实施细则》

GB/T 37864-2019《生物样本库质量和能力通用要求》

# 17 信息管理系统标准操作流程

## 17.1 生物样本库信息管理系统标准操作流程

### 17.1.1 目的
本文件旨在规范及确定生物样本库信息管理系统的使用，为系统安全科学操作提供支持。

### 17.1.2 范围及用途
本文件适用于精神病医院生物样本库内生物样本库信息管理系统的标准操作。

### 17.1.3 安全规程
①验证：系统使用前须经过验证（安装前检查、安装、安装后首次使用前检查）或校准。

②培训：只有经过培训的并取得样本库授权的人员可以使用生物样本库信息管理系统。

### 17.1.4 使用
①系统登录：使用医院内网电脑，打开浏览器，搜索 IP，进入系统登录窗口，输入用户名与密码，点击登录。

登录界面如下图所示。

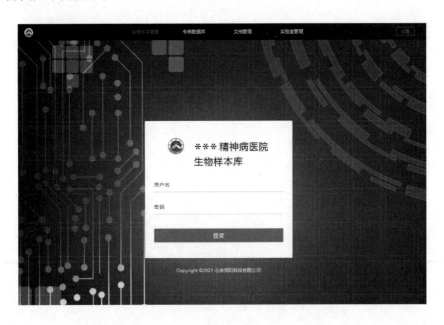

②首页：用户登录系统后自动进入首页界面。首页实时显示运行中的样本类型、疾病

编码、总样本数、样本源数目等信息。首页界面如下图所示。

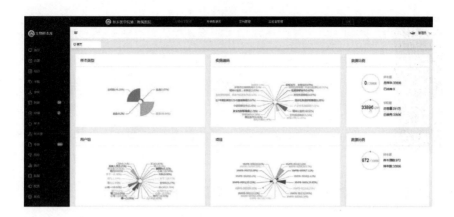

③容器：可自定义创建房间、容器、冻存架及冻存盒，查看生物样本详细信息。容器界面如下图所示。

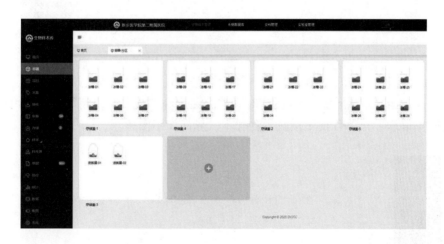

④项目：可创建项目、采集方案、制备方案和存储方案。点击"项目 - 列表"模块，可查看样本库所有项目的基本信息。"项目 - 列表"界面如下图所示。

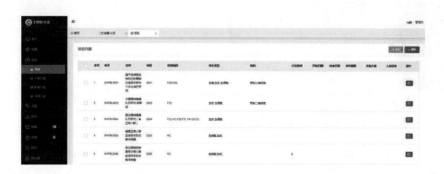

⑤采集：可自选项目参与，进行生物样本采集的登记。用户选中参与该项目，点击"采

☆★☆☆

集登记"，即可填写该项目的采集登记表。界面如下图所示。

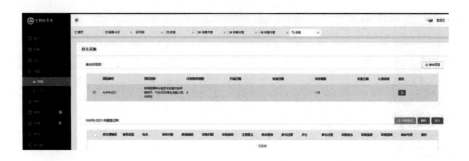

采集登记表提交后，自动生成采集记录。界面如下图所示。

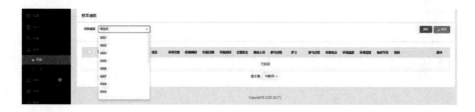

⑥接收：采集信息提交后，按提交时间顺序显示在"接收－列表"模块，用户可根据项目筛选样本信息，分项目批量接收生物样本。界面如下图所示。

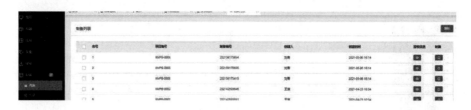

样本信息接收后，系统自动生成样本接收记录。界面如下图所示。

⑦制备：可自定义创建样本制备环节所需参数、填写制备信息并创建出样本。用户选中待制备项目，填写其制备相关信息，包括基本信息、制备方法、物料信息、仪器信息、离心和处理信息，并创建样本。选中全部样本，点击"制备完成"即可。制备信息填写界面如下图所示。

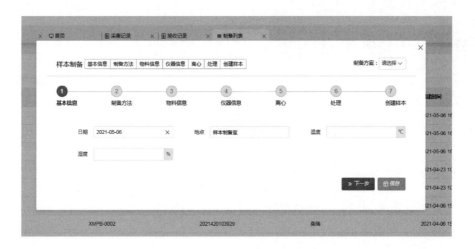

⑧存储：制备创建出的样本实时显示在"存储"模块的待入库列表，用户可通过项目编号、样本类型等筛选待入库样本信息，选中并点击"入库"，选择存储位置，给位并绑定二维码信息。界面如下图所示。

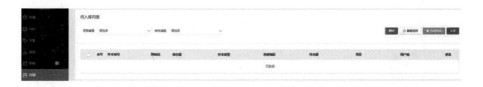

⑨样本：可进行条件查询生物样本、挑选样本添加到待出库、出库和查询样本生命周期相关操作。"样本 - 列表"模块界面如下图所示。

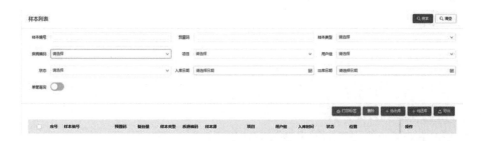

⑩样本源：可查看样本源相关信息及其所有生物样本。样本源界面如下图所示。

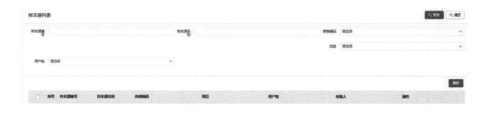

⑪配置：可自定义创建并配置疾病编码、样本类型、打印机参数、个性化登记、硬件

等信息。

疾病编码列表添加界面如下图所示。

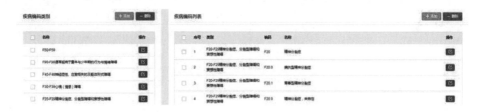

⑫系统：可自定义创建、更新系统登录界面显示的基本配置。

系统登录显示配置界面如下图所示。

**基本配置**

| 首标题 | 河南省精神病医院 |
| 副标题 | 生物样本库 |
| 首页标题 | 生物样本库 |
| LOGO | [上传照片] |
| 登录背景 | [上传照片] |
| 登录有效期 | 15　分钟 |

保存

### 17.1.5 维修程序

遵循 XMPB/Q-C-016《样本库设备管理控制程序》。

### 17.1.6 废弃程序

遵循 XMPB/Q-C-016《样本库设备管理控制程序》。

### 17.1.7 偏差处理及报告

遵循 XMPB/Q-C-020《样本库偏差管理控制程序》。

### 17.1.8 保密

遵循 XMPB/Q-C-003《样本库信息保护控制程序》。

### 17.1.9 参考文件

《中华人民共和国个人信息保护法》

《中华人民共和国数据安全法》

### 17.1.10 附件　生物样本信息记录操作流程图

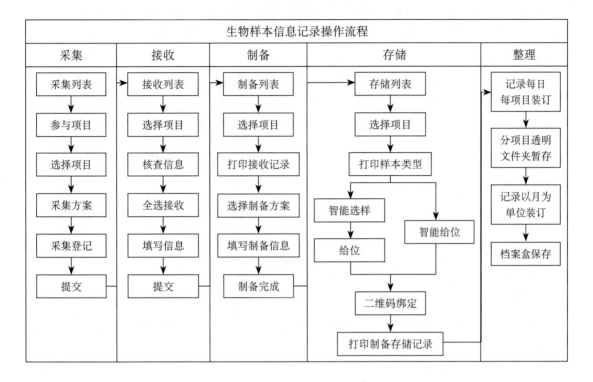

## 17.2　生物样本库信息管理系统数据备份与恢复标准操作流程

### 17.2.1 目的
本文件旨在规范及确定生物样本库信息管理系统数据备份与恢复的标准操作流程。

### 17.2.2 范围及用途
本文件适用于精神病医院生物样本库内生物样本库信息管理系统数据备份与恢复的操作。

信息管理系统数据必须定期备份，以便在尽可能短的时间内恢复系统应用，保证系统恢复到故障前的状态，避免因突发故障导致数据丢失，从而使损失和风险降低到最低。

### 17.2.3 职责
①委员会：负责对生物样本库信息管理系统备份与恢复活动进行年度审查。

②样本库

● 数据部门责任岗：负责定期核实信息管理系统的数据备份，在原数据丢失时将系统数据恢复到故障前状态，保障系统正常运行。

● 质控部门责任岗：负责制订本环节的质控节点并严格把控。

● 文件控制责任岗：负责将数据备份与恢复过程记录归档和销毁。

### 17.2.4 术语和定义
● 数据备份：是指为防止系统出现操作失误或系统故障导致数据丢失，而将全部或部分数据集合从应用主机的硬盘或阵列复制到其他存储介质的过程。

●样本采集：包括生物样本采集和生物信息采集。

●数据恢复：是指通过技术手段，将保存在台式机硬盘、笔记本硬盘、服务器硬盘、存储磁带库、移动硬盘、U 盘、数码存储卡、Mp3 等设备上丢失的电子数据进行抢救和恢复的技术。

●数据脱敏：数据脱敏是指对某些敏感信息通过脱敏规则进行数据的变形，实现对敏感隐私数据的可靠保护。当涉及客户安全数据或者一些商业性敏感数据时，在不违反系统规则条件下，对真实数据进行改造并提供测试使用，如身份证号、手机号、卡号、客户号等个人信息都需要进行数据脱敏。

### 17.2.5 内容

①数据备份

●手动备份：分为系统前置备份和后台数据库备份。系统信息前置备份采用文件导出形式，后台数据使用数据库管理工具进行手动备份。

●周期性自动备份：采用数据库软件的备份方式构建备份方案，然后通过 Shell 脚本进行定期备份。

●服务器备份：为确保主服务器硬盘损坏等不可抗力情况，造成生产环境数据及备份数据损毁。设立数据备用服务器，备份服务器定期自动转移主服务器备份数据，提供生产环境数据可修复的保障。

②数据脱敏：在数据出库和数据上传外网系统时，样本库管理系统将对受试者的隐私信息进行脱敏，例如姓名、身份证号、病案号等。受试者隐私信息仅存储于样本库大数据管理平台的内网系统，外网系统不做记录，以保障安全性。

受试者信息与其生物样本保持关联。受试者将被赋予具有唯一性的样本源 ID 号。受试者的样本源 ID 号与其病案号、入组日期和入组序号关联，且该关联信息由样本库内网保存。

③数据恢复：若发生数据丢失，备份服务器将自动启动，覆盖原服务器信息。若备份服务器无法自动启动，则需软件工程师手动启动，覆盖原服务器信息。

### 17.2.6 安全

遵循 XMPB/Q-C-004《样本库风险和机遇应对控制程序》。

### 17.2.7 偏差处理及报告

遵循 XMPB/Q-C-020《样本库偏差管理控制程序》。

### 17.2.8 保密

遵循 XMPB/Q-C-003《样本库信息保护控制程序》。

### 17.2.9 参考文件

《中华人民共和国个人信息保护法》

《中华人民共和国数据安全法》

《中华人民共和国人类遗传资源管理条例》

《中华人民共和国人类遗传资源管理条例实施细则》

GB/T 37864-2019《生物样本库质量和能力通用要求》

# 18　样本质控标准操作流程

## 18.1　样本库血液样本质量评估标准操作流程

### 18.1.1 目的

本文件旨在规范精神病医院生物样本库的精神病学样本库资源中心人体血液样本质量评估的操作规程。

### 18.1.2 范围

本文件适用于精神病医院生物样本库的血液样本，包括全血、血清、血浆、血细胞等血液样本的质量评估。

### 18.1.3 定义和术语

①血清：指在凝血过程中，血浆中的纤维蛋白原转变为不溶的血纤维。血纤维交织成网，将很多血细胞网罗在内，形成血凝块。血液凝固后，血凝块又发生回缩，并释放出淡黄色液体，称为血清，其中已无纤维蛋白原。

②血浆：是指离开血管的全血经抗凝处理后，通过离心沉淀，所获得的不含细胞成分的液体，其中含有纤维蛋白原。

③血细胞：指存在于血液中的细胞，主要包含红细胞、白细胞和血小板。

### 18.1.4 说明

根据用户研究目的和样本类型，选择样本质量评估操作流程并出具样本质检报告。

### 18.1.5 质量评估方法

① DNA 样本：基于 DNA 水平的血液样本质量评估，主要从浓度、纯度和片段完整性 3 个方面进行评估。

● DNA 浓度：采用分光光度法、荧光定量 PCR 法和荧光染料检测法测量样本的 DNA 浓度。

对于微量和低浓度样本，建议采用荧光染料检测法和荧光定量 PCR 法进行评价。若样本不纯或超出分光光度计的量程范围，不宜采用分光光度法测定浓度。

● DNA 纯度：采用分光光度法和琼脂糖凝胶电泳法检测样本的 DNA 纯度。

采用分光光度法检测，纯双链 DNA OD260/OD280 比值应为 1.8。低于 1.6 可能有蛋白和酚污染。高于 1.9 可能有 RNA 污染。纯双链 DNA OD260/OD230 比值应在 2.0 ～ 2.2，若 OD260/OD230 比值低于 2.0，可能有盐离子等杂质残留。

采用琼脂糖凝胶电泳法检测样本 DNA 纯度时，若泳道口存在较亮条带，说明样本含有蛋白污染；若电泳条带最前出现较小条带，说明样本存在 RNA 污染。

☆ ☆ ☆ ☆

● DNA 完整性：采用凝胶电泳法和微流控分析法检测样本的 DNA 完整性。

凝胶电泳时，若主带完整，条带弥散不明显，条带位置为滞后于 Marker 的最大条带，则说明样本的 DNA 完整性好。

对于微量样本或批量样本检测，可利用生物分析仪进行微流控分析样本完整性。

② RNA 样本：基于 RNA 水平的血液样本质量评估，主要从浓度、纯度和片段完整性 3 个方面进行评估。

● RNA 浓度：采用分光光度法和荧光染料检测法测量样本的 RNA 浓度。

对于微量和低浓度样本，建议采用荧光染料检测法进行评价。若样本不纯或超出分光光度计的量程范围，不宜采用分光光度法测定浓度。

● RNA 纯度：采用分光光度法和琼脂糖凝胶电泳法检测样本的 DNA 纯度。

采用分光光度法检测，RNA OD260/OD280 比值在 1.9 ～ 2.1，说明纯度较好。OD260/OD280 比值 <1.8，可能存在蛋白污染。OD260/OD280 比值 >2.2，说明 RNA 降解，且可能有异硫氰酸残留。

采用琼脂糖凝胶电泳法检测样本 RNA 纯度时，若泳道存在明显拖尾现象，说明样本含有杂质污染；若在 4 ～ 5kb 或高分子量处出现条带，说明样本存在 DNA 污染。

● RNA 完整性：采用凝胶电泳法和微流控分析法检测样本的 RNA 完整性。

凝胶电泳时，若电泳条带显示 28S∶18S 约为 2∶1，则说明样本的 RNA 完整性好。若出现条带变小或明显拖尾甚至弥散，则说明 RNA 有降解。

对于微量样本或批量样本检测，可利用生物分析仪进行微流控分析样本完整性。RIN 值 =10 表明样本完整性最好，0 为最差。RIN 值 >6 表明 RNA 样本合格。

③用于代谢组学研究的样本：基于代谢组学研究水平的血液样本质量评估，主要从样本状态和冻融次数两个方面进行评估。

● 样本状态：核查血清、血浆状态。正常情况下，血清、血浆应为淡黄色透明液体。若样本存在溶血、脂糜状态，并在样本出库时告知用户。

● 冻融次数：核查血清、血浆样本冻融次数，并在样本出库时告知用户。

④蛋白质样本：基于蛋白质水平的血液样本质量评估，主要从样本浓度进行评估。采用分光光度法或酶标仪微量法检测样本的蛋白质浓度。

### 18.1.6 安全

遵循 XMPB/Q-C-004《样本库风险和机遇应对控制程序》。

### 18.1.7 偏差处理及报告

遵循 XMPB/Q-C-020《样本库偏差管理控制程序》操作。

### 18.1.8 保密

遵循 XMPB/Q-C-003《样本库信息保护控制程序》。

### 18.1.9 参考文件

GB/T 40974-2021《核酸样本质量评价方法》

### 18.1.10 附件
**附件1 XMPB/Q-R-057《精神病医院生物样本库血液样本质检报告》**

#### 精神病医院生物样本库血液样本质检报告

| 项目编号 | 样本号码 | | 预置管二维码 | |
|---|---|---|---|---|
| 检测项目 | 参考标准 | 检测结果 | | 结果评价 |
| 产品外观 | 符合产品规格包装执行标准 | □符合　□不符合 | | □合格 / □不合格 |
| 溶液外观性状 | 无色透明液体 | □是　□否 | | □合格 / □不合格 |
| 浓度检测 | ＿＿＿ | ＿＿＿＿ | | □合格 / □不合格 |
| 纯度检测 | DNA：A260/A280=1.7～1.9<br>RNA：A260/A280=1.7～2.0 | ＿＿＿＿ | | □合格 / □不合格 |
| 完整性检测 | DNA：主带完整，条带弥散不明显<br>RNA：28S：18S=2：1 或 RIN 值 >6 | □符合　□不符合 | | □合格 / □不合格 |
| 其他：＿＿＿＿＿＿ | ＿＿＿＿＿＿＿＿＿ | ＿＿＿＿ | | □合格 / □不合格 |
| 质检结论： | | | | |
| 检验人： | 检测日期： | | 复核人： | 复核日期： |
| 网址：http：//www.hnjsby.cn/scientificswybk.html | | | | |

**附件2 XMPB/Q-R-145《精神病医院生物样本库血清 / 血浆样本质检报告》**

#### 精神病医院生物样本库血清 / 血浆样本质检报告

| 项目编号 | 样本号码 | | 预置管二维码 | |
|---|---|---|---|---|
| 检测项目 | 参考标准 | 检测结果 | | 结果评价 |
| 产品外观 | 符合产品规格包装执行标准 | □符合　□不符合 | | □合格 / □不合格 |
| 溶液外观性状 | 浅黄色透明液体 | □是　□否 | | □合格 / □不合格 |
| 冻融次数 | ＿＿＿ | ＿＿＿＿ | | □合格 / □不合格 |
| 其他：＿＿＿＿＿＿ | ＿＿＿＿＿＿＿＿＿ | ＿＿＿＿ | | □合格 / □不合格 |
| 质检结论： | | | | |
| 检验人： | 检测日期： | | 复核人： | 复核日期： |
| 网址：http：//www.hnjsby.cn/scientificswybk.html | | | | |

## 18.2 样本库尿液样本质量评估标准操作流程

### 18.2.1 目的
本文件旨在规范精神病医院生物样本库尿液样本质量评估的操作规程。

### 18.2.2 范围
本文件适用于精神病医院生物样本库尿液样本的质量评估。

☆ ☆ ☆ ☆

### 18.2.3 说明

尿液是肾脏排出的代谢废物，可以反映出人体健康方面的诸多信息，比如红细胞、白细胞和尿蛋白异常等。获得了尿液样本后，可对其进行生物标志物的筛查。

### 18.2.4 方法

①外观：检查并记录尿液的外观（颜色、气味、透明度、是否结晶）。尿液通常是透明的。浑浊或异味表明存在问题，如感染。尿蛋白可使尿液中泡沫增多。若尿液呈红色或棕色，尿液带血或者受到刚食用的东西或某些药物的影响（例如甜菜或大黄可能会使尿液呈红色）。

正常尿液中含有许多晶体物质和非晶体物质，在饱和状态下，这些物质可因尿液酸碱度、温度改变，代谢紊乱或缺乏抑制晶体沉淀的物质而发生沉淀，形成尿结晶。

②细菌计数：正常情况下，尿液无细菌生长或菌落计数 <1000 个/ml。保存条件的延长可能引起细菌繁殖。因此，如有需要，建议通过检测尿液样本各类细菌计量来评估样本质量。

### 18.2.5 安全

遵循 XMPB/Q-C-004《样本库风险和机遇应对控制程序》。

### 18.2.6 偏差处理及报告

遵循 XMPB/Q-C-020《样本库偏差管理控制程序》。

### 18.2.7 保密

遵循 XMPB/Q-C-003《样本库信息保护控制程序》。

### 18.2.8 附件

附件 XMPB/Q-R-056《精神病医院生物样本库尿液样本质检报告》

**精神病医院生物样本库尿液样本质检报告**

| 项目编号 | 样本号码 | 预置管二维码 | |
|---|---|---|---|
| 检测项目 | 参考标准 | 检测结果 | 结果评价 |
| 产品外观 | 符合产品规格包装执行标准 | □符合 □不符合 | □合格 / □不合格 |
| 溶液外观性状 | 无色或浅黄色透明液体 | □是 □否 | □合格 / □不合格 |
| | 无明显结晶 | □是 □否 | □合格 / □不合格 |
| 其他：_____ | _____ | _____ | □合格 / □不合格 |
| 质检结论： | | | |
| 检验人： | 检测日期： | 复核人： | 复核日期： |

网址：http：//www.hnjsby.cn/scientificswybk.html

## 18.3 样本库核酸质量评估标准操作流程

### 18.3.1 目的

本文件旨在规范及确定样本库核酸质量评估的活动，为评估核酸质量的标准化操作提供支持。

### 18.3.2 范围

本文件适用于精神病医院生物样本库开展的核酸质量的评估活动过程。

### 18.3.3 定义和术语

①核酸：是由许多核苷酸聚合成的生物大分子化合物，核酸可分为脱氧核糖核酸和核糖核酸。

②脱氧核糖核酸（deoxyribonucleic acid，DNA）：是染色体的主要化学成分，同时也是组成基因的材料。

③核糖核酸（ribonucleic acid，RNA）：存在于生物细胞以及部分病毒、类病毒中的遗传信息载体。

### 18.3.4 职责

①委员会：负责对样本库核酸样本评估活动进行年度审查。

②样本库

- 样本部门员工：负责评估核酸质量的标准操作。
- 质量控制责任岗：负责定期核查核酸质量的评估，保证样本质量。
- 文件控制责任岗：负责对核酸样本评估过程记录的收集、整理、归档和销毁。

### 18.3.5 实施过程

① DNA 样本

- DNA 浓度：采用分光光度法、荧光定量 PCR 法和荧光染料检测法测量样本的 DNA 浓度。

对于微量和低浓度样本，建议采用荧光染料检测法和荧光定量 PCR 法进行评价。若样本不纯或超出分光光度计的量程范围，不宜采用分光光度法测定浓度。

- DNA 纯度：采用分光光度法和琼脂糖凝胶电泳法检测样本的 DNA 纯度。

采用分光光度法检测，纯双链 DNA OD260/OD280 比值应为 1.8。低于 1.6 可能有蛋白和酚污染。高于 1.9 可能有 RNA 污染。纯双链 DNA OD260/OD230 比值应在 2.0 ～ 2.2，若 OD260/OD230 比值低于 2.0，可能有盐离子等杂质残留。

采用琼脂糖凝胶电泳法检测样本 DNA 纯度时，若泳道口存在较亮条带，说明样本含有蛋白污染；若电泳条带最前出现较小条带，说明样本存在 RNA 污染。

- DNA 完整性：采用凝胶电泳法和微流控分析法检测样本的 DNA 完整性。

凝胶电泳时，若主带完整，条带弥散不明显，条带位置为滞后于 Marker 的最大条带，则说明样本的 DNA 完整性好。

对于微量样本或批量样本检测，可利用生物分析仪进行微流控分析样本完整性。

② RNA 样本

- RNA 浓度：采用分光光度法和荧光染料检测法测量样本的 RNA 浓度。

对于微量和低浓度样本，建议采用荧光染料检测法进行评价。若样本不纯或超出分光光度计的量程范围，不宜采用分光光度法测定浓度。

- RNA 纯度：采用分光光度法和琼脂糖凝胶电泳法检测样本的 RNA 纯度。

采用分光光度法检测，RNA OD260/OD280 比值在 1.9 ～ 2.1，说明纯度较好。OD260/OD280 比值 <1.8，可能存在蛋白污染。OD260/OD280 比值 >2.2，说明 RNA 降解，且可

☆☆☆☆

能有异硫氰酸残留。

采用琼脂糖凝胶电泳法检测样本 RNA 纯度时，若泳道存在明显拖尾现象，说明样本含有杂质污染；若在 4 ～ 5kb 或高分子量处出现条带，说明样本存在 DNA 污染。

● RNA 完整性：采用凝胶电泳法和微流控分析法检测样本的 RNA 完整性。

凝胶电泳时，若电泳条带显示 28S ： 18S 约为 2 ： 1，则说明样本的 RNA 完整性好。若出现条带变小或明显拖尾甚至弥散，则说明 RNA 有降解。

对于微量样本或批量样本检测，可利用生物分析仪进行微流控分析样本完整性。RIN 值 =10 表明样本完整性最好，0 为最差。RIN 值 >6 表明 RNA 样本合格。

### 18.3.6 偏差处理及报告

遵循 XMPB/Q-C-020《样本库偏差管理控制程序》。

### 18.3.7 保密

遵循 XMPB/Q-C-003《样本库信息保护控制程序》。

### 18.3.8 参考文件

GB/T 19001-2016《质量管理体系要求》

GB/T 40974-2021《核酸样本质量评价方法》

### 18.3.9 附件

**附件 1　XMPB/Q-R-030《精神医院生物样本库 DNA 样本质检报告》**

精神病医院生物样本库 DNA 样本质检报告

| 项目编号 | 样本号码 | 预置管二维码 | |
|---|---|---|---|
| 检测项目 | 参考标准 | 检测结果 | 结果评价 |
| 产品外观 | 符合产品规格包装执行标准 | □符合　□不符合 | □合格 / □不合格 |
| 溶液外观性状 | 无色透明液体 | □是　　□否 | □合格 / □不合格 |
| DNA 浓度检测 | ＿＿＿ | ＿＿＿＿ ng/μl | □合格 / □不合格 |
| DNA 纯度检测 | A260/A280=1.7 ～ 1.9 | ＿＿＿＿ | □合格 / □不合格 |
| 其他：＿＿＿ | ＿＿＿＿＿＿＿＿ | ＿＿＿＿＿ | □合格 / □不合格 |
| 质检结论： | | | |
| 检验人： | 检测日期： | 复核人： | 复核日期： |
| 网址：http：//www.hnjsby.cn/scientificswybk.html | | | |

**附件 2　XMPB/Q-R-093《精神病医院生物样本库 RNA 样本质检报告》**

精神病医院生物样本库 RNA 样本质检报告

| 项目编号 | 样本号码 | 预置管二维码 | |
|---|---|---|---|
| 检测项目 | 参考标准 | 检测结果 | 结果评价 |
| 产品外观 | 符合产品规格包装执行标准 | □符合　□不符合 | □合格 / □不合格 |
| 溶液外观性状 | 无色透明液体 | □是　　□否 | □合格 / □不合格 |

| RNA 浓度检测 | —— | _____ ng/µl | □合格 / □不合格 |
| RNA 纯度检测 | A260/A280=1.7 ~ 2.0 | _____ | □合格 / □不合格 |
| 其他：_____ | _____ | _____ | □合格 / □不合格 |
| 质检结论： | | | |
| 检验人： | 检测日期： | 复核人： | 复核日期： |
| 网址：http：//www.hnjsby.cn/scientificswybk.html | | | |

## 18.4 样本库固体样本质量评估标准操作流程

### 18.4.1 目的

本文件旨在规范及确定样本库固体样本质量评估的活动，为评估固体样本质量的标准化操作提供支持。

### 18.4.2 范围

本文件适用于精神病医院生物样本库开展的固体样本质量的评估活动过程，固体样本主要包括：毛发、指甲、粪便等。

### 18.4.3 职责

①委员会：负责对样本库固体样本质量评估活动进行年度审查。

②样本库

- 样本部门员工：负责评估固体样本质量的标准操作。
- 质量控制责任岗：负责定期核查固体样本质量的评估，保证样本质量。
- 文件控制责任岗：负责对样本库固体样本质量评估过程记录的收集、整理、归档和销毁。

### 18.4.4 实施过程

固体样本质量评估一般根据研究需求确定最终的分析方法。

①毛发

- 评估毛发是否干燥。
- 评估毛发长度是否符合采集标准。
- 评估毛发采集部位是否符合采集标准。
- 评估毛发入库信息是否完整。

②指甲

- 评估指甲是否干燥。
- 评估指甲长度是否符合采集标准。
- 评估指甲采集部位是否符合采集标准。
- 评估指甲入库信息是否完整。

③粪便

- 评估粪便重量是否符合采集标准。
- 评估粪便采集部位是否符合采集标准。

☆☆☆☆

● 评估粪便入库信息是否完整。

**18.4.5 偏差处理及报告**

遵循 XMPB/Q-C-020《样本库偏差管理控制程序》。

**18.4.6 保密**

遵循 XMPB/Q-C-003《样本库信息保护控制程序》。

**18.4.7 参考文件**

GB/T 37864-2019《生物样本库质量和能力通用要求》

ISO/IEC 17025：2017《检测和校准实验室能力认可准则》

GB/T 19001-2016《质量管理体系要求》

**18.4.8 附件    XMPB/Q-R-054《精神医院生物样本库固体样本质检报告》**

精神病医院生物样本库固体样本质检报告

| 项目编号 | 样本号码 | | 预置管二维码 | |
|---|---|---|---|---|
| 检测项目 | 参考标准 | | 检测结果 | 结果评价 |
| 产品外观 | 符合产品规格包装执行标准 | | □符合　□不符合 | □合格 / □不合格 |
| 外观性状 | 是否干燥 | | □是　　□否 | □合格 / □不合格 |
| | 采集部位是否满足采集标准 | | □是　　□否 | □合格 / □不合格 |
| | 长度 / 重量是否满足采集标准 | | □是　　□否 | □合格 / □不合格 |
| 其他：_____ | _____ | | _____ | □合格 / □不合格 |
| 质检结论： | | | | |
| 检验人： | 检测日期： | | 复核人： | 复核日期： |
| 网址：http：//www.hnjsby.cn/scientificswybk.html | | | | |

## 18.5    样本库外周血单个核细胞质量评估标准操作流程

**18.5.1 目的**

本文件旨在规范及确定样本库外周血单个核细胞质量评估的活动，为评估外周血单个核细胞质量的标准化操作提供支持。

**18.5.2 范围**

本文件适用于精神病医院生物样本库开展的外周血单个核细胞质量的评估活动过程。

**18.5.3 定义和术语**

● 外周血单个核细胞

外周血单个核细胞指外周血中具有单个核的细胞，主要包括：单核细胞和淋巴细胞。淋巴细胞又包括 B 淋巴细胞和 T 淋巴细胞。

● Ficoll-hypaque（聚蔗糖－泛影葡胺）密度梯度离心法

主要依据原理：由于外周血内大多数细胞形态、大小和比重都不相同，其中单个核细胞的比重为 1.075 ～ 1.090，红细胞和多核白细胞的比重在 1.092 左右，血小板为 1.030 ～ 1.035。

因此，利用一种介于 1.075～1.092 而近于等渗的溶液做密度梯度离心，使一定密度的细胞按相应密度梯度分布，可将各种血细胞与单个核细胞分离。最常用的分层液为聚蔗糖和泛影酸钠混合（比重为 1.070±0.001）的溶液，国内常用泛影葡胺代替泛影酸钠。

### 18.5.4 职责

①委员会负责对样本库样本质量评估活动进行年度审查。

②样本库

- 样本部门员工：负责提取外周血单个核细胞，并评估其质量。
- 质量控制责任岗：负责评估外周血单个核细胞质量的标准操作。
- 质量主管：负责定期核查外周血单个核细胞质量的评估，保证样本质量。
- 文件控制责任岗：负责收集、归档及销毁该过程记录

### 18.5.5 方法

- 检查样本采集、接收、制备记录是否完整。
- 细胞计数和细胞活性检测：利用全自动细胞计数仪检测细胞的数量和活性，并出具质控报告。

### 18.5.6 偏差处理及报告

遵循 XMPB/Q-C-020《样本库偏差管理控制程序》。

### 18.5.7 保密

遵循 XMPB/Q-C-003《样本库信息保护控制程序》。

### 18.5.8 附件　XMPB/Q-R-053《精神医院生物样本库外周血单个核细胞样本质检报告》

**精神病医院生物样本库外周血单个核细胞样本质检报告**

| 项目编号 | 样本号码 | 预置管二维码 | |
|---|---|---|---|
| 检测项目 | 参考标准 | 检测结果 | 结果评价 |
| 产品外观 | 符合产品规格包装执行标准 | □符合　□不符合 | □合格 / □不合格 |
| 溶液外观性状 | 无色透明液体 | □是　　□否 | □合格 / □不合格 |
| 细胞计数检测 | —— | —— | □合格 / □不合格 |
| 细胞活力检测 | —— | —— | □合格 / □不合格 |
| 其他：_____ | —— | —— | □合格 / □不合格 |
| 质检结论： | | | |
| 检验人： | 检测日期： | 复核人： | 复核日期： |

网址：http://www.hnjsby.cn/scientificswybk.html

## 18.6 样本库唾液样本质量评估标准操作流程

### 18.6.1 目的

本文件旨在规范精神病医院生物样本库唾液样本质量评估的操作规程。

☆★☆☆

**18.6.2 范围**

本文件适用于精神病医院生物样本库唾液样本的质量评估。

**18.6.3 说明**

唾液是舌下及口腔黏膜分泌的体液，由于其容易获得，因此是体外液体活检研究的常用对象，目前的研究主要集中于 DNA 水平的研究。

**18.6.4 方法**

基于核酸水平的唾液样本质量评估，主要从核酸浓度、纯度和片段完整性 3 个方面进行评估。

① DNA 样本

● DNA 浓度：采用分光光度法、荧光定量 PCR 法和荧光染料检测法测量样本的 DNA 浓度。

对于微量和低浓度样本，建议采用荧光染料检测法和荧光定量 PCR 法进行评价。若样本不纯或超出分光光度计的量程范围，不宜采用分光光度法测定浓度。

● DNA 纯度：采用分光光度法和琼脂糖凝胶电泳法检测样本的 DNA 纯度。

采用分光光度法检测，纯双链 DNA OD260/OD280 比值应为 1.8。低于 1.6 可能有蛋白和酚污染。高于 1.9 可能有 RNA 污染。纯双链 DNA OD260/OD230 比值应在 2.0 ～ 2.2，若 OD260/OD230 比值低于 2.0，可能有盐离子等杂质残留。

采用琼脂糖凝胶电泳法检测样本 DNA 纯度时，若泳道口存在较亮条带，说明样本含有蛋白污染；若电泳条带最前出现较小条带，说明样本存在 RNA 污染。

● DNA 完整性：采用凝胶电泳法和微流控分析法检测样本的 DNA 完整性。

凝胶电泳时，若主带完整，条带弥散不明显，条带位置为滞后于 Marker 的最大条带，则说明样本的 DNA 完整性好。

对于微量样本或批量样本检测，可利用生物分析仪进行微流控分析样本完整性。

② RNA 样本

● RNA 浓度：采用分光光度法和荧光染料检测法测量样本的 RNA 浓度。

对于微量和低浓度样本，建议采用荧光染料检测法进行评价。若样本不纯或超出分光光度计的量程范围，不宜采用分光光度法测定浓度。

● RNA 纯度：采用分光光度法和琼脂糖凝胶电泳法检测样本的 DNA 纯度。

采用分光光度法检测，RNA OD260/OD280 比值在 1.9 ～ 2.1，说明纯度较好。OD260/OD280 比值 <1.8，可能存在蛋白污染。OD260/OD280 比值 >2.2，说明 RNA 降解，且可能有异硫氰酸残留。

采用琼脂糖凝胶电泳法检测样本 RNA 纯度时，若泳道存在明显拖尾现象，说明样本含有杂质污染；若在 4 ～ 5kb 或高分子量处出现条带，说明样本存在 DNA 污染。

● RNA 完整性：采用凝胶电泳法和微流控分析法检测样本的 RNA 完整性。

凝胶电泳时，若电泳条带显示 28S：18S 约为 2：1，则说明样本的 RNA 完整性好。若出现条带变小或明显拖尾甚至弥散，则说明 RNA 有降解。

对于微量样本或批量样本检测，可利用生物分析仪进行微流控分析样本完整性。RIN 值 =10 表明样本完整性最好，0 为最差。RIN 值 >6 表明 RNA 样本合格。

### 18.6.5 安全

遵循 XMPB/Q-C-004《样本库风险和机遇应对控制程序》。

### 18.6.6 偏差处理及报告

遵循 XMPB/Q-C-020《样本库偏差管理控制程序》。

### 18.6.7 保密

遵循 XMPB/Q-C-003《样本库信息保护控制程序》。

### 18.6.8 附件　XMPB/Q-R-146《精神医院生物样本库唾液样本质检报告》

**精神病医院生物样本库唾液样本质检报告**

| 项目编号 | 样本号码 | | 预置管二维码 | |
|---|---|---|---|---|
| 检测项目 | 参考标准 | | 检测结果 | 结果评价 |
| 产品外观 | 符合产品规格包装执行标准 | | □符合　□不符合 | □合格 / □不合格 |
| 溶液外观性状 | 无色透明液体 | | □是　　□否 | □合格 / □不合格 |
| 浓度检测 | —— | | ———— | □合格 / □不合格 |
| 纯度检测 | DNA：A260/A280=1.7 ~ 1.9<br>RNA：A260/A280=1.7 ~ 2.0 | | ———— | □合格 / □不合格 |
| 完整性检测 | DNA：主带完整，条带弥散不明显<br>RNA：28S ：18S=2 ：1 或 RIN 值 >6 | | □符合　□不符合 | □合格 / □不合格 |
| 其他：＿＿＿＿ | ＿＿＿＿＿＿＿ | | ———— | □合格 / □不合格 |
| 质检结论： | | | | |
| 检验人： | 检测日期： | | 复核人： | 复核日期： |

网址：http://www.hnjsby.cn/scientificswybk.html

# 第四篇

## 精神疾病生物样本库的临床应用

☆ ☆ ☆ ☆

# 19 生物样本与数据在客观标记物筛选中的作用

精神疾病生物样本库的功能定位是精神疾病生物样本存储和建立样本信息共享体系。精神疾病生物样本库标准化运行后将会做生物样本的采集、存储、共享、病理研究、药理研究、大数据及成果转化等方面给予强有力的支撑，进而为精神疾病的客观诊断与精准治疗提供理论依据。通过标准化、规范化采集的样本与临床大数据，可进一步开展临床队列研究，目前而言，多维度研究策略包括分子、细胞、影像、行为表型等，已经成为精神疾病发病机制、客观标记物筛选及疗效预测指标等的主要研究策略。最新一项研究通过精神分裂症患者和健康正常人的影像学、基因组学、临床评估、随访评估等大数据，成功建立精准诊断及疗效预测模型，该模型可达到跨中心诊断分类超过80%的准确率，并筛选出一种新型的个体化精神分裂症生物标记，对未来精神医学临床的精准诊断治疗、疾病子型分类和病理研究可能都具有重要的临床意义。

①加强交流、实现样本共享：目前而言，我国样本共享使用机制仍不完善，临床诊治、生物样本收集和临床患者随访仍处于无序状态；临床研究人员各自为政，缺乏有效的资源共享；高质量生物样本仍无法充分实现共享使用与深入合作研究。因此，精神疾病生物样本库的共享机制主要包括以下3方面：

● 建立高质量的临床队列样本与数据资源是实现共享、合作的前提，能够为深入的研究工作奠定基础；尤其是长期临床队列的建设，能够有效的观察精神疾病发病风险因素、发病机制等。

● 样本共享采用"申请 - 论证 - 审批"制度，即国内科研工作人员，若需要申请样本使用，需提交申请样本的研究目的、方法与意义，经样本学术委员会与伦理委员会专家组论证，经论证通过的样本使用情况，由样本库主任核定与审批。

● 样本库共享使用需签订协议书，对样本使用的类型、数量、时间及用途等进行具体规定，对生物样本的安全需按照国家相关规定进行明确说明，对使用样本研究产生的成果归属需要明确约定。

②临床队列研究促使临床转化：标准化、规范化的精神疾病生物样本库建设是保障高质量样本形成的关键，临床大队列的建立是临床研究的重要支撑。因此，在目前国际与国内样本库建设标准不断完善的良好环境下，对精神疾病生物样本库运行模式进行了系统的探索，形成了一套完整的精神疾病生物样本库的系统化诊断、临床评估、样本采集、队列研究和随访管理体系，为建立精神专科大数据、标准化的资源平台提供了依据。随着国家

脑计划的开展，标准化、规范化的精神疾病生物样本库的建设能够推动我国脑计划的实施，也能够为精神疾病的发病机制与精准治疗提供重要的支撑。未来的发展方向是建立高质量的临床随访队列，采用多组学研究策略进行发病机制研究，并且利用人工智能化技术提升生物样本与数据的科学管理与应用，充分形成临床大数据，推动实现精神疾病的客观诊断与精准治疗。

③大数据分析：精神疾病生物样本库汇聚了多维度、多时点的数据，因此，对于数据的深度挖掘与分析是进一步进行临床转化研究的关键。采用人工智能进行深度分析，探索精神疾病的客观诊断标记物，是实现临床转化的重要途径。长期医疗，精神疾病的诊断主要依靠症状学特征，缺乏有效的生物学客观标记物，导致诊断存在漏诊和误诊。因此，精神疾病生物样本库所建立的样本与数据信息，是实现探索客观标记物的基础。

# 20 精神疾病客观标记物筛选与个体化治疗策略

精神障碍包括精神分裂症、抑郁症和双相障碍等高度复杂的重性精神障碍，其诊断主要依据临床症状特征。我国的流行病学调查研究发现，终生患病率及 12 个月患病率分别为：抑郁症 6.8% 和 3.6%，精神分裂症 0.6% 和 0.6%，双相障碍 0.6% 和 0.5%。因此，发病率高、致残率高、社会负担重，是人类面临的严重公共卫生问题，其病因和病理机制至今未明。目前而言，大量 GWAS 研究已经证实精神障碍（如精神分裂症、抑郁症等）属于多基因复杂疾病，同时脑影像学研究也已经发现了多种可用于诊断与疗效预测的客观指标；但是，单一维度仍无法解释这些精神疾病的复杂发病机制；因此，多维度探索客观标记物和发病机制成为重要的研究策略。精神障碍的客观生物学标记物筛选的最理想策略是"遗传变异 - 代谢分子效应 - 脑影像学特征 - 临床症状特征"的多维度的探索。因此，应该从多维度客观生物学标记物筛选策略着手开展精神障碍科学研究。

目前，对于精神障碍的多维度研究，以精神分裂症为例，主要研究流程包含以下几个方面：①确定诊断、入组及排除标准；②确定症状及不良反应的评估体系；③确定多维度策略体系；④明确随访时间节点。精神分裂症多中心标准化、规范化、两阶段独立大样本临床队列，主要以医院和社区为研究实施场景，采用真实世界研究策略，主要获得精神病理、遗传、神经生化、脑影像、电生理等多个维度的大数据，建立多维度指标体系，建立基于多维度的精神分裂症诊疗客观标记物体系，进一步转化应用于临床实践中。

①临床方案确定：精神分裂症队列研究纳入的受试者分为两种：精神分裂症患者和健康人群。

根据既往回顾性数据的统计分析，为保证遗传信息的稳定度和均一性，两种人群均限定为汉族。考虑"精神分裂症"疾病诊断标准的限制，年龄需限定在 18 周岁以上；为避免人体尤其是大脑衰老带来的躯体性病变干扰，一般将最大年龄限制为 55 周岁。除这两种人群均需要收集的一般生物学资料外，还需收集健康人群的认知评估等评估数据，一般仅收集基线数据。

针对精神分裂症患者：

● 诊断评定：采用国际通用的 MINI 5.0 + plus（中文版本）进行系统精神检查与评估，使受试者符合"精神分裂症"的诊断标准。

● 精神症状评定：精神分裂症患者入组时以精神分裂症阴性阳性症状量表（positive and negative syndrome scale，PANSS）及临床总体印象量表（CGI）评定临床症状及病情

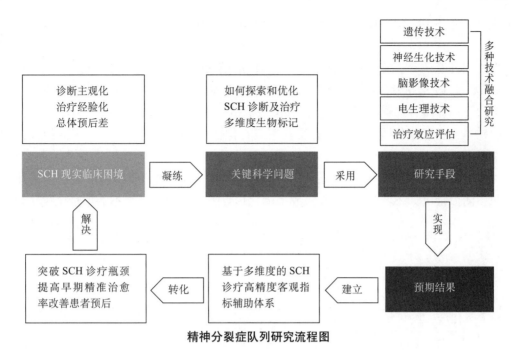

**精神分裂症队列研究流程图**

严重程度，并于急性期治疗 8 周后再次评估，以 PANSS 量表减分率判断临床疗效，减分率小于 50% 为无效，大于等于 50% 为有效。

● 认知功能评定：采用"认知功能成套测验－共识版（MATRICS consensus cognitive battery，MCCB）"评估工具评估认知功能，包括：数字序列、语义流畅性、工作记忆、执行功能等。分别于入组时和急性期治疗 8 周后再次评估。

● 不良反应评定：应用锥体外系副反应量表（ratingscale extrapyramidalside effects，RSESE）、药物不良反应量表（udvalg for kliniske undersogelser，UKU）及实验室检查评估患者不良反应，随时记录并于 3 个月时整体评估。基于项目研究设计，为评估临床治疗的短期和长期效果，尽可能收集更多节点的维度数据，设定的临床随访时长并不是通常的 8 周，而是包含精神分裂症患者急性期在内的 3 个月。此外，一般还附有其他针对精神分裂症患者入组与排除标准的设计，主要根据项目的前瞻性数据来进行制订，此处不再赘述。

②一致性培训：为保证上述项目中受试者入组标准、诊断标准和评估标准程度的基本均一度，以及构建数据库的各数据集合统计分析一致性，必须对执行判定入组的项目成员进行入排、诊断和评估的统一培训，其中精神分裂症患者由具有资质的临床医师进行招募和评判，健康人群由样本库临床专员进行招募和评判。根据项目采样方案，编撰项目病例报告表（case report form，CRF），并制订对临床医师和临床专员的一致性培训计划：伦理与知情；入排一致性；诊断一致性；评估一致性；CRF 规范化填写。

③标准化样本采集存储流程：基于对现代科学研究伦理道德的遵守，考虑精神疾病患者病灶的特殊性，样本库只对受试者采集外周血样本和肠道菌群样本。样本库制定《样本库血液采集标准操作流程》《样本库粪便采集标准操作流程》等标准规程。在实施样本采集活动之前，对参与采集各环节的相关人员进行标准操作培训，使其考核合格后方

可上岗。获取一份样本的流程主要包括：样本采集、样本运输、样本处理、样本入库存储等。

需特别注意的是，样本的处理包含前处理和深处理两种方式，采取处理的方式和物料需要根据项目研究方案中对样本后续如何利用而合理化选择。一般使用无添加剂负压采血管采集的外周血可存储血清样本，使用有添加剂负压采血管采集的外周血可存储血浆样本、血细胞样本、白膜层样本等。样本标准化采集存储流程的培训对象为样本采集的临床护士和样本库员工。

④标准化数据采集与质量管理：项目需通过收集受试者的多维度检测数据来构建诊疗模型和预测模型（如下图），并最终完成个体化诊疗方案，因此，数据的质量至关重要。

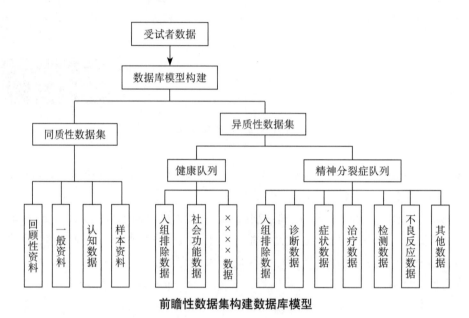

**前瞻性数据集构建数据库模型**

如前所述，样本库标准化数据采集遵循3大原则：

● 可靠性原则。该原则要求所采集到的信息必须真实、可靠、准确，力求把误差减少到最低限度。

● 完整性原则。只有足够全面的信息才能完整地反映活动实施的人员、事件、样本的全貌，为数据管理的合理性和样本研究的科学性提供保障。如果采集到的信息不完整，应分析其原因并加以改进。

● 易用性原则。处理后的信息具备适当的表示形式，便于使用。

基于这3个原则，结合项目活动实施的逻辑和需求，样本库开放使用自主研发的"样本库大数据平台"软件，对样本采集、样本管理、样本存储活动的所有要素进行线上登记整合；并将软件功能向移动端扩展，以满足项目在真实世界临床研究的环境中病例录入、量表评估、数据传输、实时节点提醒等重度使用需求。样本库具有成熟的数据采集经验，已经制定如《样本库数据采集标准操作流程》《样本库软件使用标准操作流程》等标准规程。在实施数据采集活动之前，仍然需要对参与采集各环节的相关人员进行标准操作培训，使其考核合格后方可上岗。样本库采用多中心机制研究模式，须重视数据采集的标准化。标准化的目的是加强数据库建设与操作之间的协同性；减少各研究中心样本与数据收集方式、相同检测指标的信息内容和病例数据的呈现方式之间存在的异质性。"样本库大数据平台"具备质量控制功能，该功能可极有力地辅助项目管理者进行多中心大数据的质量监控和动态统计；亦可整合大样本长时段多维度的所有要素信息，更可衍生科研项目所需的独立数据库。此外，软件的智能化功能使数据的可回溯性大大加强。相信该软件系统一经广泛使用，将为我国乃至世界样本库的可持续发展提供强大动力。

# 21 生物样本库数据与生物信息的拓展应用

　　生物样本库是依照国际化标准指南建立的集采集、处理、运输和储存生物样本为一体的机构，同时具有与生物样本相关的知情同意、临床评估、治疗、随访及质量控制、信息管理和应用系统等资料，为科学和临床使用提供生物样本及相关数据支撑。然而，随着组学时代的到来，高通量检测技术的不断创新、发展和完善以及生物信息学、系统生物学、结构生物学等生物医学技术的发展，临床生物样本的多组学研究也日趋成熟，很多大样本、高通量的研究在全球开展，这些研究对生物样本需求的数量和质量以及丰富度不断增加，促进了生物样本库运行模式的转变和未来发展方向的思考。

　　生命体是一个庞大且极其复杂的系统，单纯的研究内容无法解释全部的问题，因此，从整体的角度出发，去研究基因、蛋白、代谢和分子间的相互作用来探讨细胞、组织、器官、人体整体的功能状态是生物样本库发展模式转变的必经之路，也是解析人类复杂疾病病因与发病机制和寻找客观的生物学标记物的重要思路。目前的组学研究主要包括基因组学、转录组学、蛋白组学和代谢组学，它们分别从不同层面解析生物样本背后的潜在机制，但只有借助多组学的研究工具，才能相互补充，相互完善，将不同维度的信息整合，从整体上更全面地解析疾病状态下生物学机制的全过程。

　　而具体应用到生物样本库数据的建设方面，需要对常规的模式进行升级，不能仅收集一份单纯的病例数据或者一个维度的组学数据，要打破单组学数据分析的局限性，注重采集多维度的数据，建立完整的组学库，进一步对组学数据进行高通量整合分析。在自身建设的同时也要加强交流与合作，可与国内相关的生物样本库机构共商共建，将多组学数据与临床信息进行整合升级，使数据平台化、共享化，从而达到多组学整合模式的升级，将高质量、高标准的生物样本作为基础和临床研究的重要样本来源，夯实转化医学与精准医学的物质基础，为生物医学研究和科学发展提供重要价值。

　　生物样本库建设使研究者获得广泛的表型信息成为可能，包括诊断、风险因素、身体和代谢参数、临床信息，以及有关行为和社会因素的数据，大样本量的高维度数据，有利于提高统计能力以识别新的科学发现。然而，大量数据带来了更大的计算负担，需要给予足够重视和认真对待。同时，由于单样本数据维度的快速增长，导致与高维度数据相关的许多挑战，即所谓的"数据维灾"。因此，需要强大先进的算法和计算资源来识别和验证。对单一类型的组学数据的分析仅能发现相关性的研究线索，而多种组学数据类型的整合可能会识别并阐明疾病病因或治疗目标的真正因果变化，可以随后在分子研究中进行测试以确认。目前，精神疾病的机制研究已经进入多维度、多组学研究阶段，对每个患者/个体进行联合多组学研究，将更好地评估精神疾病在多个组学水平的潜在机制。

基因、转录本、蛋白质、代谢物和其他大分子／小分子通过系统协作以执行复杂的生物过程。目前基于精神疾病样本库多组学数据的研究大致分为以下 3 类：①基于多组学特征的疾病亚型和分类；②用于预测的生物标志物，包括疾病的诊断和疗效预测；③深入探索疾病生物学机制。例如，常用的可适用于精神分裂症多组学研究数据分析方法有：基于基因组模型数据集成的通路识别算法（PARADIGM）、多基因组数据类型的整合聚类（iCluster）、iClusterPlus、多组学因子分析（MOFA）、相似网络融合（SNF）、模式融合分析（PFA）等。这些方法根据其原理大致可以归类为基于网络、贝叶斯、融合，基于相似性、相关性和其他多变量方法等。因此，数据科学先进分析方法的开发和应用，为实现多组学数据与信息的科学、有效分析与充分应用提供了重要保障。随着生物样本库数据资源的不断丰富和扩展，更多的应用和算法被开发，并在疾病的诊断、预后和治疗领域带来革命性的变化，尤其是人工智能的机器学习和深度学习算法，基于其强大的数据表征能力和拟合能力，在诸如个性化用药、临床评估预测、风险结局预测等方面将发挥重要的推动作用。

整合多组学数据集为获取对生物过程和疾病的整体理解带来了曙光，但是也面临着诸多挑战。首先，多组学数据是使用广泛的平台生成的，因此数据存储和格式差异很大。大多数多组学综合分析工具都要求数据采用特定格式，因此需要对单个组学数据进行预处理。预处理步骤包括数据过滤、系统标准化、去除批次效应和质量检查。必须谨慎使用这些预处理步骤，因为它们对综合分析有巨大影响。例如，数据过滤步骤在过滤噪声和减少集成模型中的特征数量方面起着重要作用，因为大多数集成方法都是计算密集型的，因此它是减小输入数据集大小的先决条件。然而，由于缺乏通用标准，确定适当的过滤标准具有挑战性。同样，对于不同样本库而言，由于数据采集标准、方法的不同，如何实现多中心数据融合分析同样面临缺乏一致性标准的考验，因此，全球范围内制订统一的行业标准和规范，对生物样本库数据的最大化利用起着至关重要的作用。

另外，可以为多组学数据解释增加价值的维度是临床信息，尤其对于精神疾病而言，存在多时点的临床随访数据与信息。目前，没有可靠的方法将组学数据与临床元数据等非组学数据集成，这在一定程度上削弱了研究者最易直观理解的重要表观信息的利用价值。多组学数据综合分析的进一步发展必须旨在简化多个数据集的互操作性，并开发一个有助于无缝分析多组学数据的框架，降低方法学利用门槛，从而有利于更广泛的研究人员参与其中。

从全球范围来看，生物样本库在数据利用方面面临的问题是如何结合全球生物库进行综合研究，以提高在人类基因组研究中获取遗传学数据的公平性。特别是在个性化医疗时代，重要的是不要从有偏见的样本中得出科学结论。做到这一点的一种方法是让研究人员共同努力，利用世界各地的生物库等数据库进行研究，从而实现多样性。目前已经有相关研究和组织推进这方面的工作（如，H3Africa 联盟，GenomeAsia100K 联盟等）。

总之，生物样本库在阐明疾病病因和促进公共卫生方面发挥着核心作用，将生物学、临床和遗传信息纳入多组学分析至关重要。回顾性和前瞻性地有效利用生物样本库大数据，将促进预防措施、优化治疗和个性化医疗保健的实施与临床应用。

# 第五篇

## 精神疾病样本库建设经验

# 22 资质审批

## 22.1 伦理审批

### 22.1.1 伦理委员会

医疗卫生机构是涉及人的生物医学研究伦理审查工作的管理责任主体，应当设立伦理委员会，并采取有效措施保障伦理委员会独立开展伦理审查工作（国令 27 号 - 涉及人的生物医学研究伦理审查办法）。如若本单位没有独立的伦理委员会，可由第三方伦理委员会进行伦理审查。

样本库涉及人的生物医学研究的伦理审查由精神病医院伦理委员会经办。伦理委员会组成要求，详见 23. 组织构架 - 伦理委员会。

### 22.1.2 伦理审查

①项目方案：样本库应制订项目方案，明确样本保藏活动的流程，讲述样本保藏活动的目的、意义及工作条件，并指明其必要性和科学性。

在申请伦理审查时，应当向伦理委员会提交项目负责人信息和项目方案相关资料。建议以医疗机构法人为项目负责人申请伦理审查。

②知情同意：样本库主要采用两种知情同意，分别为广泛知情同意和特定知情同意。广泛知情同意适用于样本库自发的前瞻性研究项目，用于所有疾病的科学研究。特定知情适用于样本库开展的合作项目，只同意用于某一指定项目的研究。

根据 GB/T 38736-2020《人类生物样本伦理保藏要求》规定，无能力同意者包括年龄小于 14 岁儿童、无行为能力、意识障碍（如痴呆、某些精神疾病等）或者实体等供体。样本库招募的某些受试者如若属于无能力同意者，应由其法定代理人代行知情同意决定，并在其能力范围内取得其同意。

知情同意书应具备以下内容要素：研究背景与研究目的、受试者的受益和风险、受试者的义务和不便、保密性、自愿原则、受试者的补偿等。

③伦理批件：精神病医院伦理委员会采用快速审查形式审批《*** 精神病医院生物样本库》项目，具体流程如下：伦理审批申请→材料审查→项目答辩→会议讨论→提出书面意见→审批通过。

## 22.2 行政审批

凡涉及中国人类遗传资源采集、保藏、国际合作科学研究、材料出境、信息对外提供或开放使用，以及重要遗传家系和特定区域人类遗传资源，均须提出申请或备案，经国务院科学技术行政部门批准，获批人类遗传资源行政许可后，方可开展活动。

为加强我国重要遗传家系和特定地区人类遗传资源的保护，凡发现或采集重要遗传家系和特定地区人类遗传资源，须向科学技术部申报登记。其中，重要遗传家系是指患有遗传性疾病或具有遗传性特殊体质或生理特征的有血缘关系的群体，患病家系或具有遗传性特殊体质或生理特征成员五人以上，涉及三代。特定地区人类遗传资源指在隔离或特殊环境下长期生活，并具有特殊体质特征或在生理特征方面有适应性性状发生的人群遗传资源。特定地区不以是否为少数民族聚居区为划分依据。

**人类遗传资源行政事宜指南**

| 序号 | 事宜 | 申报条件 | 提交材料 | 网址 |
|---|---|---|---|---|
| 1 | 采集 | (1) 具有法人资格<br>(2) 采集目的明确、合法<br>(3) 采集方案合理<br>(4) 通过伦理审查<br>(5) 具有负责人类遗传资源管理的部门和管理制度<br>(6) 具有与采集活动相适应的场所、设施、设备和人员 | (1) 申请书<br>(2) 法人资格材料<br>(3) 知情同意书文本<br>(4) 伦理审查批件及其相关材料<br>(5) 采集方案<br>(6) 保藏管理制度<br>(7) 合作协议文本 | https：//apply.hgrg.net 人类遗传资源管理信息系统 |
| 2 | 保藏 | (1) 具有法人资格<br>(2) 保藏目的明确、合法<br>(3) 保藏方案合理<br>(4) 拟保藏的人类遗传资源来源合法<br>(5) 通过伦理审查<br>(6) 具有负责人类遗传资源管理的部门和保藏管理制度<br>(7) 具有符合国家人类遗传资源保藏技术规范和要求的场所、设施、设备和人员 | (1) 申请书<br>(2) 法人资格材料<br>(3) 知情同意书文本<br>(4) 伦理审查批件及其相关材料<br>(5) 保藏方案<br>(6) 保藏管理制度<br>(7) 保藏技术文件 | https：//apply.hgrg.net 人类遗传资源管理信息系统 |
| 3 | 国际合作科学研究 | (1) 对中国公众健康、国家安全和社会公共利益没有危害<br>(2) 合作双方具有开展相关工作的基础和能力<br>(3) 合作研究目的和内容明确、合法，期限合理<br>(4) 合作研究方案合理<br>(5) 拟使用的人类遗传资源来源合法，种类、数量与研究内容相符<br>(6) 通过合作双方各自所在国（地区）的伦理审查<br>(7) 研究成果归属明确，有合理明确的利益分配方案 | (1) 申请书<br>(2) 法人资格材料<br>(3) 伦理审查批件<br>(4) 知情同意书文本<br>(5) 研究方案<br>(6) 国际合作协议文本<br>(7) 涉及人类遗传资源的采集、转运、检测、销毁等协议文本<br>(8) 临床试验批件、通知书或备案公布材料<br>(9) 承诺书 | https：//apply.hgrg.net 人类遗传资源管理信息系统 |

☆☆☆☆

| 序号 | 事宜 | 申报条件 | 提交材料 | 网址 |
|---|---|---|---|---|
| 4 | 材料出境 | （1）对我国公众健康、国家安全和社会公共利益没有危害<br>（2）具有法人资格<br>（3）有明确的境外合作方和合理的出境用途<br>（4）人类遗传资源材料采集合法或者来自合法的保藏机构<br>（5）通过伦理审查 | （1）申请书<br>（2）法人资格材料<br>（3）伦理审查批件<br>（4）知情同意书文本<br>（5）中国人类遗传资源国际合作科学研究审批决定书<br>（6）中国人类遗传资源材料出境审批决定书 | https：//fuwu.most.gov.cn/ |
| 5 | 信息对外提供或开放使用 | / | （1）备案信息表<br>（2）法人资格材料<br>（3）中国人类遗传资源国际合作科学研究审批决定书 | （信息备份）https：//grants.most.gov.cn（备案）https：//grants.most.gov.cn |
| 6 | 重要遗传家系和特定地区人类遗传资源申报 | / | 申报登记表 | https：//fuwu.most.gov.cn/ |

## 22.3　管理机构

中华人民共和国科学技术部负责中国人类遗传资源管理工作并委托中国生物技术发展中心开展人类遗传资源管理相关技术工作。

省、自治区、直辖市人民政府科学技术行政部门负责本行政区域人类遗传资源管理工作。

科研机构、高等院校、医疗机构、企业等机构单位科研部门负责本机构人类遗传资源管理工作。

# 23 组织构架

　　河南省精神病医院生物样本库依托于新乡医学院和河南省精神病医院筹建，隶属于河南省生物精神病学重点实验室。样本库实行单位法人负责制，样本库主任负责统筹管理，学术委员会、伦理委员会和管理委员会共同监管样本库学术、伦理、运行相关活动。

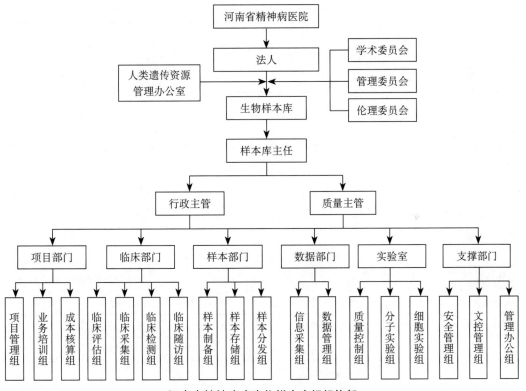

**河南省精神疾病生物样本库组织构架**

①法人代表
主要职责：对生物样本库的运营活动和管理全面负责，确定生物样本库发展方向和目标。
人员配置：河南省精神病医院法人代表。
②样本库主任
主要职责：负责样本库战略性决策，统筹各职能部门。
人员配置：河南省生物精神病学重点实验室主任。

☆☆☆☆

③学术委员会

主要职责：依托医院学术委员会，负责指导生物样本库建设及中长期发展规划，对生物样本库的重大学术研究问题提供咨询和把关，对样本库项目进行科学性审查等。

人员配置：由副高以上职称的专家组成。

### 生物样本库学术委员会委员名单

| 委员会职务 | 姓名 | 工作单位 | 职称 |
|---|---|---|---|
| 主任委员 | *** | 河南省精神病医院 | 教授、主任医师 |
| 副主任委员 | *** | 河南省精神病医院 | 教授、主任医师 |
| 委员 | *** | 河南省精神病医院 | 教授、主任医师 |
| | *** | 河南省精神病医院 | 教授、主任医师 |
| | *** | 河南省精神病医院 | 教授、主任医师 |
| | *** | 河南省精神病医院 | 副教授、副主任医师 |
| | *** | 河南省精神病医院 | 副主任医师 |
| | *** | 河南省精神病医院 | 副教授 |
| 委员兼秘书 | *** | 河南省精神病医院 | 副教授、副主任医师 |

④伦理委员会

主要职责：负责审查涉及人类遗传资源研究项目的科学性、伦理合理性，促进科学研究规范开展。

人员配置：由生物医学领域和伦理学、法学、社会学等领域的专家和非本机构的社会人士组成。参考标准：GB/T38736-2020《人类生物样本保藏伦理要求》。

### 生物样本库伦理委员会委员名单

| 委员会职务 | 姓名 | 工作单位 | 专业/职称 |
|---|---|---|---|
| 主任委员 | *** | 河南省精神病医院 | 神经病学/主任医师 |
| 副主任委员 | *** | 河南省精神病医院 | 精神卫生学/主任医师 |
| 委员 | *** | 河南省精神病医院 | 精神卫生学/副主任医师 |
| | *** | 河南联盟律师事务所 | 法学专业/中级律师 |
| | *** | 新乡市建东社区 | 助理社会工作师/初级 |
| | *** | 河南省精神病医院成瘾科 | 精神卫生学/主任医师 |
| | *** | 河南省精神病医院科研科 | 内科学/副主任医师 |
| | *** | 河南省精神病医院党办 | 中文/经济师 |
| | *** | 河南省精神病医院药学部 | 中药学/主任药师 |
| | *** | 河南省精神病医院护理部 | 护理学/主任护师 |
| | *** | 河南省精神病医院医务科 | 精神卫生学/主任医师 |

☆ ☆ ☆ ☆

| 委员会职务 | 姓名 | 工作单位 | 专业 / 职称 |
|---|---|---|---|
| 委员 | *** | 河南省精神病医院神经内科 | 神经病学 / 主任医师 |
| | *** | 河南省精神病医院药学部 | 药学 / 主任药师 |
| | *** | 河南省精神病医院精神七科 | 精神卫生学 / 主任医师 |

⑤管理委员会

主要职责：负责指导生物样本库建设及中长期发展规划，检查监督生物样本库运行管理等。

人员配置：由医院法人、样本库主任、行政职能部门主任组成。

**生物样本库管理委员会委员名单**

| 委员会职务 | 姓名 | 工作单位 | 职务 |
|---|---|---|---|
| 主任委员 | *** | 河南省精神病医院 | 院长 |
| 副主任委员 | *** | 河南省生物精神病学重点实验室 | 主任 |
| 委员 | *** | 河南省精神病医院 | 书记 |
| | *** | 河南省精神病医院 | 副院长 |
| | *** | 河南省精神病医院科研科 | 主任 |
| | *** | 河南省生物精神病学重点实验室 | 副主任 |
| | *** | 河南省精神病医院信息科 | 科长 |
| | *** | 河南省精神病医院设备科 | 科长 |
| | *** | 河南省精神病医院国资科 | 科长 |
| | *** | 河南省精神病医院后勤管理科 | 科长 |
| | *** | 河南省精神病医院保卫科 | 科长 |
| | *** | 河南省精神病医院基建科 | 科长 |
| 委员兼秘书 | *** | 河南省生物精神病学重点实验室 | 办公室副主任 |

⑥人类遗传资源管理办公室

主要职责：管理和规范样本库人类遗传资源保藏活动。

人员配置：挂靠实验室管理部门 - 科研科。

⑦行政主理

主要职责：负责行政主理和质量保证。

人员配置：河南省生物精神病学重点实验室副主任。

⑧质量主理

主要职责：负责质量管理、质量控制、质量授权。

人员配置：河南省生物精神病学重点实验室副主任。

⑨职能部门

☆ ☆ ☆ ☆

按照功能划分，生物样本职能部门分为项目部门、临床部门、样本部门、实验室、数据部门和支撑部门。

- 项目部门

主要职责：负责业务培训和项目管理。

人员配置：项目部门责任岗。

- 临床部门

主要职责：负责受试者招募、样本采集、临床评估、随访。

人员配置：临床部门责任岗、临床专员、主管医师、护士。

- 样本部门

主要职责：负责样本接收、处理、分发、存储。

人员配置：样本管理岗、员工。

- 实验室

主要职责：验证并确认生物样本质控方法，组织质控活动。

人员配置：质控责任岗、质量内审员、员工。

- 数据部门

主要职责：承担生物样本生命周期内全部数据信息的采集、存储、分发、利用等职责，及生物样本库信息管理系统的维护升级。

人员配置：数据部门责任岗、员工。

- 支撑部门

主要职责：负责物料管理和安全管理工作。

人员配置：日常运行管理岗、文件控制责任岗、安全管理岗员工。

# 24　功　能　单　元

　　精神病医院生物样本库功能单元主要包括存储区、接收室、前处理室、核酸纯化室、质控室、随访室、数据信息室、监控室等（见主编简介后彩图）。

　　①存储区

　　主要由4个超低温存储区和1个液氮存储区组成。

　　单元功能：样本保藏、样本出库。

　　配置仪器：超低温冰箱、气相液氮罐、生物样本库信息管理系统、整版扫描仪、低温操作台。

　　②接收室

　　单元功能：样本核对、样本交接。

　　配置仪器：医用冰箱、低温转运箱、生物样本库信息管理系统。

　　③前处理室

　　单元功能：样本制备、样本入库。

　　配置仪器：生物安全柜、高速低温离心机、超低温冰箱、医用冰箱、生物样本库信息管理系统、整版扫描仪、单管扫描仪、去盖旋盖仪。

　　④核酸纯化室

　　单元功能：核酸提取、蛋白提取。

　　配置仪器：生物安全柜、高速低温离心机、磁珠提取仪、全自动核酸提取仪、流式细胞仪、医用冰箱。

　　⑤质控室

　　生物样本库配有标准PCR检测室，由样本准备室、试剂准备室、扩增室、电泳室组成。

　　单元功能：样本质量控制。

　　配置仪器：医用冰箱、生物安全柜、离心机、PCR仪、分光光度计、生物分析仪、电泳仪、凝胶成像仪。

　　⑥随访室

　　生物样本库配有4个随访室。

　　单元功能：量表评估、随访。

　　配置仪器：生物样本库信息管理系统。

　　⑦数据信息室

　　单元功能：数据信息管理、数据挖掘。

配置仪器：生物样本库信息管理系统、Dell 深度学习工作站。

⑧档案室

单元功能：纸质档案管理、保存。

配置仪器：生物样本库信息管理系统。

⑨监控室

单元功能：安全监控。

配置仪器：监控系统、门禁系统。

# 25　样本保藏流程

精神病医院生物样本库以科研项目模式开展样本保藏活动，主要运行流程如下图。

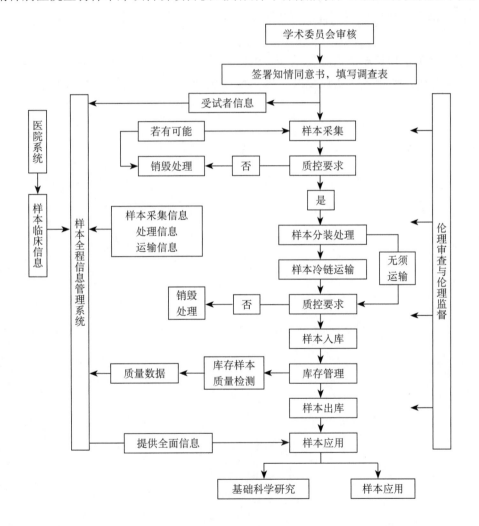

①入驻申请：项目负责人申请项目入驻，提交申请表、项目申请书及其批文、伦理批件等项目文件，通过样本库学术委员会和伦理委员会审查，并与样本库签订合作协议。

②项目运行：根据项目需求，样本库制订并公布样本采集、制备、存储、随访方案，并安排项目培训。

③样本采集：通过临床诊断和初步筛查，临床专员招募符合入组标准的受试者。待受试者签订知情同意后，临床专员和（或）主管医师负责量表评估，护士负责样本采集。

④样本运输：要求样本采集后全程冷链并在限定时间内运送至样本库。

⑤样本接收：员工核查样本，确认是否按照采集方案采集样本，并确认样本信息完整、状态良好后方可接收。

⑥样本制备：根据制备方案，离心、处理、分装样本。

⑦样本入库：按照项目要求处理样本后，给予样本唯一性识别号（二维码或条形码），员工完成样本信息录入、虚拟给位等线上操作，并将样本实体入库。

⑧样本质控：按照质量管理体系要求，在生物样本采集、登记、获取、标识、保存，长期储存、质控、运输和弃用等生命周期各阶段，定期核查样本信息，检测样本质量。

⑨样本出库：项目申请人提出样本出库申请，经样本库审批后，方可获得样本及其相关信息。

⑩项目结项：项目申请人提交结项申请，经样本库核算并回收成本后，终止项目。

⑪数据返还：根据合作协议要求，样本库要求项目申请人反馈样本相关检测数据及科研成果。

# 26  质量控制流程

样本库运用 PDCA 循环工具，建立完善的质量控制体系，在传统的"人法物料环"基础上，根据国际和国内行业相关法律法规（可补充），结合精神疾病样本库特色和运行模式，在"设施和环境""设备物料""外部服务""人力资源""质量文件"监控环节外，在顶层设计中增加"项目管理""能力认证"的监控节点，以此七大项延伸布控，构建样本库从上游到下游、从横向到纵向的质量保证网络。样本库格外重视个体样本的生命周期质量控制监督，方方面面均可体现上述质控原则。样本库已取得人类遗传资源行政许可资质 [许可号（2021）BC0016]，从立项环节起，即进行合理的资源配置，在保证环境、设施、设备等前提下，迅速进行人员配备（均具备外部和内部培训资质），并根据样本库质量文件进行物料的调配准备；接着按照样本库各项 SOP 进行标准化、规范化地采集、处理、运输和保藏；质控部门进行定期质量检查，运用纠正预防措施避免或处理可能出现的偏差，并定期对运行情况和可能存在的偏差进行内部审查，以改进质量管理体系。

样本库应根据样本生命周期各环节活动内容，确定质控元素，主要用于对样本库偏差严重性的评估：对临床的影响、对检测结果的影响及对管理体系运行的影响；这 3 点可能由不同的偏差引起。总体应遵循"做你所写，写你所做"原则，在样本库已确认的有效时间段内的 SOP 规范下进行操作实施。若出现不符合项，应进入《样本库风险评估和偏差处理程序》，实施纠正预防措施，同时评估该偏差带来的风险或机遇。质量负责人须在年度内部审核时重点报告二级以上的"偏差"情况，并由管理层在样本库定期召开的质量管理评审会议中发起该偏差的发生和处理对质量管理体系（包含质量文件）的反向修改或更新。

根据最新的质量方针 / 质量手册 /SOP，分解出的质控元素需要宣贯给涉及该活动的相关人员，实行考核后上岗制，方可实施活动。在所有质控活动中，应特别注意两点：①样本和活动的信息需遵循"保密性"；②质量分析需遵循"合法性和公正性"。以 DNA 提取为例，质量控制流程图如下。

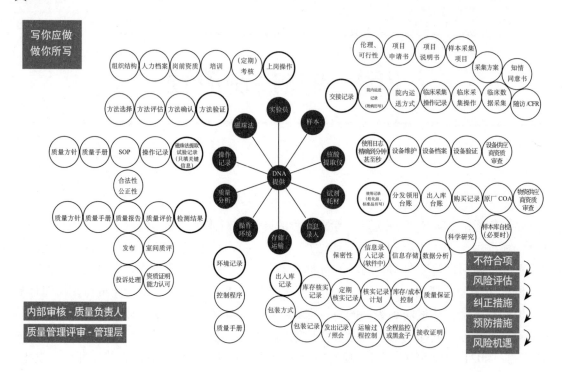

# 27  管 理 制 度

为了加强生物样本库的建设和管理，规范样本库环境条件、设施仪器、人员、方法、物料各环节，样本库制订关于样本类、人员类、科研类、安保类、区域类、生物安全类和仪器类的管理制度。

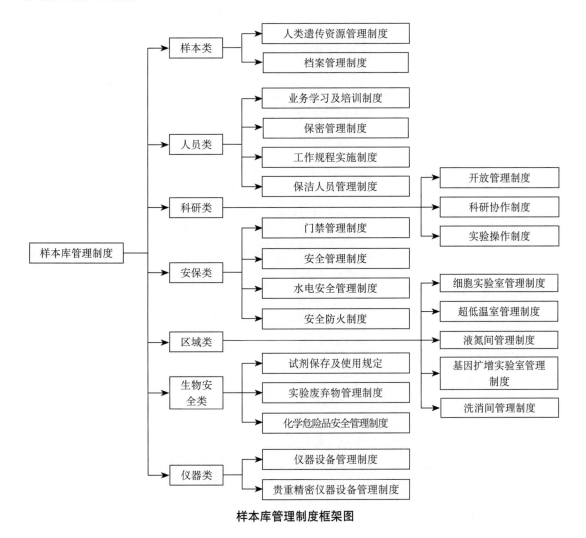

**样本库管理制度框架图**

# 28 应急预案

　　根据《样本库风险应急控制程序》，样本库应结合实际情况建立紧急事件应急预案，包括并不限于紧急转移、水电应急处理、化学品灼伤与中毒事故、烧伤事故、火灾应急、液氮泄漏应急、气体钢瓶事故应急、设备故障、样本外溅／散落／污染应急、文件污染、数据泄露等。具体流程详见下图。

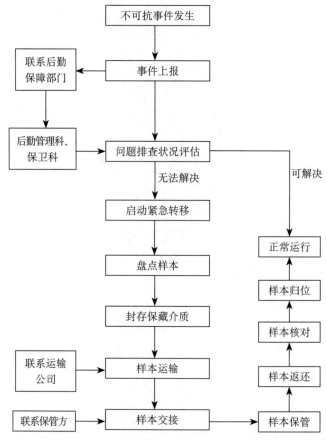

后勤、安保联动紧急转移演练流程

## 28.1 紧急转移

　　为避免不可抗力因素或人为因素灾难（如地震、水灾、火灾等）造成生物样本库毁灭性损坏，样本库应与其他具有人类遗传资源保藏资质的样本库或机构建立互为生物样本异地保管基地，签订《生物样本异地保管协议》，制订样本紧急转移方案并开展演练。

紧急转移方案应明确各部门/人员职责分工和转移样本交接流程，其中涉及生物样本库、后勤保障部门（保卫科、后勤科）、保管方、运输公司等。样本交接时，双方应当面盘点转移样本（含样本资料）和仪器设备并保存清单。保管方应按照协议要求提供有利于生物样本（含其信息数据）和档案文件保管的专用场地和基础设施，并配合生物样本库相关要求维护仪器。

实施过程：

①生物样本库排查事故问题，联合医院后勤保障部门预估事故持续时间，评判是否需要启动紧急转移。如需紧急转移，明确参与部门/人员职责。

### 样本转移过程人员职责分工表

| 部门/人员 | 负责环节 | 职责描述 |
|---|---|---|
| 样本库主任 | 总负责 | 1. 样本紧急转移条件评估<br>2. 解决事故问题 |
| 行政主管 | 总督导 | 1. 通知保管方转移交接<br>2. 监管转移过程 |
| 样本部门/员工 | 样本盘点 | 1. 盘点转移样本，罗列转移清单<br>2. 封存超低温冰箱<br>3. 监督仪器运行情况<br>4. 核对回收样本 |
| 支撑部门/员工 | 档案清点 | 1. 清点转移档案，罗列转移清单<br>2. 封存档案柜<br>3. 核对回收档案 |
| 样本部门/员工 | 样本运输 | 1. 联系运输公司，押车<br>2. 样本/档案转移交接 |
| 后勤管理科 | 事故评估 | 事故问题排查、故障排除 |
| 保卫科 | 生物安保 | 维护秩序，协助样本转移 |

②盘点待转移生物样本，列转移清单，以备回收时核对。

③一般选用超低温冰箱和液氮罐等为生物样本存储介质，选用档案柜为档案存储介质。要求存储介质落锁封存（钥匙由专人保管），并粘贴生物样本库标识。

④联系运输公司，托运生物样本。要求至少2人跟车押送，以保证生物样本安全。

⑤移交存储介质时，须填写《生物样本异地保管接收登记表》，运送人和接收人须当面盘点移交物品，明确样本、仪器、数量并签字确认。

⑥保管期间，保管方应确保仪器设备正常运行。要求保管方按照生物样本库规定，巡视仪器运行情况并记录。未经被保管方书面许可，不得以任何方式解封、查看和使用其生物样本（含其信息数据）和档案文件。

⑦经医院后勤保障部门确认事故问题解决后，生物样本库方可联系运输公司取回生物

样本。

⑧取回生物样本时，生物样本库应先检查巡视记录是否完整、仪器是否正常运行、生物样本是否相符等。核实无误后，双方签字确认。

## 28.2 水电、火灾、生物安全应急预案

样本库应建立水电、火灾、生物安全应急预案：①组建样本库应急指挥小组，组长由样本库主任担任，副组长由行政主管和安全岗位负责人担任，选3～5名员工为成员，明确各成员职责。②制订应急预案疏散计划，并标明应急事件预案流程图。③明确样本库应急设施设备清单和位置，并标明其使用方法及注意事项。④定期开展安全培训和应急演练。

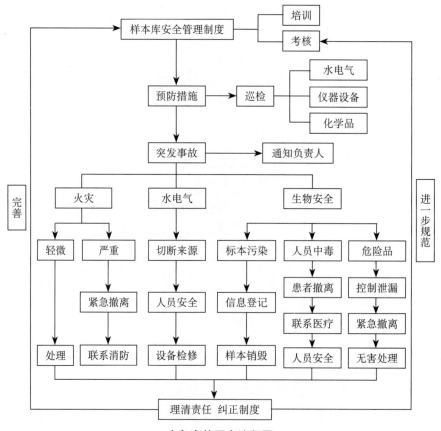

**应急事件预案流程图**

## 28.3 液氮冻伤应急处理

为满足不同样本类型保藏需求，样本库采用液氮保藏法，利用超低温液氮设备（如小型液氮罐、气相液氮罐等）进行有效存储细胞、菌种等样本。液氮是一种超低温液体，如溅到皮肤上会引起类似烧伤一样的冻伤，在灌充和取出液氮时存在冻伤风险。因此，样本库应建立液氮冻伤应急处理预案，明确讲述不同程度冻伤处理方法，以保障员工人身安全。

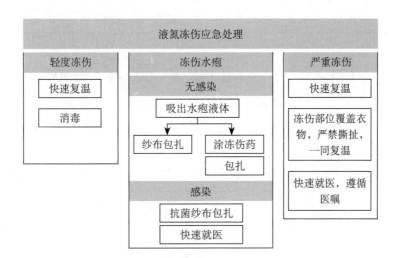

# 附录 1　岗位职责分配表

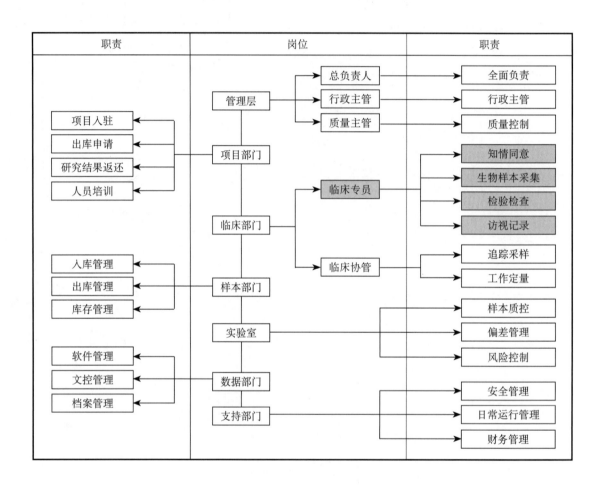

| 职责 | 岗位 | 职责 |
|---|---|---|
| | 管理层 → 总负责人 | 全面负责 |
| | 管理层 → 行政主管 | 行政主管 |
| | 管理层 → 质量主管 | 质量控制 |
| 项目入驻 ← 项目部门 | 项目部门 | |
| 出库申请 ← 项目部门 | | |
| 研究结果返还 ← 项目部门 | | |
| 人员培训 ← 项目部门 | | |
| | 临床部门 → 临床专员 | 知情同意 |
| | | 生物样本采集 |
| | | 检验检查 |
| | | 访视记录 |
| | 临床部门 → 临床协管 | 追踪采样 |
| | | 工作定量 |
| 入库管理 ← 样本部门 | 样本部门 | |
| 出库管理 ← 样本部门 | | |
| 库存管理 ← 样本部门 | | |
| | 实验室 | 样本质控 |
| | | 偏差管理 |
| | | 风险控制 |
| 软件管理 ← 数据部门 | 数据部门 | |
| 文控管理 ← 数据部门 | | |
| 档案管理 ← 数据部门 | | |
| | 支持部门 | 安全管理 |
| | | 日常运行管理 |
| | | 财务管理 |

# 附录 2　临床专员手册

请扫二维码查看